백년목

백년 동안 간직할 목 사용설명서
개정증보판

백 년 목

정선근

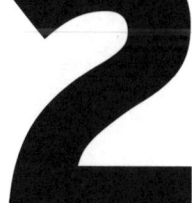

언탱글링

영미, 범준, 수은, 기량에게

'목 사용설명서'를 내면서…

『백년목』 개정증보판 머리말

2017년 연말에 출판된 『백년목』의 개정판을 준비한 지 어언 2년이 다 되었다. 『백년허리』 개정판을 내면서 적지 않은 고생을 한 터라 『백년목』 개정판은 최소한의 수정과 보충만을 하겠다고 다짐하였다. 그러나 5년 전 원고를 다시 읽다 보니 그대로 출판사에 넘길 수 없는 부분이 수두룩하였다. 『백년허리』 개정판을 내면서 겪었던 극심한 목 디스크 탈출증을 피하기 위해 몸을 사리며 조금씩, 조금씩 틈날 때마다 수정하고 보충하다 보니 예상보다 긴 시간이 흘렀다. 『백년목』 초판이 2023년 1월 절판되고 나서 1년 동안 개정판이 나오지 않은 이유이다. 참고로 필자가 『백년허리』 개정판 작업으로 겪었던 목 디스크 탈출증에 대한 내용은 '**속 - 나의 목 디스크 탈출기(백년목 개정증보판 뒷이야기)**'에 잘 나온다. 눈물 없이는 볼 수 없는 증례 기록이다.

    2 년 동안 몸을 사리며 개정판 작업을 한 결과, 추가되는 내용과 그림, 영상 등으로 600쪽이 넘는 분량이 되었다. 한 권의 책에 모두 담을 수가 없어 『백년허리』개정판과 마찬가지로 **진단편, 치료편**으로 분리하게 되었다. 두 권에 실린 도판의 갯수만 570개가 넘어 440여 개의 도판이 실린『백년허리』개정판보다 월등히 많다. 문득 의문이 든다. 이것은 그림책인가 글자책인가?

이번 개정판에 보충된 내용 중 가장 중요한 네 가지는 다음과 같다.

첫째, 목 디스크를 찢는 다양한 상황을 체계적으로 구분하여 정리하였다. 대분류로 **한 번의 강한 힘, 작지만 반복적인 힘, 지속적이면서도 은근한 힘**으로 나누고, 목 디스크를 찢는 가장 흔한 원인인 은근한 힘을 '은근힘'이라 부르며 이를 다시 네 가지로 분류하였다. **고개를 스스로 수그리거나 외력에 의해 목이 구부러지는 은근힘, 한쪽으로 고개를 돌리거나 꺾는 은근힘, 한곳을 오랫동안 응시하는 은근힘, 심리적 스트레스 은근힘** 등이다. 자신의 목 디스크에 지속적인 상처를 가하는 은근힘의 종류를 정확히 알면 목 디스크 치유의 실마리는 내 손안에 있다. 1권 진단편의 3장에 추가되었다.

둘째, **목 디스크의 증상 중 가장 중요한 디스크성 통증과 연관통을 초판에 비해 훨씬 깊고 자세하게 다루었다.** 목 디스크가 찢어질 때 디스크성 통증이 생기는 기전, 연관통이 생기는 이유와 특징에 대해 자세한 내용이 추가되었다. 목 디스크에 생기는 상처의 모양도 MRI 영상과 도해를 통해 자세히 설명하였다. 특히, **목 디스크의 내상이 깊어질 때 연관통이 어떻게 변하는지, 두통(頭痛)이나 이명(耳鳴)과 같은 특수 부위 연관통에 대한 내용**은 목 디스크 손상을 더 일찍, 더 정확하게 알아내는 데 큰 도움이 될 것이다. 초판에서 디스크성 통증을 설명하였던 5장 '목 디스크 찢어지는 통증 - 디스크성 목 통증과 연관통'에 덧붙여 **1권 진단편의 6장 '목 디스크 상처의 별난 증상 - 특수**

부위 연관통'과 7장 '목 디스크 상처 자세히 들여다 보기' 등 두 챕터가 추가되었다.

셋째, 목 디스크를 낫게 할 **척추위생**에 대한 내용이 대폭 보완되었다. 허리 디스크의 상처를 치유하기 위해 일상의 매 순간 허리 자세에 신경을 써야 하는 '깨알 같은 척추위생'에 비해 목 디스크 상처는 깨알보다 훨씬 더 대범하게 대처해도 된다. 그래서 **스위스 치즈 척추위생**이다. 여러 장 겹쳐진 스위스 치즈의 구멍이 관통되었을 때 한 장만 살짝 옮겨도 구멍이 막히듯 목 디스크를 찢는 주요 상황 한두 가지만 피해도 해결되기 시작하는 것이 목 디스크 상처이다. 초판에서 척추위생을 다루었던 11장이 **2권 치료편의 13장 '경추 척추위생의 핵심 개념'과 14장 '스위스 치즈 척추위생'으로 증보**되었다. **13장**은 척추위생의 원칙을 다루고 **14장**은 업무, 수면, 이동, 업무 외 활동, 정서적 문제, 운동 등 일상생활의 여섯 영역에서 목 디스크를 보호할 수 있는 방법에 대해 그림과 함께 자세히 설명하였다.

넷째, 목 디스크 관련 운동을 주제로 새로운 챕터가 추가되었다. 초판에는 운동에 대한 설명이 거의 없었기 때문이다. **2권 치료편의 15장 '목 디스크가 운동을 만날 때 – 4마라 4하라'**로 정리하였다. 왜 '4마라 4하라'냐고? 『백년허리』 개정판에서 '3마라 3하라'로 재미를 좀 본 데다 목 디스크에는 맥켄지가 실수로 퍼뜨린 턱 당김 운동이 널리 회자되고 있어 마라가 하나 더 늘었고, 목을 살리려면 나이 들면서 구부러지는 흉추(윗등 척추뼈)의 신전이 중요하기 때문에 하라 운동이 하나 더 추가 되었기 때문이다.

더불어 초판의 의학적 영상, 통증 그림, 설명을 위한 삽화 등도 독자들의 이해를 더 쉽고 빠르게 할 수 있도록 화질도 높이고 삽화 디자인도 업그레이드하였다. 목 디스크 손상에 의해 생기는 증상을 정확히 아는 것이 치료의 첫걸음이므로 **각 증례의 통증 그림을 최대한 많이 실으려고 노력**하였다. 앞서 언급한 대로 1, 2권에 실린 도판만 570개가 넘는다. **다양한 통증 양상을 독자들의 증상과 스스로 비교해 보면 자신의 목 디스크에 생긴 상처를 더 정확히 이해하는 데 도움이 될 것**이다.

1980~1990년대에 중고차 운전을 할 때는 엔진 오일도 찍어 보고, 냉각수, 브레이크액의 수준도 확인할 줄 알아야 했다. 별주부전에 나오는 토끼처럼 사람의 간을 쉽게 떼었다 붙였다 하는 요즘 세상에도 척추와 관절의 문제만큼은 아직도 1980~1990년대의 중고차와 비슷한 상황이다. **척추/관절 문제는 본인이 깊이 알면 알수록 해결이 쉬워진다**는 뜻이다. 목 디스크 증상이 심각하면 할수록 본인이 깊이 알아야만 제대로 해결할 수 있다는 뜻이다. 이를 위해 목 디스크의 상처 때문에 생기는 통증 그림을 가능하면 많이 실었고, 엑스레이나 MRI 영상도 자세히 볼 수 있도록 가능하면 고화질로, 가능하면 큰 도판으로 책에 실었다. 독자들께서는 부디 꼼꼼히 챙겨봐서 **목 디스크의 상처와 그 증상에 대한 깊은 통찰을 가지기 바란다.**

지금까지 20여 년 동안 진료실에서 수많은 환자를 만나고, 2016년부터 백년 시리즈 책을 통해 독자들을 만나고, 2019년부터 유튜브 채널 정선근TV에서 구독자들을 만나면서 뼛속 깊이 사무치게 느끼는 것이 한 가지 있다. **척추 통증에 대한 해결은 척추 통증이 생기는 원인과 그 현상에 대한 깊은 이해와 통찰에서 시작된다**는 것이다. 1년 365일, 매일 24시간 내내 척추 통증의 원인이 되는 상황이 벌어지기 때문이다. **시시각각으로 다가오는 도전을 정확히 이해하고 이를 극복하기 위해서는 척추 통증의 원인과 증상에 대한 깊은 이해와 통찰이 가장 중요한 무기라**고 생각한다. **척추 통증이 잘 낫지 않는 분들에게 '책을 3회 정독하시라'고 강권(强勸)하는 이유이다.**

독자 여러분의 척추 통증에 대한 깊은 이해와 통찰에 이 책이 조금이나마 도움이 되면 더 바랄 것이 없겠다.

백년허리에서 백년목으로

『백년목』 초판 머리말

2015년 연말에 출판된 필자의 책 『백년허리』에 성원해 주신 많은 분들께 감사드린다. 예상보다 뜨거운 반응이 놀라울 따름이다. 『백년허리』의 시작은 진료 보조용 설명문이었다. 허리 통증에 대한 뿌리 깊은 오해들을 짧은 진료 시간에 설명하는 것이 불가능했기에 자세하게 글로 써서 환자 분들께 드리자는 마음이었다. 그런 연유로 원고가 부실하여, 여러 출판사의 문을 두드렸으나 선뜻 나서는 곳이 없어 책으로 나올 때까지 3년이 넘는 세월이 걸렸다. 그래서 지금도 『백년허리』를 읽고 도움 많이 받았다는 분들 만나면 제일 반갑다.

이번에 출판되는 『백년목』은 작년 하반기에 시사 주간지 《시사IN》에 격주로 연재되었던 글들이 기초가 되었다. 처음에는 10회 연재되었던 글들을 대충 엮어서 단행본 원고로 만들어 보려 했으나 스스로 읽어도 모자란 부분이 많았다. 지면의 한계로 어물쩍 넘어갔던 중요한 이슈들, 예를 들어 '방사통'과 '연관통'의 관계 등을 최대한 완벽하게 보충했다. 그리고 『백년허리』에 포함하지 못했던 척추 디스크에 대한 새로운 사실들도 이번 기회에 포함했다. 찢어진 디스크가 아물어서 낫는다는 연구 결과가 대표적인 사례다. 허리와 목을 지키는 가장 중요한 버팀목으로서의 '척추위생' 개념도 더 확실하고 견고하게 설명하려고 노력했다.

먼저 1, 2, 3장은 목 디스크가 손상되는 이유를 설명한다. 2009년도부터 스마트폰 사용이 시작되었고 그로부터 2년 후인 2011년부터 목 디스크 환자가 급증하기 시작한 것은 결코 우연이 아니다. 하루 종일 노트북 컴퓨터와 씨름하는 전문직, 사무직 종사자들의 고된 일과, 스트레스와 우울증, 수면, 운전, 텔레비전 시청 같은 일상생활, 교통사고나 스포츠 손상 등이 어떻게 목 디스크를 파괴하는지를 정리했다.

4, 5, 6장은 목 디스크 병의 증상에 대한 내용이다. '방사통'과 '연관통'에 대한 정확한 개념을 알면 목 디스크가 손상될 때 나타나는 기상천외한 증상들을 꿰뚫어 볼 수 있다. 『백년허리』에서 못다 설명한 내용들도 추가되었으니 『백년허리』 독자들은 꼭 이 책을 사지 않더라도 서점 한 켠에 잠시 서서 이 부분 일독을 권한다. 팔, 어깻죽지, 앞가슴과 윗 등, 머리와 얼굴에 애매모호한 통증과 근육 뭉침으로, 오랫동안 영문도 모른 채 고생하는 분들은 5장의 연관통에 대해 꼭 한번 읽어 보는 것이 좋겠다.

7, 8, 9장은 목 디스크 병에 대한 진단과 치료 방침의 결정이 결코 간단치 않음을 설명한다. 개념 있는 전문가와 개념 있는 환자가 만날 때 최선의 결과가 보장된다. 아무런 효과도 없는, 해로울 수도 있는, 턱없이 비싼, 각종 혹세무민 치료법들이 이 시대를 풍미하는 복잡한 이유도 짚어 본다.

10, 11장은 목 디스크 병을 예방하고 치료하기 위해

독자들이 스스로 해야 할 것들을 알려 준다. 특히 목 디스크 운동에 대한 오해들을 밝힌다. 맥켄지 동작 중에도 잘못된 부분들이 많다는 것은 놀랍다. 목 디스크를 지키는 가장 중요한 개념은 척추위생이다. 척추위생을 지키려는 노력이 운동보다 훨씬 더 중요하다. 허리에도 똑같이 중요하니 『백년허리』 독자들은 이 부분도 읽고 가시는 것이 좋겠다.

『백년허리』와 마찬가지로 『백년목』에 나오는 모든 증례들은 실제 상황이다. 진료실에서 나눈 대화, 환자가 직접 그린 통증 그림, MRI 등 모두 실제 상황에서 조금도 수정 없이 그대로 사용했다. 하나의 적절한 증례를 찾기 위해 서너 시간이 걸린 적도 있었고, 그렇게 시간이 걸리고도 통증 그림이나 MRI 사진이 없어서 눈물을 머금고 사용을 포기한 적도 많았다. 일말의 가감이나 수정 없이 결벽스럽게 실제 증례를 고집 하는 이유는 "**실제는 이론을 경악케 한다.**"라는 진리를 믿기 때문이다.

현재 알려진 이론에 따라 증례를 적당히 수정하면 당장은 그럴듯해 보이지만 훗날 새로운 과학적 사실이 밝혀지면 상충될 수밖에 없다. 그럴듯하게 조작된 증례는 결국 세상을 더 혼란스럽게 만들 것이 분명하기 때문이다. 자신의 이야기와 자료를 고스란히 사용할 수 있도록 흔쾌히 동의해 주신 모든 분께 다시 한번 감사드린다.

끝으로 부족한 원고를 잘 다듬어 출판에 적합하도록 만드느라 애써 주신 (주)사이언스북스 박상준 사장님과 편집부의 노고에 감사드린다. 필자의 졸저가 목 디스크 병으로 고생하는 분들께 조금이라도 도움이 된다면 더할 나위 없이 큰 보람이 될 것이다.

등장 인물 소개

본격적인 논의로 넘어가기 전에 이 책에 자주 나오는 등장 인물들을 소개한다.

목 디스크 이 책의 주인공이다. 두 개의 목뼈 사이에 끼어 있는 물렁뼈. 목의 움직임을 가능하게 해 주고 목뼈 사이의 충격을 흡수하는 역할을 한다. 흔히 '목 디스크 탈출증'이라는 병을 '목 디스크'라고 줄여 부르기도 하지만 엄밀하게 '목 디스크'란 물렁뼈 자체를 가리키는 말이다. 2개의 목뼈 사이에 있으므로 목 디스크의 이름은 위아래 목뼈의 이름을 따서 부른다. 예를 들어 '경추 5-6번 추간판' 혹은 'C5-6' 디스크'라고 하면 다섯 번째 목뼈와 여섯 번째 목뼈 사이에 있는 물렁뼈라는 뜻이다. 'C'는 'cervical vertebra'의 첫 글자로 '경추(목뼈)'를 뜻한다. '3-4번 목 디스크', '6-7번 목 디스크'라고 하면, 각각 3번과 4번 목뼈 사이의 물렁뼈, 6번과 7번 목뼈 사이의 물렁뼈를 가리킨다.

섬유륜 목 디스크는 앙금이 들어 있는 찹쌀떡 모양인데 그 중 떡 부분에 해당되는 부위다. 목 디스크의 껍질이라 보면 된다. 목 디스크에 압박이 가해지면 섬유륜이 찢어진다. 뒤쪽에 있는 섬유륜, 즉 후방 섬유륜이 찢어질 때 많이 아프고 방사통과 같은 신경 증상이 잘 생긴다.

수핵 찹쌀떡의 앙금에 해당한다. 섬유륜이라는 튼튼한 껍질이 수핵이라는 말랑말랑한 젤리를 품고 있는 것이 목 디스크다. 디스크의 껍질(섬유륜)이 찢어지면 젤리 성분의 내용물(수핵)이 디스크 밖으로 흘러 나간다. 이것이 바로 디스크 탈출증이다.

종판 펑퍼짐한 찹쌀떡의 위아래 편평한 면이다. 목 디스크라는 물렁뼈가 목뼈를 만나는 부위다. 뼈에서부터 디스크로 산소와 영양분을 공급하고 디스크에서 배출되는 노폐물과 이산화탄소를 뼈로 옮겨 제거하는 역할을 한다. 탄성이 높아 디스크에 가해지는 충격을 흡수한다. 디스크에 강한 힘이 걸리면 종판이 깨진다. 목 디스크 손상의 또 다른 모습이다.

후관절(後關節) 아래위로 연결된 두 개의 척추뼈 사이에 있는 관절이다. 척추뼈의 뒤쪽에 있어 후관절 혹은 후방관절이라 부른다. 오른쪽, 왼쪽 하나씩 있어서 두 척추뼈 사이에 두 개의 관절이 있는 셈이다. 디스크를 중심으로 일어나는 척추의 움직임을 조절하고 제한하는 역할을 한다. 디스크의 충실한 조력자이다. 디스크가 손상되고 찌그러들면서 후관절도 같이 손상을 받게 된다.

목 디스크 손상 수핵은 무정형(無定形)의 말랑말랑한 젤리라 손상될 것이 없다. 섬유륜이 찢어지거나 종판이 깨지는 것이 목 디스크 손상이다. 전자가 더 흔하다. 종판이 손상되면 더 많이 더 오래 아프다.

디스크성 목 통증 목 디스크가 손상되어 디스크 자체에서 생기는 통증이다. '방사통(放射痛)'은 수핵이 탈출되어 신경뿌리에서 나오는 통증이므로 서로 구별된다. 디스크성 목 통증은 바로 다음에 설명할 '연관통'을 일으켜 진단을 어렵게 만든다. 피부에 생긴 상처가 저절로 아물듯이 찢어진 섬유륜이나 깨진 종판도 저절로 아물게 된다. 단, 피부의 상처에 비해 매우 오래 걸리므로 치유되는 동안 다시 손상을 가하지 않도록 하는 것이 중요하다. '척추위생'이 중요한 이유다.

연관통(聯關痛) 목 디스크 손상 때 디스크성 목 통증이 생기는데 이때 손상된 목 디스크로부터 멀리 떨어진, 아무런 문제가 없는 부위에서도 덩달아 통증이 느껴진다. 이를 '연관통'이라 한다. 예를 들면 5-6번 목 디스크가 손상되었는데 아무런 문제가 없는 뒤통수에서 두통을 느끼게 된다. 사람마다, 디스크마다, 디스크 손상 부위마다 천차만별의 연관통을 느끼게 된다. 같은 6-7번 목 디스크 손상이라도 어떤 사람은 편두통을 느끼고 어떤 사람은 앞가슴 통증, 어떤 사람은 어금니에서 치통을 느끼기도 한다. 목 디스크 진단을 어렵게 만드는 주범이다. 무고한 근육에서 연관통이 느껴질 때는 근육이 뭉치고, 누르면 아픈 '압통'이 생긴다. 목 디스크가 찢어져서 아플 때 죄 없는 어깻죽지 근육을 주범으로 손가락질하는 오해가 생기는 이유이다.

목 디스크 탈출증 수핵이 섬유륜을 찢고 디스크 밖으로 나가는 것이다. 섬유륜과 종판의 일부가 섞여 나오기도 하지만 탈출되는 덩어리의 대부분은 수핵이다. 뒤쪽 섬유륜을 찢고 수핵이 탈출되면 수핵이 신경뿌리에 묻어 염증을 일으켜 신경뿌리에서 방사통이 생긴다. 탈출이 심하면 팔이나 다리의 근육에 힘이 빠질 수도 있다.

방사통(放射痛) 목 디스크의 내용물인 수핵이 섬유륜을 뚫고 뒤쪽으로 탈출되면 팔로 가는 신경뿌리에 묻어 염증을 일으킨다. 이 신경뿌리의 염증 때문에 생기는 통증이 바로 방사통이다. 신경뿌리의 통통한 부분인 배측신경절은 여러 가지 감각 신경이 합류하는 곳이므로 저림, 뻐근함, 근육 뭉침, 쓰라림 등 매우 다양한 종류의 통증이 나온다. 방사통이 심하면 매우 괴롭다.

경추전만 사람이 앉거나 서 있을 때 목에 생기는 자연스러운 곡선이다. 아기가 태어날 때는 없었는데 목을 가누면서 생기는 곡선으로 목 디스크에 걸리는 충격과 부하를 최소로 낮춰 주는 아주 중요한 곡선이다. 이 곡선이 없어지면 '일자목'이 되고 일자목은 디스크 손상의 원인이자 결과이다.

차례

- 343 『백년목』 개정증보판 머리말: '목 사용설명서'를 내면서…
- 349 『백년목』 초판 머리말: 백년허리에서 백년목으로
- 353 등장 인물 소개

2권 치료편: 내 목 사용설명서

10장 목 디스크 수술, 해야 하나 말아야 하나?

- 368 선생님 아들이라도 수술하시겠습니까?
- 371 아픈 것은 어떻게 해 보겠는데 근육 힘도 빠져요!
- 374 탈출된 디스크를 수술로 제거하지 않으면 어떻게 될까?
- 379 탈출된 목 디스크가 저절로 좋아지는 이유
- 380 힘이 빠져 팔을 못 들어요!
- 384 손 힘도 약해지고 다리 힘도 빠져요!
- 390 요점 정리

11장 별처럼 많은 비수술적 치료법

- 392 밤하늘의 별처럼 많은 비수술적 치료법
- 394 수많은 비수술적 치료의 옥석을 가리기 힘든 이유
- 396 혹세무민하는 가짜 치료법들이 효과 보는 이유: 위약효과와 자연경과
- 398 가짜 치료법의 그 높은 자신감은 어디서 오나?
- 400 그런데 이상하네, 나는 왜 자연경과로 낫지 않는 것인가?
- 402 비수술적 목 디스크 치료법을 다시 본다 1: 약
- 404 비수술적 목 디스크 치료법을 다시 본다 2: 물리치료
- 405 비수술적 목 디스크 치료법을 다시 본다 3: 시술
- 410 약 먹기 좋은 날, 주사 맞기 좋은 날
- 412 비수술적 치료의 분류
- 416 요점 정리

12장 목 디스크 상처를 치유하는 가장 확실한 방법

- 420 헉, 목 디스크라고요?
- 422 좋은 동작만으로 해결된 심한 방사통
- 424 신전동작의 원리
- 427 피싱 이메일로 시작된 공동 연구
- 431 양날의 칼, 목 신전동작
- 432 맥켄지의 실수 1: 목 구부리는 스트레칭
- 435 맥켄지의 실수 2: 턱 당김
- 438 목 디스크 병, 근력을 강화하면 나을까?
- 441 드래건플라이 대가의 목 디스크 탈출기
- 444 좋은 동작만으로 방사통을 해결한 환자의 후기
- 444 고진감래(苦盡甘來)로 회복하는 일자목
- 448 요점 정리

13장 경추 척추위생의 핵심 개념

- 450 척추위생 - 허리와 목을 지켜 줄 위생 관념
- 452 척추위생- 목 디스크를 더 이상 찢지 않는 법
- 454 목 디스크를 찢는 네 가지의 은근한 나쁜 힘
- 455 목 디스크를 지키기 위한 척추위생의 네 가지 원칙
- 457 요추전만 -경추전만의 전제 조건
- 458 머리와 몸통의 위치 관계 - 귀에서 나온 피가 등뒤로 흘러야
- 459 잊혀진 척추 – 흉추에 관한 심각한 오해
- 461 흉추는 신전하면 안 된다고? 흉추 디스크를 이롭게 하는 방법
- 462 경추와 요추 디스크를 살리는 흉추 신전
- 464 몸에 좋은 음식, 목에 좋은 운동
- 466 척추위생, 삶이 곧 치료다
- 469 가족과 함께하는 척추위생 1
- 470 가족과 함께하는 척추위생 2
- 476 요점 정리

14장 스위스 치즈 척추위생: 목 디스크 100년 동안 사용하는 방법

478 스위스 치즈 척추위생
481 신전동작-스위스 치즈 척추위생을 위한 기본 자세
487 업무 중 척추위생 – 모니터의 위치
494 업무 중 척추위생 – 스마트폰/태블릿PC의 위치
496 업무 중 척추위생 – 글을 읽거나 쓸 때
498 업무 중 척추위생 – 모니터 응시독 해독을 위한 30:3 원칙
500 업무 중 척추위생 – 회의/상담할 때
502 업무 중 척추위생 – 기타
504 수면 중 척추위생 – 수면 시간
506 수면 중 척추위생 - 자세
509 수면 중 척추위생 – 베개
510 수면 중 척추위생 - 침대
514 이동 중 척추위생 – 걸을 때
515 이동 중 척추위생 – 배낭 메고 걸을 때
516 이동 중 척추위생 – 대중교통 이용할 때 스마트폰 보기
518 이동 중 척추위생 – 대중교통 이용할 때 잠자기
519 이동 중 척추위생 – 대중교통 이용할 때 화장실 사용
520 이동 중 척추위생 – 자동차 운전 자세
520 이동 중 척추위생 – 자동차 운전할 때 응시독 제거법
524 업무 외 활동 중 척추위생 – 종교
526 업무 외 활동 중 척추위생 – 취미 생활
528 업무 외 활동 중 척추위생 – 사교 활동
528 업무 외 활동 중 척추위생 – 텔레비전 시청
532 정서적 문제
535 운동 중 척추위생
536 요점 정리

15장 목 디스크가 운동을 만날 때 - 4마라 4하라

- 540 백년목 운동 4마라 4하라
- 541 마라 1 – 목 스트레칭 하지 마라
- 544 마라 2 – 목 주변 근육 강화 운동 하지 마라
- 548 마라 3 – 턱 당기기 운동 하지 마라
- 550 마라 4 – 승모근 강화 운동 하지 마라
- 554 하라 1 – 경추 신전동작을 하라.
- 560 하라 2 – 굽은 윗등을 펴는 운동을 하라
- 570 하라 3 – 걷기, 달리기 운동을 하라
- 574 하라 4 – 때와 장소를 가려 최적의 목 지킴이 품새를 시전하라!
- 576 목 디스크 상처 나은 후 운동 다시 시작하는 방법
- 584 요점 정리

16장 백년목 상담실 - 목 디스크 증상, 스스로 해석해서 날려 버리기

- 586 백년목 상담실 문을 열면서...
- 586 "아침에 일어났더니 목이 뻐근하고 고개를 한쪽으로 돌리기가 어려워요."
- 587 "아침에 일어났더니 목이 뻐근하고 어깻죽지가 아파요."
- 588 "늘 양쪽 어깻죽지 근육이 뭉칩니다. 곰 한 마리가 목덜미에 올라탄 것처럼 목과 어깻죽지를 꽉 누르는 느낌이에요. 스트레스를 받으면 더 심해지는 것 같아요."
- 589 "몇 날 동안 견갑골(날갯죽시뼈) 혹은 견갑골과 척수 사이가 욱신거립니다. 좀 나아지는 듯하다가 다시 심해지니 대책이 없어요."
- 591 "체육관에서 역기를 들고 나면 윗등 - 능형근이 콕콕 쑤셔요."
- 592 "기획안을 만드느라 며칠간 컴퓨터 작업을 하고 나면 편두통이 심해져요. 고개를 움직일 때마다 더 심해지는 양상입니다. 편히 쉬고 나면 좀 낫지만 컴퓨터 앞에만 앉으면 더 아파요."

593	"머리를 한쪽으로 기울이면 통증이 목 뒤를 타고 올라가 뒤통수와 어금니가 아프고 턱관절도 아파요."
593	"귀에서 이명이 들려요. 고개를 한쪽으로 돌리면 더 심해져요."
594	"언제부터인가 앞가슴에 대못이 하나 박힌 것 같아요. 더 심할 때가 있고 좀 나을 때가 있지만 몇 달째 이래요."
595	"한동안 목과 어깻죽지가 뻐근하더니 언제부터인가 팔이 저려요."
596	"목, 어깻죽지, 팔로 뻗치는 통증이 꽤 심해서 업무에 지장이 있을 정도예요."
597	"목, 어깻죽지, 팔로 뻗치는 통증이 매우 심해 잠들기 힘들어요."
597	"심한 목, 어깻죽지, 팔 통증은 줄었는데 손가락이 저려요. 특히 마우스를 잡으면 더 심해져요."
598	"목 디스크 탈출증으로 치료를 받고서 목, 어깻죽지, 팔의 심한 통증은 없어졌지만, 하루 종일 손가락에 전기가 오듯이 저린 느낌이 있습니다. 그런데 저린 느낌이 심해졌다 좋아졌다 해요. 일을 많이 하거나 고개를 한쪽으로 돌리면 더 심해져요"
599	"목 디스크 탈출증으로 치료를 받고서 목, 어깻죽지, 팔의 심한 통증은 없어졌지만, 하루 종일 손가락에 전기가 오듯이 저린 느낌이 있습니다. 그런데 저린 느낌은 늘 똑 같아요. 편히 쉬어도 저린 느낌은 그대로 있어요"
600	"목 디스크 탈출증으로 치료를 받고서 목, 어깻죽지, 팔의 심한 통증은 없어졌는데 손가락 감각이 좀 둔해요. 손끝에 얇은 비닐(랩 같은 것)을 씌워 놓은 것 같아요."
600	"목, 어깻죽지, 팔 통증이 아주 심했다가 차츰 나아지고 있습니다. 그러고 나서 보니 팔 힘이 빠져 팔을 들어 올리기 어렵습니다."
601	"양쪽 다리에 힘이 약해지는 듯하면서 걷기가 좀 불편해요. 소변이 마려우면 참기가 힘들고요."
602	"신전동작을 할 때 목이 뻐근해요."
603	"신전동작을 할 때 손이 저려요. 계속 해도 되나요?"
603	"신전동작을 하니 어깻죽지와 팔 저림이 더 심해졌어요."
604	"신전동작 할 때 한쪽 어깻죽지가 아파요. 계속 해도 되나요?"
605	"신전동작을 할 때 다리가 저려요."
606	"경추 신전동작을 열심히 하는데 통증이 낫지 않아요."
607	"전문가한테서 치료를 오랫동안 잘 받고 있는데도 목 디스크 통증이 낫지를 않아요."

607	"전문가한테서 치료를 오랫동안 잘 받고 나쁜 운동도 전혀 하지 않는 데도 목 디스크 통증이 낫지를 않아요."
608	"웨이트트레이닝을 하다 목 디스크 통증이 생겼어요. 근력 운동을 완전히 중단해야 하나요?"
609	"웨이트트레이닝을 하다 목 디스크 탈출증이 생겨 몇 달을 고생했어요. 이제 평생 근력 운동을 하면 안 되나요?"
611	"골프를 치고 나면 어깻죽지가 뻐근해져요. 골프를 끊어야 하나요?"
612	"목 디스크 탈출증 증상이 좋아졌다 나빠졌다 하는데 방사통이 항상 한쪽 팔로만 와요!"
613	"컴퓨터 모니터를 늘 왼쪽에 두고 쳐다봤더니 오른팔이 저려요. 이제부터 모니터를 항상 오른쪽에 놓고 보면 낫겠지요?"
614	"척추위생을 철저히 지키는 데도 목 디스크 탈출증 증상이 좋아지기는커녕 점점 더 심해지고 있어요!"
615	백년목 상담실 문을 닫으면서…
617	『백년목』 초판 뒷이야기: 나의 목 디스크 탈출기
626	『백년목』 개정증보판 머리말: 속(續)-나의 목 디스크 탈출기
638	참고문헌

백년목

2권 치료편:
내 목 사용설명서

10장
목 디스크 수술, 해야 하나 말아야 하나?

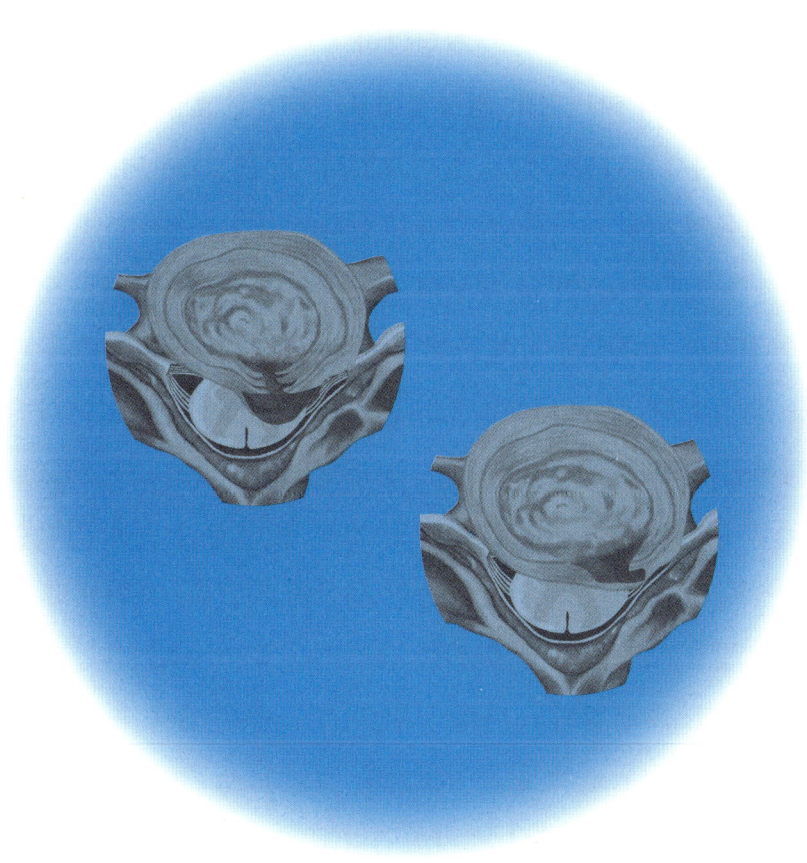

선생님 아들이라도 수술하시겠습니까?

6개월 전에 목 디스크 탈출증으로 5-6번 목 디스크를 제거하고 인공 디스크를 삽입한 29세의 젊은 변호사가 찾아왔다. 처음에는 오른쪽 어깨가 아파 어깨 MRI를 찍었는데 이상이 없었다. 이후 목 MRI를 찍었더니 5-6번 목 디스크가 터져 나와서 수술을 받아야 한다고 들었다. 집안에 의사만 10명이 넘어 아버지, 사촌형, 매형, 외삼촌, 이모부한테 상의를 하였는데 전문 분야가 달라 잘 모르시더란다. 그래서 수술을 권유한 의사한테 **"저희 아버지도 의사인데요, 제가 선생님 아들이라도 수술하시겠습니까?"라고 물어보았다.** 답은 "물론이죠!"였고 그 권유에 따라 수술을 받았다고 한다.

그런데 수술 한 달 후부터 통증이 다시 시작되었다. 오른쪽 견갑골 안쪽, 즉 능형근 부위가 뻐근하게 아프고 꽉 누르는 느낌이다. 잠을 못 잘 정도는 아니지만 아침에 일어나면 심해진다고 한다.

의학의 발달로 병에 걸려 못 쓰게 된 심장과 간을 건강한 장기로 바꿔 주는 수술도 가능한 세상이 되었다. 그럼에도 내 몸에 칼을 대는 수술을 하려면 꺼려지는 것이 사실이다. 앞서 이야기한 29세 청년도 바로 그런 이유로 꼭 수술을 해야만 하는지 아버지와 형에게 물어보았을 것이고 급기야 수술을 권유하는 집도의에게 "당신 가족이라도 수술을 할 것인가?"라는 당돌한 질문을 했던 것이 분명하다.

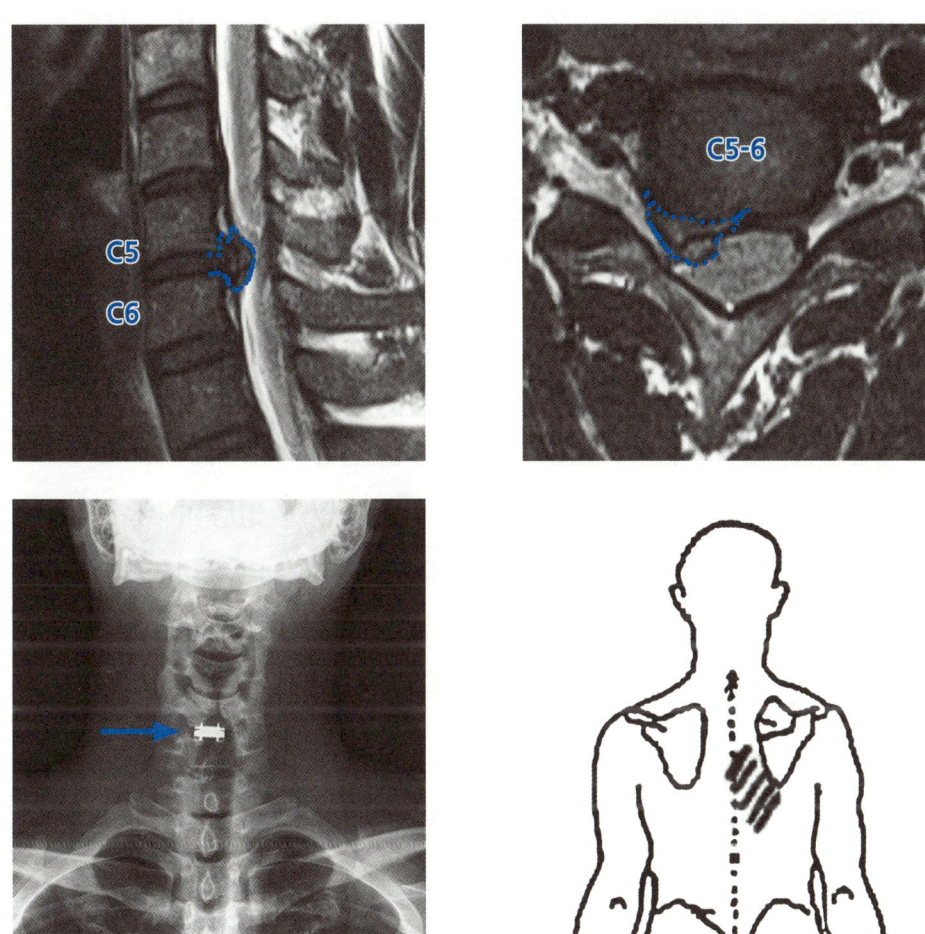

10.1 오른쪽 어깨와 견갑골 통증으로 목 디스크 수술을 받았던 29세 청년의 MRI(위). 5-6목디스크의 수핵이 오른쪽으로 탈출되어 있다(점선). 아래 좌측 그림은 5-6디스크를 제거하고 인공디스크(화살표)를 삽입한 다음 촬영한 엑스선 사진이며 아래 우측 그림은 수술 후 한 달 만에 다시 통증이 생긴 부위이다.

이 청년의 수술 전 MRI를 보면 상당히 많은 양의 수핵이 오른쪽으로 흘러나온 상황, 즉 비교적 큰 디스크 탈출증이었다 **10.1 참조**. 그렇지만 통증 외에 중요한 근육에 마비가 오는 상황은 아니었다. 능형근 부위에 느껴지는 통증은 신경뿌리의 염증으로 인한 방사통과 디스크 손상의 연관통이 같이 있었을 것이다. **약이나 주사로 신경 염증을 줄이면서 탈출된 디스크를 줄이는 자세를 꾸준히 반복하였더라면 수술 없이 좋아지지 않았을까?**

목 디스크 손상 때문에 생기는 통증은 대부분의 경우 자연경과로 호전된다. 신경뿌리에 생긴 염증이나 디스크 자체가 찢어져서 생기는 통증은 **시간이 지나면서 염증이 빠지고 찢어진 부분이 아물어서 안 아프게 된다.** 당장은 팔이 떨어져 나갈 것처럼 아프지만 그 통증이 결코 평생 지속되지는 않는다는 뜻이다. 게다가 **염증을 빨리 줄일 수 있는 약과 주사도 있고 튀어나온 부분을 원래 자리로 밀어 넣고 찢어진 부분을 잘 붙일 수 있는 좋은 자세도 있다.** 성급하게 몸에 칼을 대기 전에 시도해 볼 만한 방법이 많이 있다.

29세 청년이 수술 후 한 달 만에 다시 통증이 생겨 필자를 찾아온 이유는 신경뿌리에 스테로이드 주사를 맞기 위함이라고 한다. 필자는 이렇게 답했다. "잠을 못 잘 정도로 아픈 것이 아니므로 먹는 비스테로이드성 소염제로 염증을 빼 봅시다. 그래도 안 되면 주사를 고려하지요." 이후 병원에 오지 않아 상황이 궁금하던 차에 3년 후 전화 통화가 되었다.

"이제 평소에는 통증이 없습니다. 그런데 무리를 하면 원래 아팠던 자리가 좀 아픕니다."

"그 통증을 없애지 말고 잘 가지고 지내세요. 목에 나쁜 행동을 피하게 해 주는 고마운 보안 시스템입니다."

아픈 것은 어떻게 해 보겠는데 근육 힘도 빠져요!

목 디스크 문제로 통증만 있다면 어떻게 견뎌 보겠는데 팔 힘이 빠지면 생각이 깊어진다. 혹시 앞으로 힘이 더 빠지면 어떻게 하나? 약해진 팔 힘이 다시 돌아오지 않으면 어쩌나? 이런 고민들 때문이다. 실제 상황을 한번 보자.

37세 전직 권투 선수, 한 달 전 기계체조를 하다가 목 통증이 시작되었고 왼쪽 어깻죽지와 팔을 타고 내려가는 방사통이 진행됐다. 지난 3주간은 매일 밤 자다가 깰 정도로 아팠으나 요즘 약간 낫다. 팔굽혀펴기를 할 때 팔을 구부렸다가 미는 힘이 약간 약해졌다. 다른 병원에서 MRI를 찍고 수술을 권유받았다. 가지고 온 MRI를 보니 5-6번 목 디스크와 6-7번 목 디스크의 탈출이 꽤 크다 **10.2 참조**.

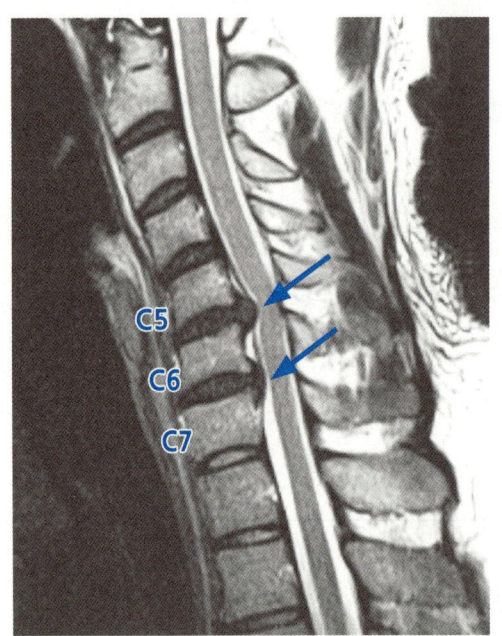 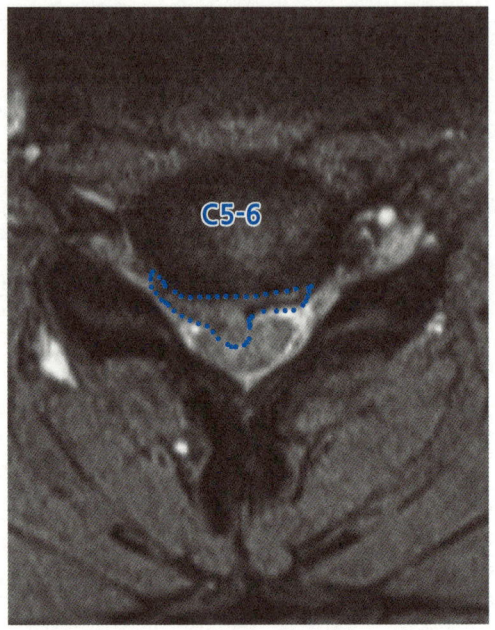

10.2 기계 체조 후 어깨에서 팔로 뻗치는 방사통과 삼두박근 근육 약화가 발생했던 전직 권투 선수의 MRI. 5-6번과 6-7번 목 디스크에서 탈출된 것이 보이고(화살표) 5-6번 목 디스크의 단면을 보면(오른쪽) 하얀 수핵이 가운데와 오른쪽으로 크게 튀어 나온 것(점선)이 보인다.

하버드대학교 의과대학의 믹스터와 바가 세계 최초로 허리 디스크 탈출을 수술로 제거하여 좌골신경통을 해결했던 것이 1934년이었다 4장 '목 디스크 탈출증과 방사통' 참조. 그때부터 탈출된 디스크는 수술로 제거해야만 한다는 것이 정설이 되었다. 그 정설에 따르면 앞에서 이야기한 전직 권투 선수는 수술로 디스크 탈출을 제거하는 것이 당연한 판단이었다. 목 디스크 탈출이 엄청 크고 그것 때문에 심한 방사통으로 잠을 못 자고 팔 힘도 약해졌기 때문이다. 그런데 왜 수술을 할까 말까 고민하는 것일까? 목 디스크를 포함하는 경추를 수술하는 이유는 신경(구체적으로는 신경뿌리나 척수)을 압박하는 구조물(탈출된 디스크, 두꺼워진 인대나 관절 등)을 제거하거나 변형시켜 통증이나 마비를 낫게 하려는 것이다. 다른 수술과 마찬가지로 경추 수술도 확률은 낮지만 피치 못할 부작용이 생길 수 있고 결과가 만족스럽지 못할 수도 있다.

또 수술 과정에서 척추뼈 사이의 안정성을 확보하기 위해 2개 혹은 그 이상의 척추뼈를 서로 고정(유합술)하거나 인공 디스크를 넣기도 한다. 고정을 하면 목을 움직이는 데 약간의 장애가 생기고 몇 년 지나면서 수술 부위 바로 옆 디스크의 손상이 진행되는 현상도 적지 않게 관찰된다 **10.3 참조**. **수술이 목 건강을 완벽하게 되찾아 주는 것은 아니라는 것이다.**

수술로 얻는 것이 있고 잃는 것도 있으므로 양쪽을 잘 저울질하는 것이 무엇보다 중요하다. 옛 병법에서도 **"전쟁을 벌이지 않고 이기는 것이 최선"**이라고 했듯이 수술을 하지 않고 병이 낫는 것이 가장 좋다.

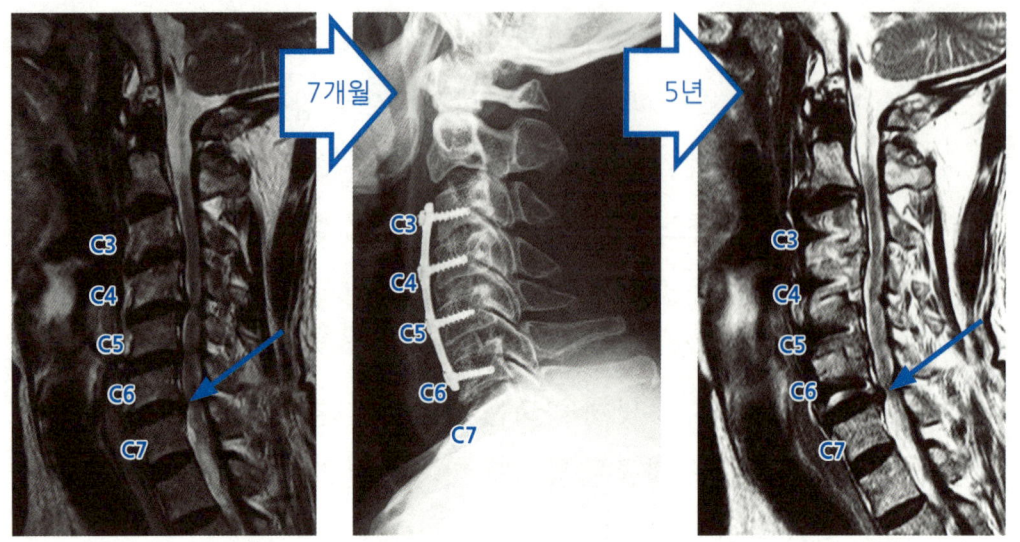

10.3 6년 전 3, 4, 5, 6번 목뼈를 고정하는 골유합 수술을 받은 72세 남성 환자의 엑스선 사진(가운데)과 수술 전(왼쪽)과 수술 5년 후(오른쪽) MRI. 수술 전에도 6-7 경추 디스크 탈출(왼쪽 영상의 화살표)이 약간 있었지만 6년이 지나면서 유합된 분절의 바로 아래의 6-7 경추 디스크 탈출(오른쪽 영상의 화살표)이 더 커진 것을 볼 수 있다. 전형적인 인접분절퇴행 소견이다.

탈출된 디스크를 수술로 제거하지 않으면 어떻게 될까?

전쟁, 그러니까 수술을 하지 않으면 어떻게 될 것인가? 탈출된 목 디스크를 제거하지 않으면 어떻게 될 것인가를 궁금해했던 사람들이 있다. 목 디스크가 탈출되어 심한 방사통이 생기고 팔 힘이 약해질 때 신경뿌리를 누르고 있는 탈출된 디스크를 수술해서 제거해야 한다는 것을 철칙으로 믿었을 당시

"수술 안 하면 안 되나, 꼭 해야만 하나?" 하는 의문을 제기했던 인물들이 있었던 것이다.

1994년 프랑스 정형내과 의사이자 류머티즘 전문의였던 장이브 메뉴(Jean-Yves Maigne)는 수술을 받지 않고 자연경과로 통증에서 회복된 21명의 목 디스크 탈출증 환자들을 대상으로, 통증에서 회복된 지 1개월 내지 30개월 안에 CT를 다시 찍어 보았다. 놀랍게도 검사를 받은 21명 중 20명에서 탈출이 줄어들었으며 10명은 75~100퍼센트까지 축소되었다. 게다가 **탈출이 크면 클수록 더 잘 줄어들었다.**[1] 목 디스크 탈출이 저절로 줄어든다는 최초의 보고였다.

10.4는 목 디스크의 수핵이 크게 탈출되었지만 시간이 지나면서 자연경과로 확연히 줄어든 MRI 영상과 도해이다. 진료실에서 흔히 접하는 광경이다.

1990년대 중반에, 미국의 형제 재활의학과 의사인 조엘 살(Joel Saal) 박사와 제프리 살(Jeffrey Saal) 박사는 목 디스크 탈출이 4밀리미터 이상이어서 수술을 받아야 한다고 판정을 받은 26명의 환자를 대상으로 수술 없이 보존적 치료를 시도했다. 26명 중 20명은 디스크가 터져 있었고 그중에서 14명은 팔 힘도 약했다. 물리치료와 운동, 강력한 소염제를 사용하는 치료 프로그램을 시도했더니 **26명 중 두 명의 환자는 보존적 치료를 끝내지 못하고 수술을 받았고 나머지 24명은 수술 없이 완전 회복했다고 한다.**[2]

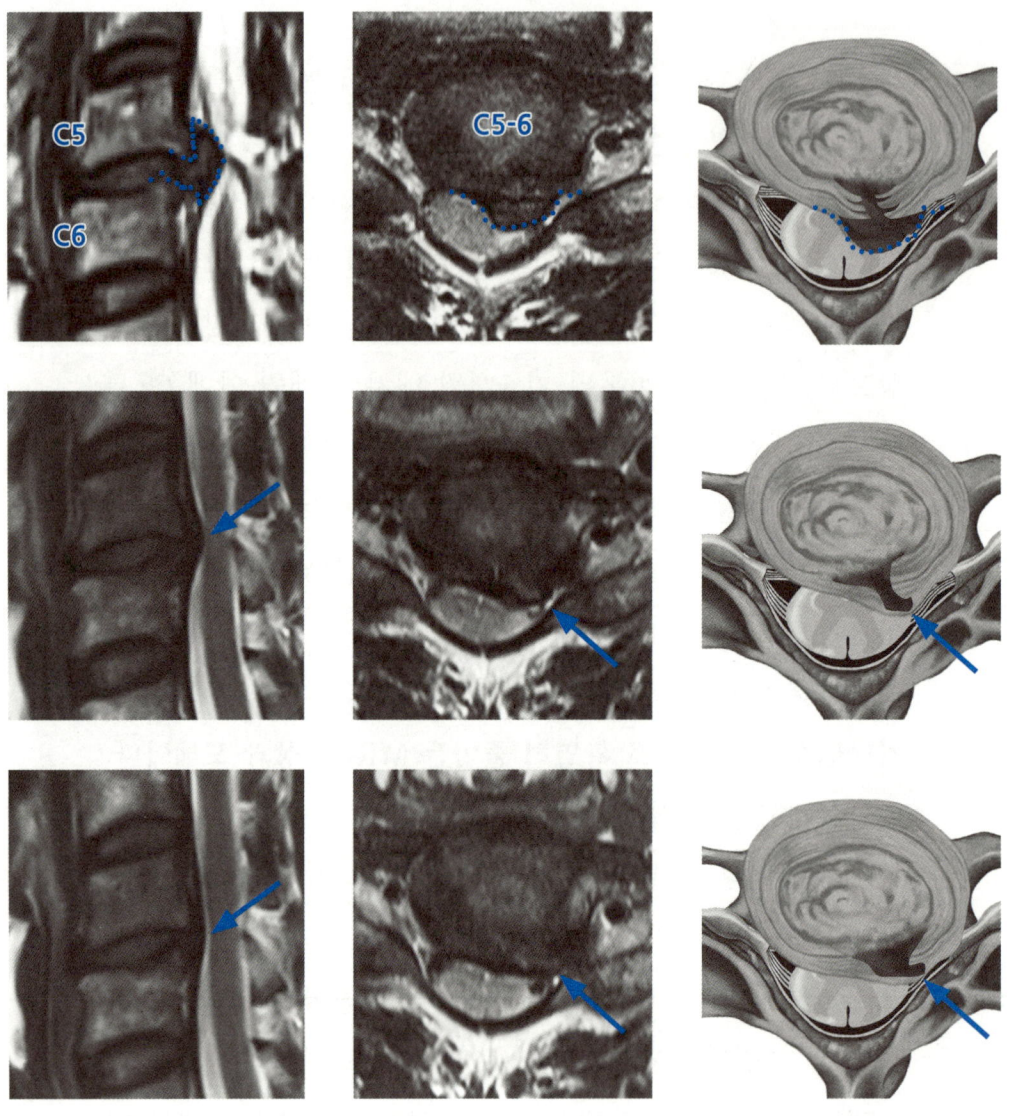

10.4 크게 탈출된 목 디스크가 자연경과로 줄어드는 것을 보여주는 예. 왼쪽은 5-6 경추 디스크가 급성으로 크게 탈출되면서 가벼운 척수증을 호소하였던 50대 초반 남성으로, 6개월 만에 탈출된 덩어리가 급격히 줄어들었고 그 후 1년 동안 서서히 감소하였다. 척수증 증상은 초반 6개월에 90퍼센트 이상 호전되었고 1년 후에는 정상화되었다. (다음 쪽 그림 설명으로 계속됨 →)

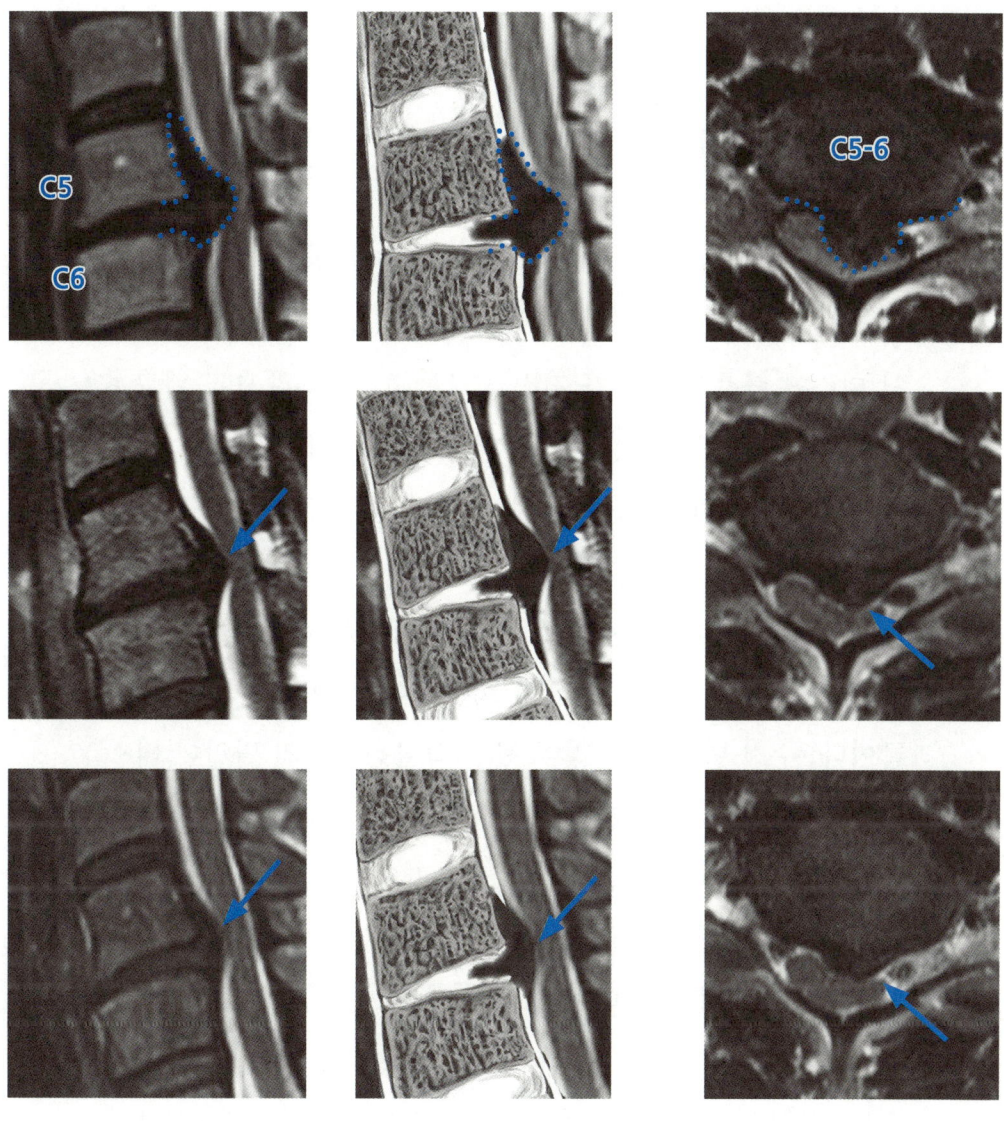

(→ 그림 설명 계속) 오른쪽은 7~8년 전부터 목 디스크 탈출증으로 고생하다가 갑자기 심한 방사통을 느껴 촬영한 MRI 영상에서 큰 디스크 탈출이 발견되었던 30대 중반 여성으로, 극심한 방사통은 초진 후 1개월에 많이 호전되었고 자연경과로 차츰 탈출된 덩어리가 줄어드는 양상을 보였다. 처음 크게 탈출된 부분은 점선으로 표시하고, 이후 줄어든 덩어리는 화살표로 표시하였다. 이해를 돕기 위해 MRI 영상 옆에 그림을 삽입하였다.

1997년 영국의 정형외과 의사 키스 부시(Keith Bush)는 CT보다 정밀한 MRI를 이용해서 좀 더 자세히 관찰을 했다. 큰 목 디스크 탈출로 잠을 못 잘 정도로 통증이 심하고 팔 힘도 약해졌던 13명의 환자를 비수술적 치료를 하면서 평균 12개월 후에 다시 MRI를 찍어 확인했다. 그 결과 13명 중 12명에서 디스크 탈출의 크기가 저절로 줄었고, 그들은 모두 평균 6개월쯤(2개월 내지 12개월)에 통증과 마비에서 회복되었다. 줄어들지 않았던 1명도 가벼운 증상만 남아 있더라고 보고했다.[3]

건강하던 디스크가 찢어져서 속에 있던 내용물이 터져 나와도 가만히 기다리면 다시 회복된다는 사실이 놀라울 따름이다. 수천 년 인류가 앓아 왔던 좌골신경통의 원인이 디스크 탈출 때문인 것을 발견하고 그것을 제거하는 치료를 처음 고안한 믹스터와 바도 대단한 선각자이지만 디스크 탈출이 저절로 회복된다는 것을 발견한 메뉴나 부시, 그리고 살 형제도 선각자임에 분명하다. .

기계체조를 하다가 목 디스크 탈출이 생긴 전직 권투 선수는 한 달 전에는 잠을 못 잘 정도로 아팠지만 며칠 전부터 약간씩 괜찮아지기 시작해 첫 진료 당시 이미 호전되는 추세였다. 팔의 근력 약화도 심하지 않았다. 부시와 살 형제의 연구 결과를 근거로 좀 더 기다려 볼 만하지 않은가? MRI를 보니 탈출도 상당히 커서 더 잘 줄어들 것 같은 예감이다. 실제로 목 디스크에 좋은 자세를 포함한 척추위생을 잘 지키면서 기다렸고 2개월 후에는 통증과 근력 약화 모두 정상으로 회복되었다.

탈출된 목 디스크가 저절로 좋아지는 이유

목 디스크 탈출이 생기면 어깻죽지가 아프고, 통증이 팔로 뻗쳐 가고, 감각이 둔해지고 때로는 근육 힘도 빠진다. 이런 문제가 생기는 **첫 번째 요인은 수핵에 의해 신경뿌리에 염증이 생기기 때문이고 두 번째 요인은 탈출된 디스크 덩어리가 염증이 생긴 신경뿌리를 밀기 때문이다.** 그렇다면 탈출된 수핵이 모든 문제를 일으키는데 어찌하여 수핵을 제거하지 않아도 저절로 좋아진다는 말인가?

참으로 아이러니하게도 문제를 일으킨 것이 수핵인 만큼 문제의 해결도 수핵에서 비롯된다.

수핵이 신경뿌리에 염증을 일으키는 이유는 수핵 속에 있는 수핵 세포 때문이다. 수핵이 원래 자리에서 밖으로 튀어나오면서 수핵 속 세포가 죽게 된다. 죽어 가는 세포의 세포막에서 염증을 일으키는 물질이 흘러나오는 것이다. 그런데 **탈출된 수핵 속 세포의 수는 한정되어 있기 때문에 더 이상 죽을 세포가 없으면 더 이상의 염증이 생기지 않게 된다.** 따

라서 시간이 지나면서 저절로 염증이 가라앉는 것이다. 세균이 들어가서 번식하면서 생기는 감염과는 전적으로 다른 경과를 가진다.

튀어나온 수핵의 기계적인 압박 역시 시간이 지나면서 줄어든다는 사실은 앞서 설명하였다. 탈출된 덩어리가 서서히 줄어들기 때문이다. 필자가 『백년허리 진단편』 60~63쪽 '고모리 박사, 탈출된 디스크는 어디로 갔소?'에서도 자세히 밝힌 바 있다. 탈출된 디스크가 줄어든다는 연구 결과는 1990년대 후반부터 2010년대까지 지속적으로 보고되고 있다. 왜 줄어드나? 수핵 속의 수분이 줄어들면서 마치 젤로 만든 방향제가 쭈그러들 듯 줄어든다. 우리 몸속의 청소 기관인 대식세포(macrophage)가 먹어 치우기도 한다. 이런 두 가지 과정을 통해 디스크 탈출증이 저절로 좋아지는 것이다. 통상 **목 디스크 탈출증은 처음 증상이 생긴 후 4~6개월 이내에 확연하게 좋아진다.** 허리 디스크 탈출증이 확연하게 호전되는 데 6~12개월 걸리는 것과 비교하면 허리보다 목 디스크가 더 빨리 낫는다고 볼 수 있다.[4]

힘이 빠져 팔을 못 들어요!

앞에 나온 전직 권투 선수는 팔굽혀펴기를 할 때 오른쪽 팔로 미는 힘이 약간 떨어지는 정도라 당연히 수술하지 않고 기다려 볼 만한 상태였다. 그런데 팔 힘이 더 심하게 빠지면 어떻게 될까? 바로 다음과 같은 상황이다.

38세 남성. 2개월 전 왼쪽 어깨가 심하게 아팠다. 이후 3~4일 지나면서 왼쪽 팔에 힘이 빠져 팔을 들 수가 없다. 다른 병원에서 4-5번 목 디스크가 왼쪽으로 탈출되었고**10.5 참조** 수술을 하지 않으면 힘이 돌아올 수 없다는 진단을 받았다. 그런데 필자의 진료실을 방문하기 2주 전부터 힘이 약간씩 좋아지고 있었다.

팔 힘이 빠졌다가 영영 안 돌아올 가능성 때문에 수술을 심각하게 고려하게 되는 상황이다. **이럴 때 중요한 것은 근력 약화가 디스크 탈출 때문에 생긴 것인지를 정확히 확인해야 한다.** 자신의 면역 기능이 신경뿌리를 공격해서 생기는 신경염(neuralgic amyotrophy)도 비슷한 양상을 보이기 때문이다. 드물지만 대상포진 때도 통증뿐만 아니라 근력 약화가 생기기도 한다. 그 외에도 어깨 주변 근육힘을 약하게 만드는 질병들이 드물지 않기 때문에 **근육힘이 빠지는 증상이 생기면 반드시 전문의의 진찰을 받아야 한다.**

디스크 탈출 때문이라고 확진되고 나면 근육 힘이 점점 더 빠지는지 아니면 차츰 좋아지는지 그 방향성을 확인해야 한다. 근력이 차츰 좋아진다면 기다려 볼 만하다. 마침 이런 경우만 모아서 추적 관찰한 연구가 있다.

2008년도 터키의 재활의학과 의사 젠기즈 바하디르(Cengiz Bahadir) 박사는 근전도 검사(근육이 신경 지배를 잘 받고 있는지 보는 검사)로 볼 때 확실한 신경 손상이 있었지만 수술을 거부했던 23명의 환자를 36개월까지 추적 관찰했다. 그 결과 4개월 만에 13명이 정상화되었고, 1년 후 17명, 2년 후 19명이 정상 근력으로 회복되었음을 확인했다.[5] 디스크 탈출증으로 신경이 손상된 것이 확실해도 대부분 자연경과로 호전된다는 것이다.

팔 힘이 빠졌던 38세 남성은 디스크 탈출로 인한 염증은 빨리 가라앉아 통증은 좋아졌는데 탈출된 덩어리가 신경을 압박하여 마비가 심해졌던 경우였다. 이때 지체 없이 수술을 할지 아니면 좀 더 기다려 볼지가 관건이다. 약화된 팔 힘이 자연경과로 호전될 가능성과 수술을 지체하여 회복이 안 될 가능성을 모두 따져 봐야 하는 어려운 판단이다.

그런데 앞에서 이야기한 증례에서 눈여겨볼 것은 "2주 전부터 팔 힘이 약간씩 좋아지고 있다."는 말이다. 척추 수술의 대가들은 **"운동 신경의 마비가 중대할 정도로 '진행'될 때 수술을 하라."**고 권장하고 있다.[6] 마비가 '진행'된다는 것은 점점 더 약해진다는 뜻이다.

힘이 약해져 팔을 들지 못했던 38세 남성은 마비가 '진행'되지 않고 '회복'되는 상황이었다. 첫 진료 후 다시 방문할 때마다 지속적으로 힘이 좋아지더니 3개월 후 정상 근력을

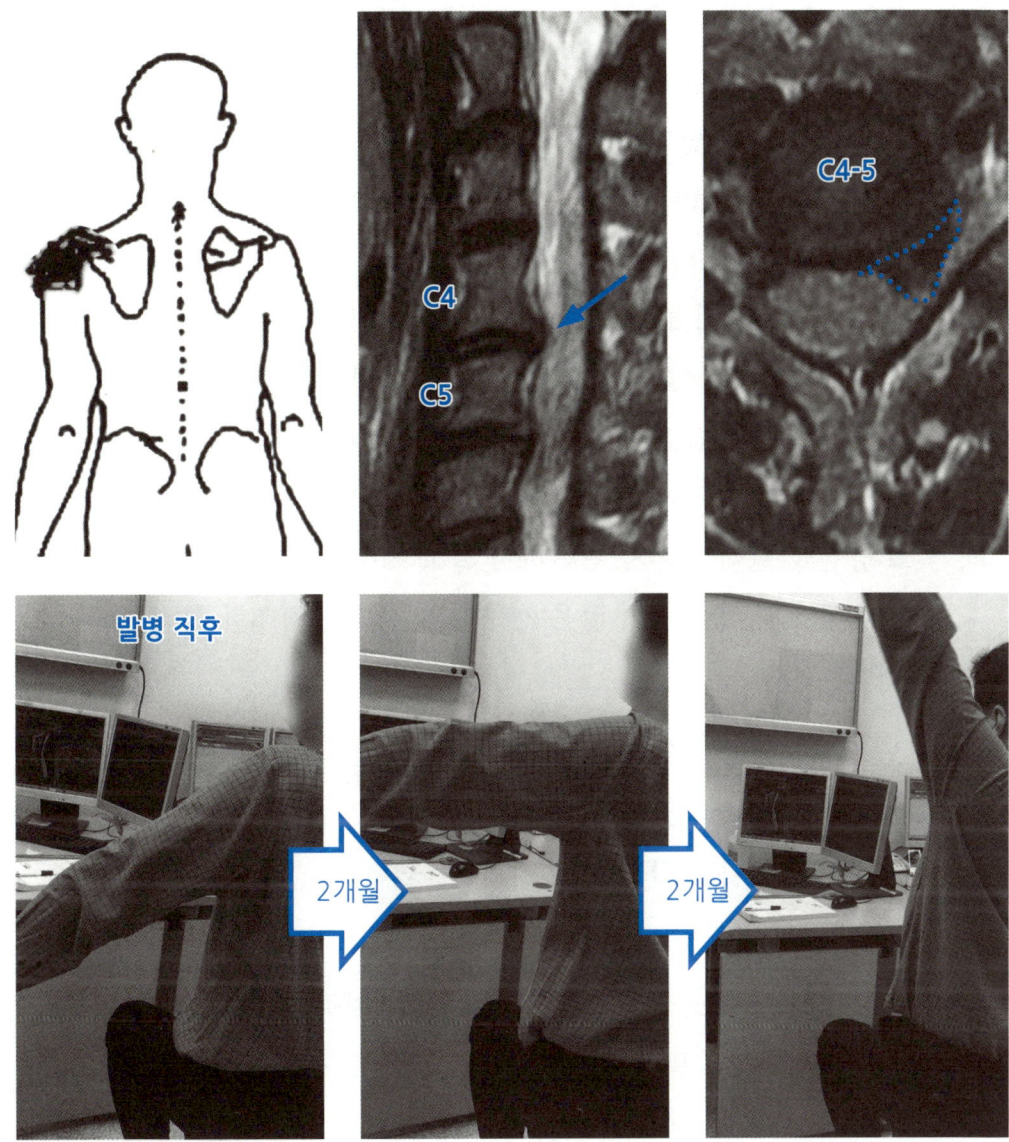

10.5 심한 왼쪽 어깨 통증과 함께 팔을 들지 못할 정도로 힘이 빠졌던 38세 남성의 통증 그림과 MRI 영상(위). 4-5번 목 디스크가 왼쪽으로 탈출(화살표와 점선)되어 신경뿌리 쪽을 누르고 있다. 아래 사진은 발병 후 4개월에 촬영한 사진으로, 시기에 따른 근력 약화 정도를 환자 스스로 재현한 모습이다.

되찾았다. 전쟁을 하지 않고 승리했던 운 좋은 경우였다. 그러나 이 환자와 달리 **근력 약화가 점점 심해진다면 빨리 수술을 하는 것이 좋다.** 때로는 어느 정도의 위험을 무릅쓰고 전쟁을 치러야만 이길 수 있기 때문이다.

근육 힘이 빠질 때 그 원인이 무엇인지, 어떻게 치료해야 하는지는 절대로 독자들 스스로 판단할 수 없다. **경험 많은 전문의의 진찰과 정밀검사 결과에 따른 판단이 필수적이기 때문이다.** 따라서 근육 힘이 약해지는 경우에는 진단과 치료 방침을 절대로 혼자 판단하지 말고 척추 디스크 질환과 신경 손상에 대해 경험이 많은 전문의의 진료를 최대한 빨리 받아야만 한다.

손 힘도 약해지고 다리 힘도 빠져요!

목 디스크 탈출증이나 후종인대 골화증(목뼈 뒤쪽에 있는 인대가 두꺼워지고 뼈로 변하는 병)으로 다리 힘이 빠지는 경우가 있다. 대소변 장애가 같이 오기도 한다. 매우 심각한 상황이다. 다음 경우를 보자.

35세 금융계 전문직, 10개월 전 목이 아프고 양쪽 약지와 새끼손가락이 저렸다. 한 달 전 자고 일어났는데 양쪽 다리 힘이 약간 약해졌다. 대소변 조절에는 문제가 없고 걷는

데도 장애는 없다. 수술 권유를 받았다. MRI상으로는 여러 개의 디스크 탈출이 있으나 5-6번 목 디스크가 가장 심한 상태다^{10.6 참조}.

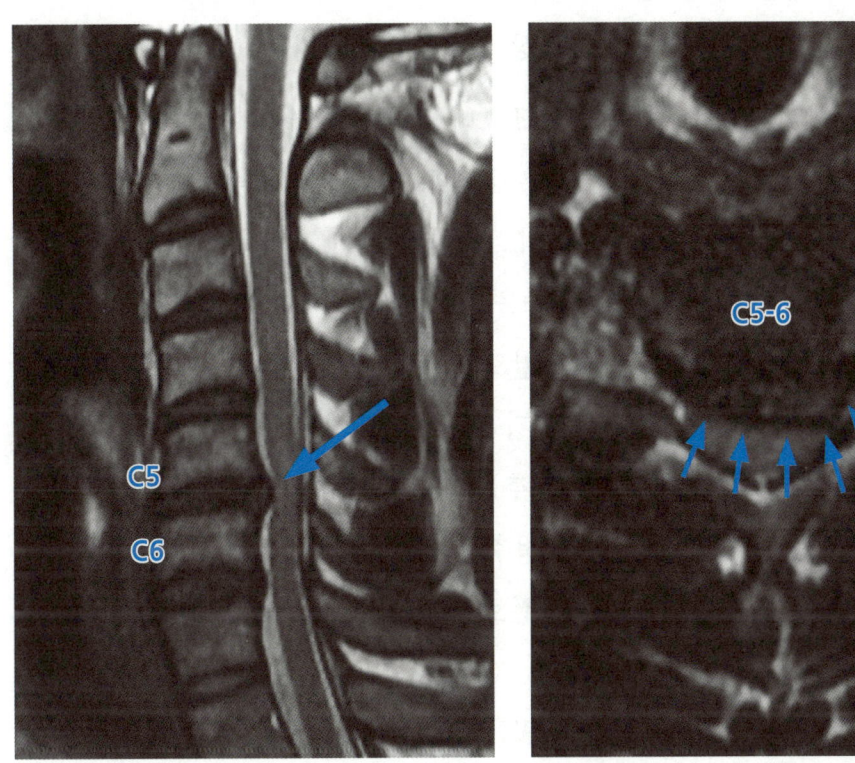

10.6 양쪽 다리 힘이 약해진 35세 남성. 화살표들이 디스크 탈출을 나타낸다. 선천적으로 경추의 척추관이 좁은 양상이다. 다리의 힘과 감각이 점점 약해져서 수술을 받았고 수술 후 다리 근력과 감각은 정상으로 회복되었다.

수술을 두 달 정도 미루었으나 점점 더 다리의 힘이 약해지고 감각이 떨어지는 것이 발견되었다. **아직 걷는 데 지장은 없지만 젊은 나이에 점차 신경학적으로 악화되는 상황이라면 굳이 시간을 더 끌 필요는 없다고 판단하여 수술을 받았고 수술 후 다리 근력과 감각은 정상으로 회복되었다.**

목 디스크가 허리 디스크보다 잘 낫는 편이지만 한 가지 각별한 주의가 필요한 경우가 바로 이 환자와 같은 **척수증(myelopathy)**이다. 탈출된 디스크나 좁아진 신경 통로가 한두 가닥의 신경뿌리에만 영향을 주면 방사통이나 한쪽 팔 힘이 약화되는 정도의 문제를 일으키지만, 척수 자체를 누르게 되면 양쪽 다리의 근육 마비가 올 수 있고 대소변 가리기가 힘들어질 수도 있다. **허리(요추)의 척추관에는 신경뿌리들만 모여 있는 반면 목(경추)의 척추관 속에는 척수라는 아주 중요한 중추 신경계 신경 전달 통로가 들어 있어 생기는 현상이다.**

목뼈 속에 있는 척수는 팔, 다리, 몸통의 말초신경을 뇌로 연결하는 아주 중요한 중추신경이다. 따라서 디스크 탈출이나 척추관이 좁아져 척수가 눌리는 것은 심각한 일이다. **경추 퇴행성 척수증(cervical spondylotic myelopathy)**이라고 부르는 이 질환에 해당되면, 여러 가지 위험을 무릅쓰고라도 수술을 결정해야 하는 경우가 흔하다. 왜냐하면 **수술을 미룰 경우 양쪽 다리의 힘이 빠지고 대소변 장애 상태가 영구 장애**

로 남을 수 있기 때문이다.

다행스럽게도 이런 경우가 흔하지는 않다. 연간 10만 명 중 1.6명 정도에서 발생한다. 동양인 남성에게 좀 더 흔하다. 그렇지만 급격히 진행되지는 않고 서서히 나빠지는 양상을 보인다. 심하게 넘어져 목에 강한 충격을 받지 않는 한 갑자기 마비가 심해지지는 않는다. 경추가 퇴행하는 과정에서 생기므로 나이가 들면서 심해지는 양상을 보인다. 그렇지만 모두 다 더 심해지는 것은 아니라고 한다. 척수증이 발생한 사람들 중 20~60퍼센트에서 심해지고 나머지는 자연적으로 호전되거나 비슷한 정도로 여생을 다하는 것으로 보고된다.[7]

경추 퇴행성 척수증은 동양인에서 흔하기 때문에 일본에서 좋은 연구가 많이 발표된다. 게이오의과대학의 마쓰모토 모리오(松本守雄) 교수가 이 방면의 전문가인데 "경미한 경추 퇴행성 척수증"은 저절로 호전될 가능성이 63퍼센트 정도라고 했다.[8] 절반 이상에서 저절로 호전된다는 것이다. 여기서 경미한 척수증이란 "평지를 지팡이 없이 걸을 수 있는 정도"라고 규정하였다.

척수증으로 수술 날짜를 받아 놓고 기다리다가 다리 힘이 좋아져서 수술을 취소하는 경우도 종종 있다**10.7 참조**. 그렇지만 **경미한 척수증도 더 나빠질 가능성이 37퍼센트 정도나 되므로 3개월마다 정밀하게 진찰받기를 권하고 있다. 반드시 지켜야 할 원칙이다.**

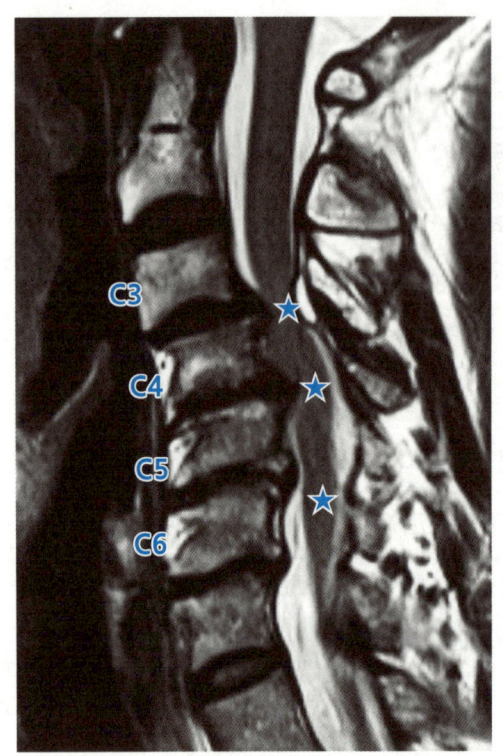 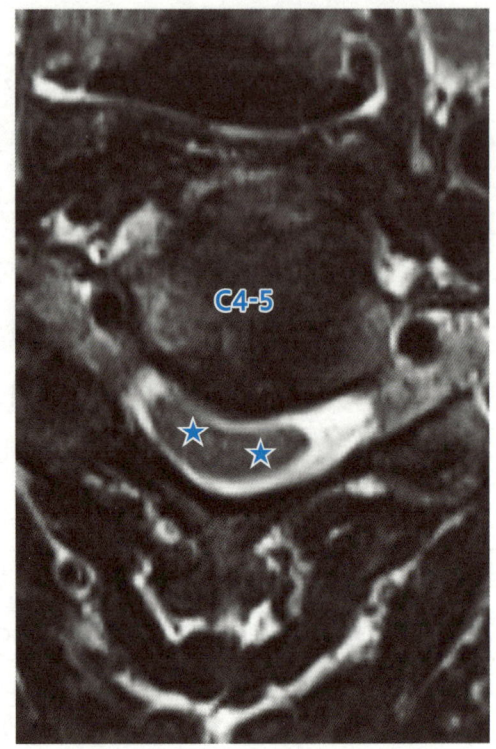

10.7 양다리 힘이 약해져 경추 퇴행성 척수증 진단으로 수술을 기다리다가 저절로 호전되었던 59세 남성. 별 모양 표시가 들어 있는 검은 구조물이 바로 척수이다. 팔, 다리, 몸통에서 오는 말초신경을 뇌와 연결해 주는 중추신경의 통로인 것이다. 그림 10.6의 35세 젊은이와 비교하면 훨씬 더 척추관이 좁아져 있으나 자연경과는 더 좋았다.

경추 퇴행성 척수증일 때 마비가 심하면 수술을 해야 한다. 마비가 경미하면 비수술적으로 치료하며 주기적으로 추적 관찰하다가 마비가 더 심해지면 수술을 하는 것이 좋다.

목 디스크 탈출증이나 퇴행성 척수증으로 근육 마비가 왔을 때 수술을 할지 보존적 치료를 유지할지를 판단하는 것은 매우 어렵다. 여러 가지 정밀검사를 통해 마비의 원인을 찾아야 하고 그 원인에 따라 수술을 결정해야 하기 때문이다. **근육 마비가 생겼다면 반드시 척추질환과 신경 손상에 대한 경험이 많은 전문의의 진찰을 가능하면 빨리 받아야 한다.** 책이나 인터넷의 정보에만 의존하여 혼자 결정하는 것은 절대 금물이다. 이 책을 읽는 독자 중에도 이런 증상이 있다면 반드시 경험 많은 전문의의 진찰을 받도록 하시라!

요점 정리

1 목 디스크 탈출증으로 인한 심한 방사통과 팔 힘이 약간 떨어지는 증상은 자연경과, 염증 치료, 운동치료 등의 비수술적인 치료로 호전될 수 있다. 시간이 지나면서 탈출된 수핵이 저절로 줄어들고 염증이 없어지기 때문이다.

2 탈출이 심하여 신경뿌리가 심하게 압박되어 팔 힘이 점점 약해지는 양상이라면 수술을 고려해야 한다. 이때 팔 힘이 약해지는 원인이 무엇인지를 명확히 진단하는 것이 중요하다. 전문의의 진찰이 필수적이다.

3 목 디스크 탈출증 혹은 후종인대 골화증 등으로 척수가 눌려 다리 힘이 약해지고 대소변 장애가 생긴다면 수술이 필요하다. 마비가 중하다면 바로 수술을 해야 한다. 마비가 경미하면 3개월에 한 번 전문의의 정밀진찰을 받다가 마비가 호전되면 수술이 필요 없고 마비가 진행된다면 수술해야 한다.

4 팔이나 다리의 힘이 약해지는 근육 마비가 생겼다면 경험이 많은 전문의의 진찰을 가능하면 빨리 받아야 한다. 이는 선택이 아니고 필수이다.

11장
별처럼 많은 비수술적 치료법

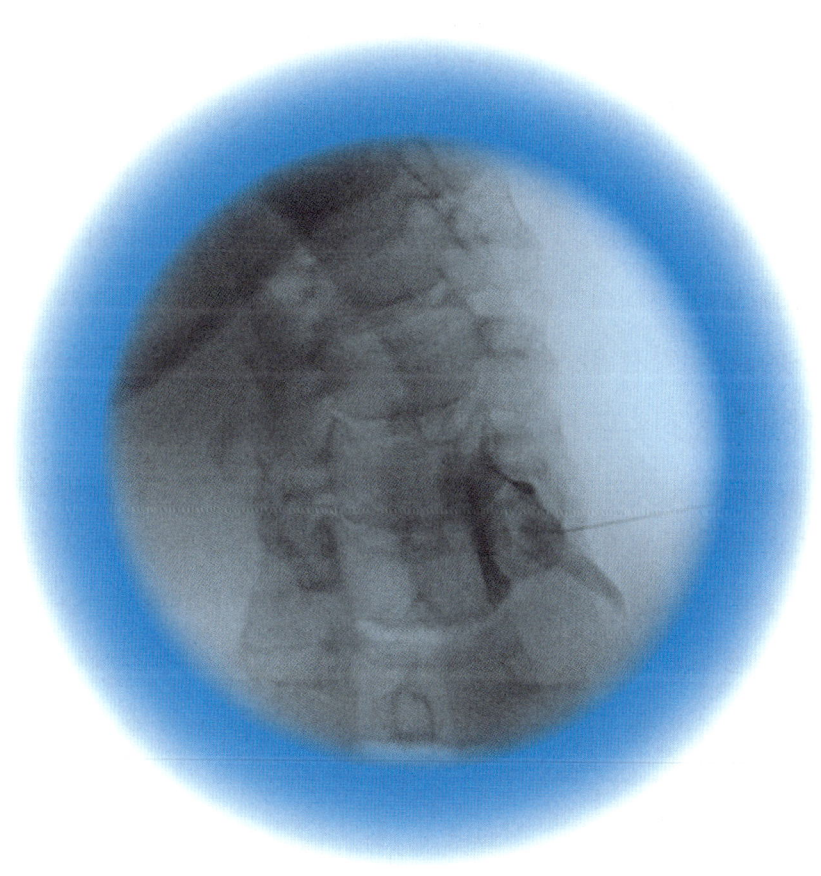

밤하늘의 별처럼 많은 비수술적 치료법

진료실에서 환자 분들의 병력을 듣다 보면 참으로 다양한 목 디스크 치료법이 존재함을 알게 된다. 재미있는 것은 짧은 역사의 신대륙인 미국도 상황이 다르지 않다는 것이다. 어느 미국 논문에서 척추통증과 관련해 "수많은 치료법(a myriad of treatments)"이 있다는 표현이 나와 헛웃음을 지은 기억이 있다. 목 디스크로 심하게 고생하며 여러 가지 치료를 받았던 사례를 한번 보자.

필자에게 진료를 예약해 둔 상태에서 장문의 편지를 보낸 40대 중반의 주부가 있었다. 짧은 진료 시간에 병력을 다 전달하기 어려울 것 같아 미리 편지를 보낸다고 하였다. 내용을 보니 경제적인 어려움 속에 공부도 열심히 하고 남편을 도와 여러 가지 일 — 주로 고개를 숙이고 하는 작업들 — 을 하다가 목 디스크 파열 진단을 받았다고 한다 11.1 참조.

수술이 필요하다고 들었으나 수술 대신 시술을 받고 작업을 반으로 줄이면서 석 달 정도 지내다가 다시 파열되어 또 시술을 받았다고 한다. 현재 집에서 아침부터 스트레칭을 하고 물리치료, 도수치료, 마사지, 찜질, 개인용 저주파, 아쿠아로빅과 수영을 하고 있다. 통증 때문에 잠을 자기 어려워 세 가지 약을 먹는다.

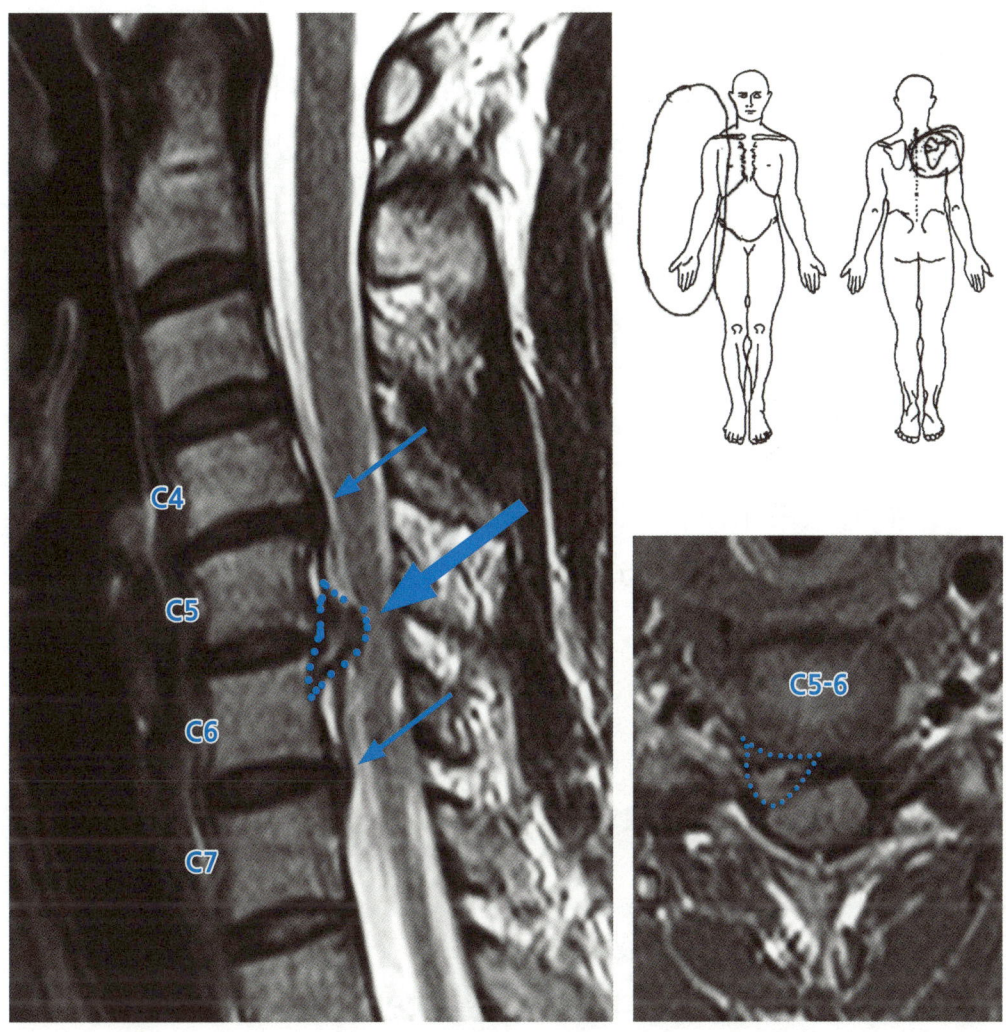

11.1 외래진료를 앞두고 장문의 편지를 보냈던 43세 여성의 MRI 영상과 통증 그림. 목 디스크 탈출로 2회의 시술, 물리치료, 도수치료, 약물치료, 스트레칭, 운동 등 시도해 보지 않은 치료가 없음에도 불구하고 여전히 심한 통증으로 일상생활에 큰 제약을 받고 있다. MRI 영상을 보면 목 디스크 탈출이 3개(화살표)이고 그중 5-6번 목 디스크(가장 큰 화살표)는 상당히 크게 탈출(점선 덩어리)되어 있다.

이런 치료에도 불구하고 1년째 집과 병원만 다니며 일을 전혀 하지 못한다. 외출도 어렵고 1시간 이상 앉아 있기 힘들며 고개를 숙이고 하는 작업은 불가능하다. 남편과 두 딸, 친정어머니께 너무 미안하다고 한다. 언제까지 이런 고통이 계속될 것인지, 나을 방법은 없는 것인지, 앞으로 어떻게 해야 하는 것인지 등의 질문으로 편지를 맺고 있다.

스트레칭, 물리치료, 도수치료, 마사지, 찜질, 개인용 저주파, 아쿠아로빅과 수영. 이토록 다양한 치료법이 존재하는 이유는 무엇이며 그렇게 많은 치료법이 있는데도 왜 해결이 되지 않는 것인가? 그것이 궁금하다.

수많은 비수술적 치료의 옥석을 가리기 힘든 이유

척추 통증 치료에 수많은 치료가 존재하는 이유는 아마도 **어떤 치료가 정말로 효과가 있는지를 확인할 방법이 신통치 않기 때문일 것이다.** 혈압이나 혈당 혹은 암 조직의 크기 등은 누가 보아도 수긍할 수밖에 없는 객관적인 측정이 가능하다. 그러나 통증은 아픈 사람의 주관적인 느낌이라 객관적인 측정이 쉽지 않다. "10점 만점에 몇 점 아프다."는 방식으로 통증을 계량화하는 방법이 널리 쓰이지만 측정 당시의 주관적인 상황이 얼마든지 개입할 수 있다. 당연히 동물실험도 어렵다. 쥐의 간에 암을 만든 다음 항암제를 투여한 후 암이 얼마나 줄어드는지는 정확히 측정할 수 있지만 쥐에게 목 디스크 탈출증을 만든 다음 특정 치료를 하여 통증이 얼마나 줄었는지 알아낼 방법이 마땅치 않다.

어떤 치료법이 임상적으로 효과가 있는지를 확인하는 최선의 방법은 이중 맹검(눈가림), 무작위 배정 대조군 임상 시험이다. 대조군 임상시험이란 진짜 치료를 받는 사람과 위약(placebo) 혹은 가짜(sham) 치료를 받는 사람들의 치료 효과를 비교하는 것이다. 무작위 배정이란 똑같은 병을 가진 사람들 중 누가 진짜 치료를 받고 누가 가짜 치료를 받을지를 아무런 규칙 없이, 속된 말로 '복불복'으로 배정하는 것이다. 복불복 배정을 위해 난수표가 주로 이용된다. 이중 맹검이란 치료를 받은 사람도, 치료 효과를 판정하는 사람도 누가 진짜 치료를 받았는지 가짜 치료를 받았는지 모르는 상태로 효과를 평가한다는 뜻이다. 치료 효과를 판별하는 데 주관적이거나 우연히 영향을 주는 요인을 최소화할 수 있는 참으로 엄정한 방법인 것이다.

문제는 척추통증 치료법에서는 이런 엄격한 임상시험이 발표된 것이 많지 않다는 것이다. 아마도 죽고 사는 문제가 아니라 **연구의 우선순위에서 떨어지고, 가짜 치료에 대한 맹검이 어렵고, 가짜 치료를 받아야 하는 대조군을 모집하기도 힘들며, 호전 여부를 정확히 측정하기 어려운 점 등** 여러 가지 이유가 있을 것이다.

따라서 많은 경우 대조군 없이 아픈 환자들에게 "특정한 치료를 했더니 통증이 좋아지더라."라는 단편적 결과에 의존하는 치료법들이 많다. 그러나 이런 결과에 의존하는 임상적 판단은 별로 의미가 없는 경우가 대부분이다. 왜냐하면 척추 통증은 **아무 효과가 없는 치료를 해도 호전되는 결과가 많다.** 그 이유는 바로 위약효과(placebo effect)와 자연경과 때문이다.

혹세무민하는 가짜 치료법들이 효과 보는 이유: 위약효과와 자연경과

위약효과란 가짜 약 혹은 가짜 치료를 받았는데도 긍정적인 치료 효과 혹은 상황에 따라 부정적인 부작용을 보이는 것이다. 1981년 캘리포니아대학교 샌프란시스코캠퍼스의 신경과 존 레빈(Jon D. Levine) 박사는 치과에서 어금니를 뽑은 사람들에게 무작위 배정 방식으로 마약성 진통제인 모르핀(진짜 약)이나 생리 식염수(위약)를 혈관 주사하였다.[9] **그러자 놀랍게도 생리식염수를 맞은 사람들 중 39퍼센트에서 통증 호전이 있었다.** 모르핀을 4밀리그램 맞은 사람 중 36퍼센트, 6밀리그램 맞은 사람 중에는 50퍼센트에서 호전이 있었다는 것을 감안하면 **맹물이 모르핀 5밀리그램 정도의 효과와 비슷했다고 볼 수 있다. 실로 큰 위약효과 아닌가?**

2008년 미국 듀크대학교의 행동경제학자인 댄 애리얼리(Dan Ariely) 교수는 더 재미있는 실험을 했다.[10] 진통제를 먹은 후 고통을 주는 전기 자극을 가하여 진통효과가 얼마나 좋은지 비교하는 실험이었다. 82명의 정상 성인을 반으로 나눠 한쪽 그룹에는 "2.5달러짜리 효과 좋은 최신 진통제" 라는 설명서를 보여 주며 약을 먹였고 다른 그룹에는 "10센트" 라는 약값만 표시된 설명서와 함께 똑같은 약을 먹였다. 비싼 약을 먹은 그룹에서는 85퍼센트에서, 싼 약을 먹은 그룹에서는 61퍼센트에서 진통효과를 보였다. **똑같은 밀가루 경단인데도 가격이 비싸니 위약효과조차 더 좋더라는 것이다.**

위약효과가 생기는 이유는 **약이나 치료에 대한 기대감 때문에 뇌 속의 내인성 통증조절장치가 가동되는 것이다.** 여러 가지 실험이 이것을 증명해 준다. **단지 심리적인 것만이 아니라 생물학적인 현상이라는 것이다.**

위약효과가 의미 없는 치료의 단기적인 통증의 호전을 설명한다면 자연경과는 장기적인 효과를 담당한다. 방사통과 디스크성 목 통증의 자연경과에 대해 설명했듯이 목 디스크 병은 자연경과로 좋아지는 병이다. 산길을 걷다가 넘어져 까진 무릎이 시간이 흐르면서 저절로 아물어 들어가는 것처럼 수백 시간 스마트폰을 보다가 찢어진 목 디스크도 시간의 흐름 속에 저절로 낫는다는 이야기다.

이처럼 강력한 위약효과와 자연경과 때문에 아무런 의미가 없는 치료를 해도 통증이 잘 해결이 된다. 그렇기 때문에 **수많은 헛된 치료법이 범람하고 있는 것이다.** 예를 들면, 심한 목 디스크 탈출증으로 고생하는 사람이 "목 디스크 물러가라."라고 쓰인 10만 원짜리 부적을 사서 방문에 붙여 놓기만 해도 통증이 좋아진다는 이야기다. 애리얼리 교수의 연구 결과에 따르면 100만 원짜리 부적이 더 좋은 효과를 보일 것이다.

가짜 치료법의 그 높은 자신감은 어디서 오나?

아무런 의미 없는 치료를 하면서도 자신의 치료법에 스스로 맹신을 하는 얼토당토않은 치료자들이 많다. 그 이유는 통증 환자와 치료자 사이에 존재하는 **"과장된 긍정적 되먹임 구조"** 때문이다. 특정한 치료를 받은 후 효과를 못 본 환자는 대부분의 경우 다른 병원이나 치료법을 찾아가게 된다. 그나마 다시 찾아오는 환자들은 어떤 이유(주로, 위약효과와 자연경과)로든 효과를 보았거나 아니면 앞으로 효과를 볼 것이라고 기대하는 사람들이다. **따라서 통증 치료자는 "당신의 치료로 효과를 보았소."라는 말을 들을 확률이 그 반대의 경우보다**

훨씬 높다. 그 결과 스스로가 시행하는 의미 없는 치료를 과도하게 맹신하게 된다.

이처럼 통증에 대한 강한 위약효과, 저절로 호전되는 척추통증의 자연경과, 치료자에 대한 과장된 긍정적 되먹임이 맞물려 돌아가면서 어이없는 치료들이 아주 비싼 가격에 시행되고 있는 상황이다.

"위약효과건 자연경과이건 병이 낫기만 하면 되지 않나? 왜 불만이야?"라고 주장하는 가짜 치료법의 치료자들이 있을 것이다. 필자는 두 가지 이유로 불만이다.

첫째, 가짜 치료에 매달려서 너무도 간단하고 쉽게 치료할 수 있는 목 디스크 병을 더 악화시키는 경우가 대단히 흔하기 때문이다. 목 디스크에 나쁜 자세, 운동, 동작을 피하고 목 디스크를 건강하게 하는 좋은 자세, 운동, 동작만 지속하면 금방 나을 수 있는데 **가짜 치료를 받느라 그 기회를 놓치고 때로는 더 악화시키는 상황이 너무 많다. 치료 과정에서 나쁜 자세, 운동, 동작을 시키는 경우도 허다하다.**

둘째는 가짜 치료를 하면서 턱없이 높은 치료비를 받는다는 것이다. 상기 애리얼리 교수의 연구 결과처럼 가격이 비싼 위약이 더 효과가 있기 때문에 가짜 치료의 치료비가 당치도 않게 비싼 것을 자주 본다. 문제는 **그 비싼 치료를 받는 사람들이 대부분 사회적 약자라 정확한 의학정보를 주변에서 쉽게 얻을 수 없는 사람들이라는 것이다.** 이런 분들은 대부분

경제적으로도 궁핍하다. 즉, 사회적, 경제적으로 어려운 환자들이 가짜 치료의 높은 치료비를 부담하다가 목 디스크의 고통과 경제적 곤란의 이중고를 겪게 되는 상황을 자주 목격한다.

간단한 목 운동, 손쉬운 자세 변경만으로 해결될 문제인데 어려운 살림에도 가짜 치료를 받느라 몇 백만 원, 몇 천만 원씩 쓰는 분들 보면 안쓰럽기 짝이 없다. 이 책을 펴내는 중요한 이유다.

그런데 이상하네, 나는 왜 자연경과로 낫지 않는 것인가?

곰곰이 생각하니 좀 이상하다. 밀가루 경단만 먹어도 통증이 좋아지고 시간이 지나면 자연경과로 저절로 낫는 것이 척추 통증이라고 했는데 몇 년 동안 고생하는 사람들은 도대체 무슨 이유 때문인가? 장문의 편지를 쓴 주부는 수많은 치료를 받으면서 1년이 지나도 해결이 안 되고 있는데? 앞뒤가 맞지 않는다.

그 이유는 이러하다. 디스크 손상이나 탈출은 자연경과로 시간이 지나면서 저절로 낫지만 그 기간이 매우 길다. 2014년에 발표된 연구에 따르면 **심한 통증을 일으키는 목 디스크 탈출증은 초기 4~6개월 동안에는 상당히 빨리 회복되**

지만 완전히 낫는 데는 24∼36개월이 걸린다고 한다.[70] 운이 없으면 3년 가까이 통증으로 고통 받을 수 있다는 것이다. 그만큼 디스크 속 세포들의 신진대사가 느려 찢어진 상처가 아무는 데 오랜 시간이 걸린다는 뜻이다.

아물어 가는 시간이 길다 보니 그 과정에 다시 손상되는 일이 흔하다. 특별한 상황이 아니라 일상생활 중에 혹은 치료를 받는 과정에서 **다시 손상을 받는 것이 문제이다. 손상을 받으면 금방 더 아프게 되는 것이 아니라 몇 시간 후, 혹은 다음 날 아침이 되어서야 아픈 것을 느끼게 되므로 손상 받을 행동을 무심코 계속하게 되는 것이다.**

이해를 돕기 위해 '까진 정강이'를 예로 들어 보자. 까진 정강이가 낫는 데 2년 정도 걸리고 그 과정에서 무릎을 구부려 양반다리로 앉으면 상처가 덧나게 되는데, 그 통증은 다음 날 아침에 느끼게 된다고 가정해 보자. 게다가 양반다리가 해로운지 모르거나 아니면 상처를 낫게 하는 행동이라고 잘못 알고 있다면 어떻게 될까? **상처를 덧나게 하는 행동을 끝없이 반복하면서 그 고통에 몸부림을 치게 될 것이다. 더 큰 문제는 상처를 치료한답시고 딱지를 막 떼어 내 회복을 더디게 하는 경우도 많다는 것이다. 상처를 덧나지 않게 조심하면서 기다리기만 하면 잘 나을 텐데!** 너무나 어이없는 상황 아닌가? 현재 목 디스크 손상과 탈출증으로 오랫동안 고생하는 분들이 바로 이런 상황에서 고통을 겪고 있는 것이다. 참으로 안

타까운 현실이다. 다양한 비수술적 척추치료에 대해 한번 훑어볼 필요가 있다.

비수술적 목 디스크 치료법을 다시 본다 1: 약

목 디스크 병에 사용되는 약물치료는 크게 소염제와 진통제로 나눌 수 있다. 보통은 먹는 약이 대부분인데 통증이 아주 심하면 근육주사(주로 엉덩이 근육에 주사한다)나 정맥주사로 쓰기도 한다.

소염제는 스테로이드와 비스테로이드로 나뉜다. 염증을 줄이는 효과 면에서는 **스테로이드 소염제**가 훨씬 강력하나 부작용도 더 많다. 스테로이드 소염제는 우리 몸의 각 조직과 세포에 골고루 영향을 미치는 부신피질 호르몬과 동일한 작용을 하므로 과도한 양을 사용했을 때 우리 몸에 미치는 부작용도 매우 다양하다. 가볍게는 여드름이 생기거나 얼굴이 붓는 정도이지만 근력 약화, 골다공증, 혈당상승, 불면, 속쓰림, 백내장이나 녹내장, 고혈압, 체중증가, 면역기능 약화 등등 더 심각한 부작용이 나타나기도 한다. 그렇지만 **강력한 소염 효과가 필요한 경우 반드시 사용해야만 하는 약제이다.** 참고로 1950년 노벨 생리학상은 부신피질 호르몬의 구조와 생물학적 효과를 밝힌 세 사람의 과학자에게 돌아갔는데 그들이 찾아낸 부신피질 호르몬 중 가장 중요한 성분이 코르티코스테로이드(corticosteroid)이며[11] 이것이 바로 스테로이드 소염제이다. **코르티코스테로이드는 세계 보건 기구(WHO)에서 발표하는 인류의 건강을 위해 반드시 필요한 약품 리스트에도 올라 있는 명약(名藥)이다.** 따라서 부작용을 잘 알고 부작용이 생기지 않거나 조절할 수 있는 범위 내에서, 꼭 필요할 때만 사용해야 하는 약이다. **반드시 전문가의 처방에 따라 투여되어야 한다.**

비스테로이드 소염제는 위에서 설명한 스테로이드 소염제의 여러 가지 부작용이 없는 장점이 있으나, 염증을 줄이는 힘은 스테로이드에 비하면 약하다. 또 장기간 복용하면 위장관 출혈, 심장혈관 질환 등 부작용이 생길 수 있다. 따라서 병의 상황을 잘 확인하여 **염증이 해소되면 투약을 중단하는 것이 중요하다.** 스테로이드든 비스테로이드든 소염제는 염증을 줄이기 위해 사용해야 하고 더 이상 소염 치료를 할 필요가 없을 때는 반드시 중지해야 한다.

진통제는 마약성과 비마약성으로 나뉘고 후자는 여러 계통의 약물이 있다. 소염제는 염증을 줄여 통증의 근본적인 원인을 제거하지만 진통제는 근본적인 해결과는 상관이 없고, 당장의 통증을 줄이기 위해서 사용한다. **목 디스크 병에 진통제를 사용하는 것은 자연경과를 기다리는 동안 통증을 감소시켜 일상생활을 가능케 하고 적절한 자세유지를 할 수 있도**

록 하기 위해서다. 목 디스크가 더 이상 손상되지 않도록 좋은 자세, 운동, 동작을 잘 유지해야만 진통제를 사용하는 의미가 있다는 뜻이다. 당연히 통증 호전과 더불어 **적절한 시기에 중단하는 것이 좋겠다.**

아무리 안전한 약이라도 어느 정도의 부작용은 동반하기 마련이다. 약물치료는 **약의 효과와 부작용을 정확히 알고 약효로 얻을 수 있는 이득이 잠재적인 부작용보다 훨씬 클 때 사용해야 한다. 정확한 목적의식을 가지고 약을 써야 하며 목적이 달성되었을 때 약을 끊는 것이 중요하다.**

비수술적 목 디스크 치료법을 다시 본다 2: 물리치료

물리치료의 방법으로는 단순한 찜질부터 초음파, 극초단파 같은 열 발생 치료기도 있고 저주파 치료기와 같이 전기 자극기도 있다. 대부분의 경우 치료를 받는 동안 그리고 치료 후 몇 시간 동안 통증을 줄여 준다. 약물치료 중 진통제와 같은 역할을 한다고 보면 된다. 약물에 비해 부작용이 거의 없기 때문에 널리 사용되고 있다.

머리를 잡아 당겨 목을 늘리는 견인 치료는 이론상 디스크 탈출을 기계적으로 치료하는 방법이다. 견인을 통해 탈출된 디스크 속에 음압(陰壓)을 발생시켜 탈출된 부분이 다시 원위치로 빨려 들어가도록 하는 원리다. 그러나 그 효과를 확인하기 위한 엄격한 임상시험이 보고된 것이 거의 없다. 아마도 대조군에 사용할 가짜 치료를 만들기 어렵기 때문일 것이다. 어느 정도 치료 효과를 볼 수 있으나 **때로 견인 자체로 통증이 심해지는 경우가 있다. 이때는 중지하는 것이 좋다.**

물리치료도 약물치료와 마찬가지로 손상된 목 디스크를 더 이상 손상시키지 않도록 노력하는 것이 전제되어야만 치료 효과를 볼 수 있다. **결국은 찢어진 디스크가 아물어야 회복되는 것이다. 아물어 가는 디스크를 반복적으로 손상시키는 나쁜 자세, 운동, 동작을 계속하면 물리치료를 백날 받아도 회복은 기대할 수 없다.**

비수술적 목 디스크 치료법을 다시 본다 3: 시술

수술이 겁나 시술을 받았다는 분들을 많이 만난다. 시술이 수술에 비하면 부담이 적지만 먹는 약이나 주사에 비해서는 단순하지 않다. 판단에 좀 더 세심한 주의가 필요하다는 뜻이다.

경막외 스테로이드 주사는 디스크 탈출로 염증이 생긴 신경뿌리에 스테로이드를 묻혀 염증을 줄이는 역할을 한다 **11.2 위 참조**. 신경 블록, 신경 차단술로 불리기도 하나 이 치료가 '신경을 마취시키는 효과'를 준다고 믿었던 과거에 잘못 붙여진 이름이다. 디스크 탈출로 인한 방사통은 신경뿌리, **특히 배측신경절에 생긴 심한 염증 때문에 발생하는 것이므로 배측신경절의 염증을 줄이는 것은 병에 대한 근본적인 치료에 가깝다. 2~3개월 동안에는 현저한 통증 호전을 볼 수 있다. 약효가 떨어지는 2~3개월 후 다시 염증이 증가하면 재시술을 할 수 있다.** 허리에 비해 목 신경뿌리에 대한 스테로이드 주사는 아주 드물지만 심각한 부작용이 초래될 가능성이 있기 때문에 정밀한 기술이 필요하다. 신경뿌리에 주사한 스테로이드도 체내에 흡수되어 스테로이드 부작용을 일으킬 수 있다. 너무 잦은 주사 처방은 피해야 한다. 그리고 주사를 할지 말지는 전문가의 판단에 맡기는 것이 좋다 『백년허리 진단편』 120쪽, '신경뿌리 스테로이드 주사, 질문과 대답(FAQ)' 참조.

후관절 스테로이드 주사는 후관절의 활액막에 염증이 있을 때 효과가 있다 11.2 왼쪽 아래 참조. 그러나 1950년대에 머피 박사와 1990년대 커슬리치 박사가 국소마취만으로 척추 수술을 하면서 척추의 여러 부분을 건드려 통증이 생기는 것을 본 연구 1권 진단편 170쪽 '디스크성 통증: 디스크가 찢어지니 아프네' 참조에 따르면 후관절에는 웬만큼 자극을 가해도 통증이 별로 느껴지지 않았다. 또 후관절은 디스크가 무너지면서 그 결과로 손상이 된다. 척추에 걸리는 부하의 80퍼센트 이상을 담당하는 디스크가 무너지기 때문에 후관절이 덩달아 손상되는 것이다. 따라

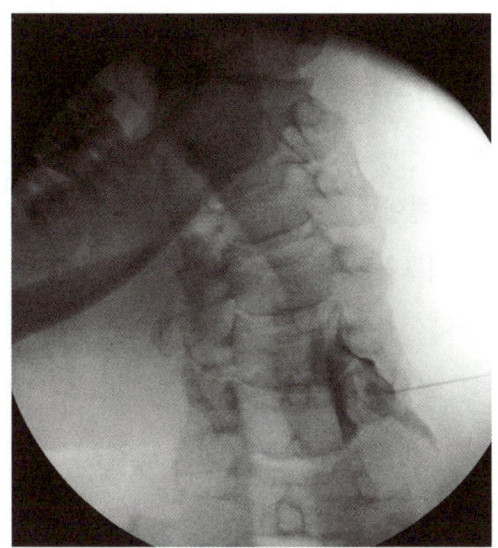
경추간공 경막외 스테로이드 주사

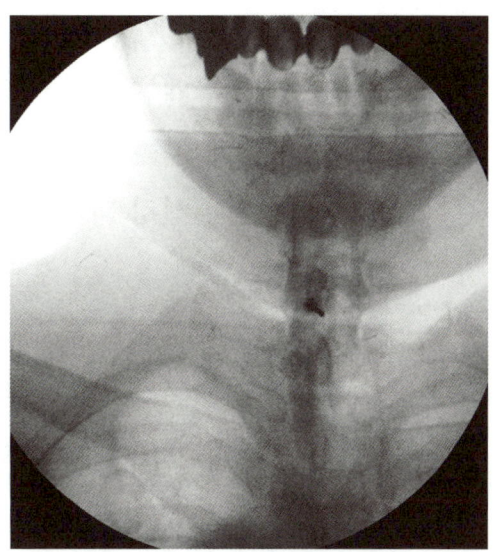
판간 경막외 스테로이드 주사

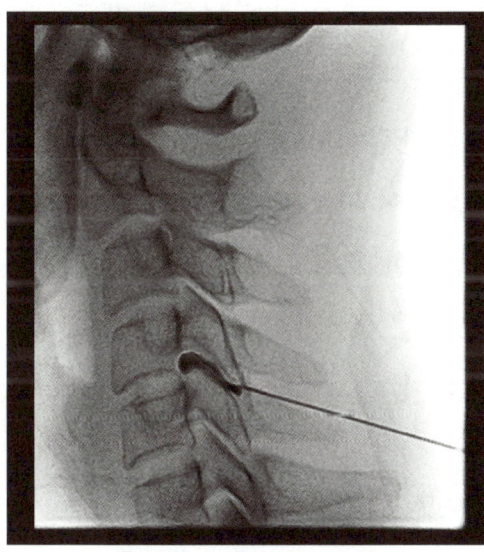
후관절 스테로이드 주사

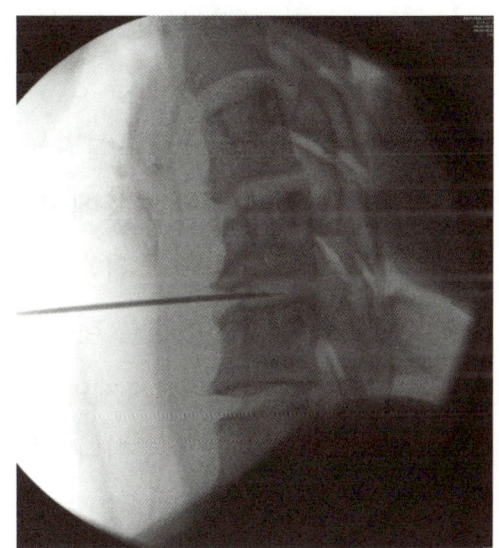
수핵 성형술 혹은 수핵 감압술

11.2 목 디스크에 시행되는 다양한 시술들. 경추 시술을 하기 전에 해당 시술이 자신에게 꼭 필요한 것인지, 해로울 가능성은 없는지를 반드시 확인하는 것이 좋겠다. 이를 위해 경추 시술과 관련된 본문을 꼼꼼히 읽어 보기 바란다.

서 **후관절 치료에 집중하기보다는 디스크에 대한 치료가 우선되어야 한다.**

내측 분지 신경 파괴술은 후관절에서 유래되는 통증을 장기적으로 없애기 위해 후관절에서 나오는 감각 신경(내측 분지 신경)을 고주파로 태워 파괴하는 시술이다. 후관절 스테로이드 주사나 국소마취제 주사로 일시적인 효과를 보는 경우에 시도한다. 척추 해부학의 대가인 호주 뉴캐슬대학교의 니콜라이 보그덕 교수가 강력한 옹호자이다. 그러나 필자는 이 시술에 대해 반대 입장이다. 두 가지 이유 때문이다.

첫째, 내측 분지 신경을 고주파로 태워 버리면 척추를 잡아주는 가장 중심되는 근육인 다열근으로 가는 운동 신경도 같이 파괴된다. 앞서 설명했듯이 **후관절에서 유래되는 통증이 디스크로 인한 통증에 비해 중요성이 매우 떨어지는데 후관절 통증을 없애기 위해 척추의 중요한 호위 무사인 척추 다열근으로 가는 신경을 태워 없애는 것은 옳지 않다고 본다.**

둘째, 후관절 자체에서 나오는 통증도 우리 몸을 지키기 위한 중요한 신호이다. 후관절이 손상되어 통증이 오면 손상된 후관절이 잘 아물어 회복되도록 해야지 관절에서 나오는 통증 신호만 차단한다는 것은 옳지 않다. 배고파 우는 아이한테 먹을 것은 주지 않고 입을 틀어막는 것과 똑같은 행위이다. 마침 2016년 네덜란드 브라피스(Bravis) 병원의 마취과 의사 판 틸뷔르흐(CornelisW. J. van Tilburg) 박사가 수행한 매우 잘 설계된 이중 맹검 무작위 배정 대조군 임상시험에서 가짜 시술에 비해 큰 차이가 없다는 결과가 보고되었다.[12]

수핵 성형술 혹은 수핵 감압술이라는 시술은 디스크 내부에 바늘 혹은 카테터를 넣어 전류나 고주파 등의 에너지를 이용해 디스크 내부를 태우거나 깎아 내는 시술이다 11.2 오른쪽 아래 참조. 찢어진 디스크 내부의 통증을 전달하는 신경을 열로 태워 통증을 치료한다는 가설에 근거한 것이었다. 또 디스크 내부의 상처가 줄어들면서 탈출된 부위도 작아질 것이라고 믿었다. 1990년대에 처음 나왔을 때는 척추통증 치료의 새로운 희망이라고 느낄 만큼 엄청나게 각광을 받았고 성급하게 임상에 적용되어 많은 환자들이 시술을 받았다. 그러나 막상 동물실험과 임상시험을 해 봤더니 결과가 참담했다.

양 디스크의 후방 섬유륜에 칼로 상처를 낸 다음 수핵 성형술을 시행했더니 통증의 원인이 되는 신경 조직은 파괴하지 못하고 오히려 섬유륜과 수핵에 괴사만 일으키더라는 동물실험 결과[13]가 보고되었다. 이후 시행된 임상시험에서도 비슷한 결과를 보였다. 치료받은 사람 중 40퍼센트만 호전되었다는 보고[14]도 있었고 가짜 치료보다 오히려 효과가 더 나쁘더라는 임상시험 결과[15]도 나왔다. 이러한 이유로 미국의 국가 의료 보험 기구인 CMS(Centers for Medicare & Medicaid Services)에서는 이 시술을 인정하지 않는다.[16]

필자는 『백년허리 진단편』 152쪽, '캐러기 박사와 75

명의 용감한 피험자들'에서 "디스크에 가느다란 바늘을 찌르기만 해도 10년이 지나면 퇴행도 심해지고 탈출도 더 생긴다."라는 유진 캐러기(Eugene Carragee) 박사의 연구 결과를 소개한 바 있다. 이를 고려한다면 **디스크 안에 카테터를 넣는 시술은 피하는 것이 좋겠다.**

약 먹기 좋은 날, 주사 맞기 좋은 날

약이나 주사 없이 목 디스크 증상이 잘 해결되면 가장 좋지만, 때로는 약이나 주사의 도움이 필요할 때가 있다. 통증이 너무 심하여 일상생활을 하기 어렵거나, 아프지만 생업(生業)을 지속해야 하거나, 당장 눈 앞에 닥친 중요한 일정을 제대로 소화하기 위해 통증을 다스려야 하는 경우 등등 진통제의 힘을 빌려야 할 때가 드물지 않다.

목 디스크를 치료하는 관점에서 본다면, **찢어진 목 디스크를 치유하기 위해 신전동작이나 척추위생을 할 때 통증이 너무 심해지는 경우에는 반드시 약이나 주사로 통증을 줄이는 것이 좋다.** 약이나 주사의 효과로 신전동작과 척추위생을 더 잘 수행할 수 있어 목 디스크의 장기적인 건강에 도움이 되기 때문이다.

이때 신전동작과 척추위생, 즉 **경추 신전을 방해하는 통**

증이 방사통인지 아니면 디스크성 통증이나 연관통인지를 구분하는 것이 대단히 중요하다. **방사통이 경추 신전을 방해한다면 적극적인 소염 치료가 필수적이다.** 소염제(=소염진통제)를 지속적으로 복용하여 경추 신전 때 방사통이 악화되지 않도록 해야 한다. 소염제로 해결이 안되면 담당 전문의와 상의하여 앞서 설명한 경막외 스테로이드 주사를 맞는 것이 필요할 수 있다.

경추 신전을 할 때 방사통이 아닌 디스크성 통증이나 연관통이 생긴다면 소염 치료가 반드시 필요한 것은 아니다. 디스크성 통증과 연관통이 생기는 이유는 수핵에 의해 섬유륜이 찢어지고 수핵 세포가 괴사되면서 흘러나온 염증 물질이 찢어진 섬유륜의 상처에 묻어 염증을 일으키기 때문이다. **그런데 이 섬유륜 상처의 염증이야말로 앞으로 상처를 치유하는 흉터가 만들어질 원료가 된다. 즉 디스크성 통증을 일으키는 섬유륜 상처의 염증은 상처를 다시 붙이는 강력한 접착제 역할을 하기 때문에 원칙적으로는 디스크성 통증이 있을 때는 소염제로 염증을 줄일 필요가 없다는 뜻이다.**

방사통이나 디스크성 통증이나 모두 '**괴사되는 수핵 세포의 세포막에서 유래되는 염증 물질 때문에 생기는 통증**'이다. 그러나 염증이 생기는 부위가 달라 이에 대한 대책이 완전히 달라지는 것이다. 방사통은 배측신경절에, 디스크성 통증은 찢어진 섬유륜에 염증이 생기는 것으로 전자는 디스크 손상이 심하다는 것을 알려주는 경보의 기능을 가지고 후자는 경보의 기능도 있지만 손상된 상처를 치유하는데 도움이 되는 염증이기 때문이다.

따라서 목 디스크 증상이 있을 때 방사통과 디스크성 통증을 구분하는 것은 기본 중의 기본이다. 『백년목 진단편』에서 가장 중요한 내용이다. 자신의 통증이 방사통인지 디스크성 통증인지 구분하지 못 하면 『백년목 진단편』을 3회 더 정독하는 것이 좋겠다.

방사통과 디스크성 통증에 대한 비교는 『백년허리 진단편』 132쪽의 표에 잘 정리되어 있다. 이번에는 그림 **11.4 참조**으로 정리한다. 꼼꼼히 챙겨 보면 큰 도움이 될 것이다.

비수술적 치료의 분류

몇 가지 대표적인 비수술적 치료에 대해 설명했으나 실제로 시행되고 있는 치료 방법의 종류는 수십 가지가 넘는다. 그 중에는 듣도 보도 못한 치료들도 많다. 치료의 기전도 설명이 안 되는 치료들이 버젓이 시행되고 있는 한심한 경우도 드물지 않게 본다. 그 치료들에 대해 일일이 설명할 수가 없어 일단 크게 네 가지 범주로 나눌 수 있다는 것만 밝힌다. **도움이 되는 치료, 도움이 되지만 부작용도 있는 치료, 도움도 안 되**

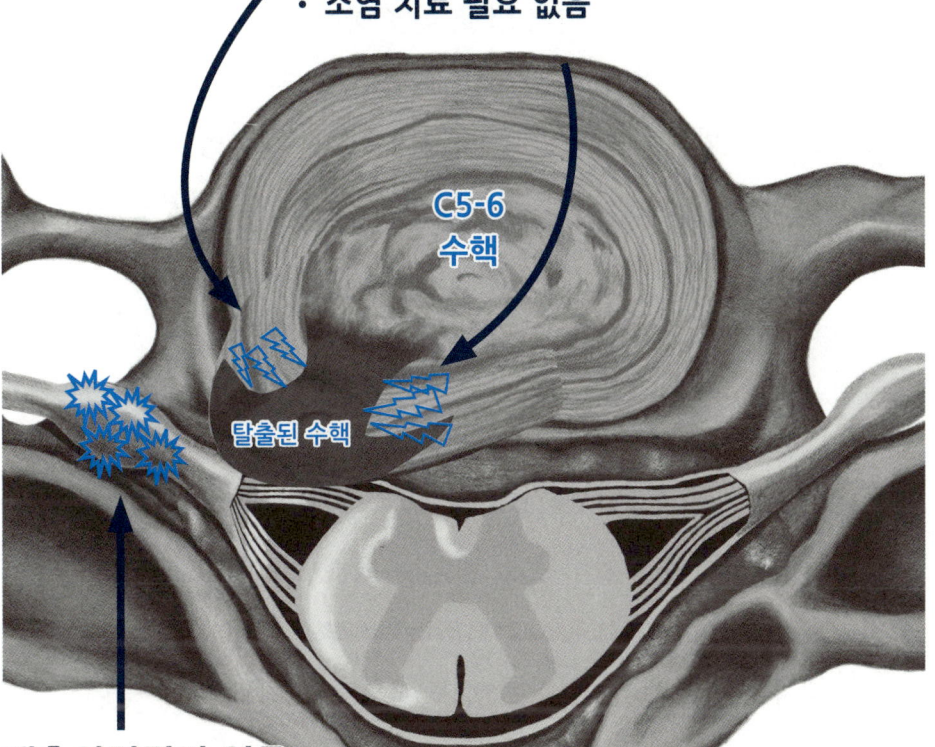

11.3 그림으로 비교하는 방사통과 디스크성 통증. 1권 진단편 268쪽의 MRI 영상을 도해로 그린 것이다. 269쪽의 통증 그림과 비교해서 보면 더 도움이 될 것이다.

고 부작용도 별로 없는 치료, 도움도 안 되고 오히려 몸에 해로운 치료가 그것이다. 목 디스크로 고생하는 분들은 제각기 받는 치료가 어떤 치료인지 알고 싶은 마음이 굴뚝 같겠지만 차후에 오프라인 강좌 등에서 논할 기회가 있을 것이다.

390쪽 "밤하늘의 별처럼 많은 비수술적 치료법"에 나왔던, 온갖 치료를 받아도 낫지 않았던 40대 중반의 주부는 어떻게 되었을까?

진료 초기에 경막외 스테로이드 주사를 두 번 맞고 신전 동작과 척추위생을 10개월 정도 유지하면서 통증이 50퍼센트 정도 줄어 진통제를 먹는 횟수도 줄고 일상생활이 어느 정도 가능하게 되었다. 이후 특별한 치료 없이 척추위생만으로 팔이 저린 방사통은 없어졌고, 탈출된 디스크도 줄고, 경추전만 곡선까지 생긴 것으로 확인되었다**11.4 참조**.

세상에 난무하는 온갖 방법으로 치료를 해도 낫지 않던 목 디스크 통증이 적절한 염증 치료와 척추위생만으로 호전되었던 수 많은 증례 중 하나였다.

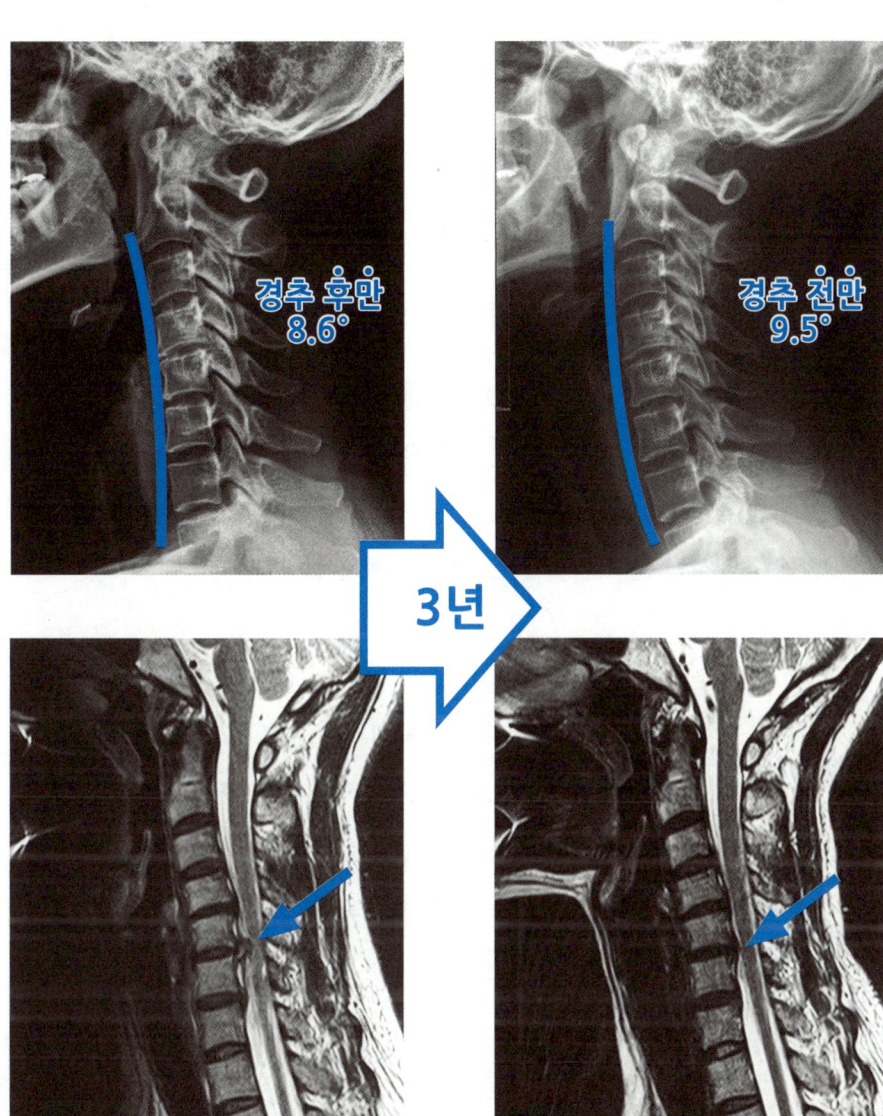

11.4 별처럼 많은 치료를 받아도 낫지 않았던 40대 중반의 주부가 필자의 진료 때 가져왔던 외부 병원의 단순 방사선 사진(왼쪽)과 초기 염증 치료와 이후 지속적인 척추위생으로 호전된 후 3년 만에 찍은 사진(오른쪽). 후만(앞으로 구부러짐)되었던 경추가 전만을 회복하여 경추 곡선이 확연히 좋아진 것을 볼 수 있다. 아래의 MRI 영상을 보면 5-6번 목 디스크에서 탈출된 수핵 덩어리(화살표)도 거의 없어진 것을 볼 수 있다.

요점 정리

1   목 디스크를 치료한다고 주장하는 비수술적 치료법은 밤하늘의 별처럼 많다.

2   그 많은 치료 중 치료 효과가 하나도 없는 가짜 치료도 많다. 가짜 치료를 해도 위약효과와 자연경과로 목 디스크 통증이 좋아진다. 가짜 치료에 현혹되어 스스로 목 디스크를 잘 관리할 기회를 잃거나, 없는 살림에 경제적인 큰 부담을 지는 것은 잘못된 일이다.

3   가짜 치료로 시간과 돈을 낭비하지 말고 나쁜 운동, 자세, 동작을 최소화하고 좋은 운동, 자세, 동작을 통해 찢어진 목 디스크를 붙이는 것이 가장 좋은 치료법이다. 이것을 '척추위생'이라고 한다.

4   약물치료, 물리치료, 시술 등은 척추위생을 잘 지켜 디스크를 아물게 해야만 의미 있는 치료가 된다.

5   약물치료는 치료 효과와 부작용을 잘 저울질해야 하며 정확한 목표를 가지고 사용해야 한다. 또, 소기의 투약 목적이 달성되고 나면 적절한 시기에 끊는 것이 중요하다.

6   경추에 대한 시술은 간단하지 않다. 시술을 결정하기 전 자신의 상태에 반드시 필요한 시술인지를 확인해야 한다.

7   수많은 비수술적 치료를 '도움이 되는 치료, 도움이 되지만 부작용도 있는 치료, 도움도 안 되고 부작용도 별로 없는 치료, 도움도 안 되고 오히려 몸에 해로운 치료'의 네 가지 범주로 잘 나눠서 접근해야 한다.

12장
목 디스크 상처를 치유하는 가장 확실한 방법

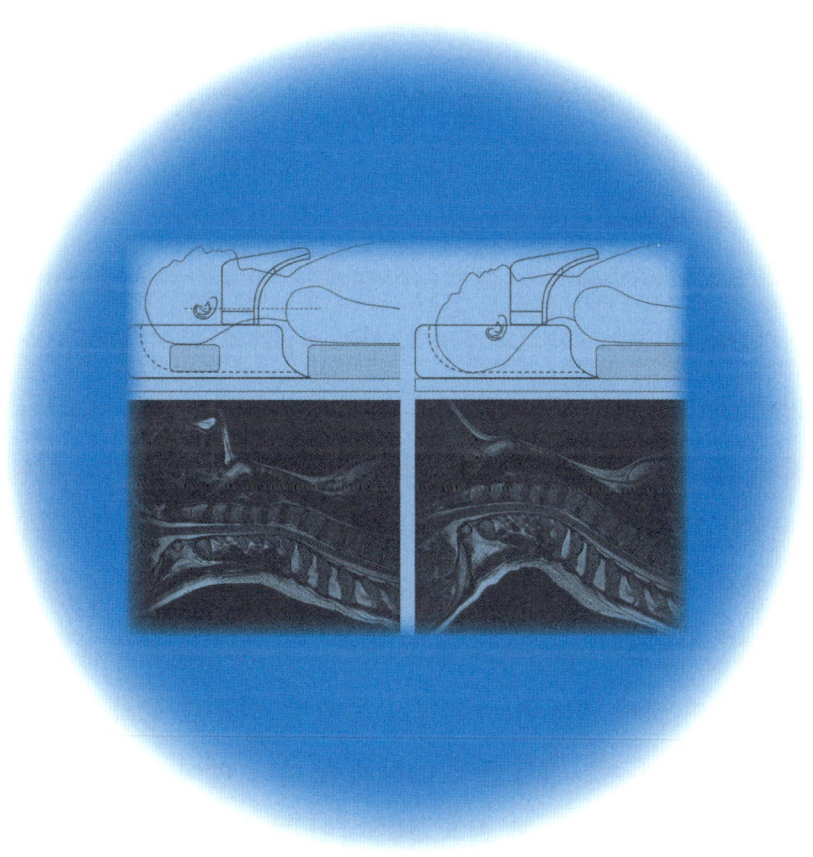

헉, 목 디스크라고요?

몇 달 혹은 몇 년 동안 어깻죽지가 뭉쳐서 고생하다가 급기야 병원을 찾는 분들께 "목 디스크에 문제가 생긴 것 같습니다."라고 말을 하는 순간 대부분의 경우 눈빛이 약간 흔들린다.

'목 디스크라면 몇 십만 원짜리 MRI를 찍어야 하는 거 아니야?', '헉, 수술을 해야 한다는 말인가?'

말은 하지 않아도 이런 마음의 소리가 들린다. 목 디스크 증상이 있으면 무조건 MRI를 찍고 수술을 해야만 하는 것일까? 다른 방법은 없을까?

1권 진단편에서 캘리포니아대학교 샌프란시스코캠퍼스 의대 테레시 교수가 "건강한 사람도 MRI를 찍어 보면 젊은 사람은 20퍼센트, 64세가 넘으면 57퍼센트에서 목 디스크 탈출이 있다."라고 보고한 연구를 소개했다 1권 진단편 302쪽. 그런데 테레시 교수는 그 연구의 피험자들이 과거에 목 디스크 통증을 앓은 적이 있는지 없는지에 대한 여부는 확인하지 않았다.

1998년 게이오의과대학의 마쓰모토 모리오 교수는 과거에 통증이 전혀 없었던 사람들의 현재 목 디스크 상황을 MRI로 확인한 연구를 발표했다.[17] **현재 목이나 팔이 전혀 아프지 않고 과거에도 아픈 적 없는 497명의 정상인 남녀를 대상으**

로 MRI 촬영을 해서 디스크 손상(디스크 내부 손상과 탈출증을 포함)을 확인했더니 20대는 남성 17퍼센트, 여성 12퍼센트에서 이상 소견을 보였고 60대 이상의 경우에는 남녀 각각 86퍼센트, 89퍼센트에서 이상 소견을 보였다. 정상적인 디스크만 가진 정상인이 오히려 드물었다는 결과다. 주목할 것은 검사를 받은 사람들이 평생 목 디스크 증상을 한번도 겪지 않은 사람들이었다는 것이다.

이런 결과는 무엇을 의미하는 것일까? 디스크가 손상되고 탈출되어도 아프지 않은 경우가 대부분이라는 뜻이다. 혹은 기억조차 하지 못할 정도로 대수롭지 않게 아팠다가 저절로 좋아진다는 뜻이다. 마쓰모토 교수도 논문에 "목 디스크 증상의 과거 병력이 없는 사람들만 포함했으나 일시적으로 조금 아팠던 것을 잊어버린 사람들까지 제외하는 것은 불가능했다."라고 명시하고 있다. 사람들이 아플 때마다 태블릿 PC에 기록해 두거나 스마트폰으로 음성녹음을 했더라면 좋았을 텐데 말이다. 아무튼 이 연구 결과는 **디스크의 손상과 탈출은 나이가 들면서 누구나 겪는 일이고 그 과정에서 통증이 생길 수도 있으나 시간이 지나면 저절로 낫는 경우가 매우 흔하다는 것을 알려 준다.**

자신이 겪고 있는 증상이 목 디스크 손상 때문이라는 것, 그리고 어느 정도 시간이 지나면 자연경과로 저절로 낫게 된다는 것을 아는 것이 중요하다. 따라서 정상인들도 비정상으로 나오는 MRI를 바로 찍을 필요는 없고 당연히 수술도 성급하게 결정할 필요는 없다는 뜻이다. 그런데 "어차피 저절로 낫는 병이라면 꼭 목 디스크 병이라는 무시무시한 진단을 붙일 필요가 없지 않는가?" 하고 반문하는 독자들이 있을 것이다. 그렇지 않다. 이유는 **목 디스크 손상 때문이라는 것을 알아야만 빨리 낫고 다시 재발하는 것을 막는 방법을 스스로 강구할 수 있기 때문이다.** 어떤 방법이 있을까? 다음의 실제 증례를 보자.

좋은 동작만으로 해결된 심한 방사통

50세 남성이 1년 전부터 목 통증이 오른쪽 어깨를 거쳐 위팔까지 뻗쳐 내려가고 엄지손가락까지 저린 증상으로 월요일 오전 진료실을 찾았다. 저리고 뻐근하고 쑤셔서 잠을 못 이룰 정도로 아프다고 한다. MRI를 보니 경추전만이 완전히 소실되어 심한 일자목이다**12.1 참조**. 일자목이 지나쳐 뒤로 젖혀져야 할 목이 약간 앞으로 굽어 있다. 경추전만 상태가 망가져 경추후만 상태가 되어 있는 것이다.

    6-7번 목 디스크가 오른쪽 신경뿌리 쪽으로 험악하게 탈출되어 있고 5-6번 목 디스크에도 탈출이 보인다. 제발 통증을 해결해서 잠이라도 좀 자게 해 달라고 한다. MRI상 디스

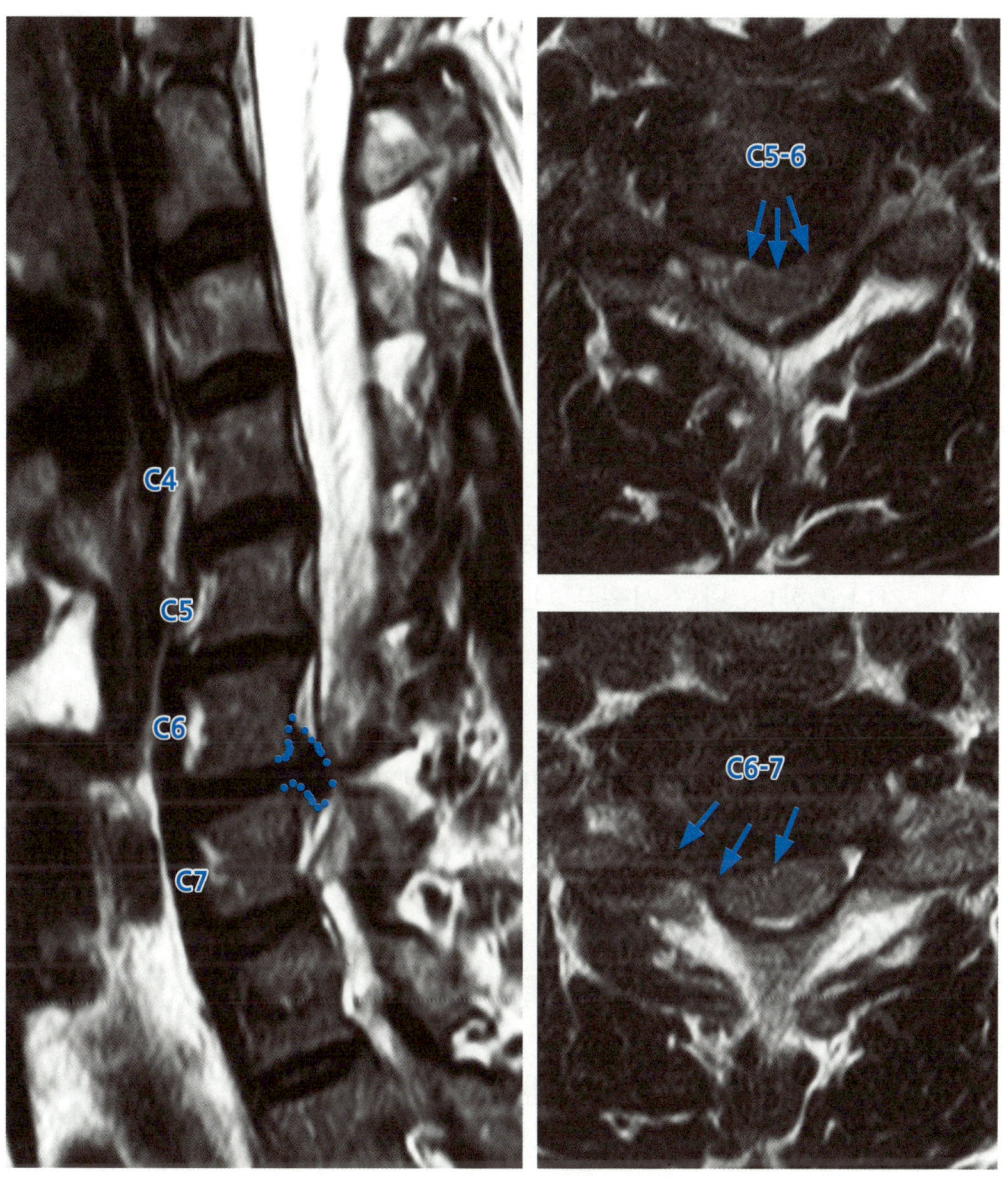

12.1 6-7 목 디스크가 오른쪽 신경뿌리 쪽으로 험악하게 탈출(점선)된 50세 남성. 목뼈 전체가 앞으로 굽어져 있어 후만 상태이다. 445쪽 **12.9**의 왼쪽에 실린 이 환자의 엑스선 사진을 보면 심한 일자목인 것을 확인할 수 있다.

크 탈출도 심하고 통증도 예사롭지 않아 경막외 스테로이드 주사를 맞기로 일정을 잡았다. 단서를 하나 달아 둔다.

"목 디스크에 좋은 동작을 하나 가르쳐 줄 테니 금요일 시술 때까지 열심히 하세요. 혹시 좋은 동작만으로 통증이 좋아지면 주사 안 맞아도 됩니다."

금요일 시술실에 들어오는 표정이 좀 달라 보인다. 가르쳐 준 동작만 자주 했는데 통증이 많이 좋아지고 잠도 편히 잔다고 한다. 당연 시술은 취소다.

밤에 잠을 못 자서 경막외 스테로이드 주사를 맞아야 할 만큼 아픈 디스크 탈출증이 며칠간의 좋은 동작만을 반복하여 저절로 나았던 경우다. 어떻게 이런 일이 생길까?

신전동작의 원리

잠을 못 잘 정도로 심한 방사통을 며칠 만에 해결했던 동작은 바로 **신전동작**이었다. 기본적인 방법은 **허리를 꼿꼿이 하고, 양쪽 견갑골을 가운데로 모아 가슴을 활짝 연 다음, 턱을 치켜들면서 목을 뒤로 젖히는 것이다**^{12.2 참조}.

신전동작을 처음 고안한 로빈 맥켄지(Robin McKenzie)

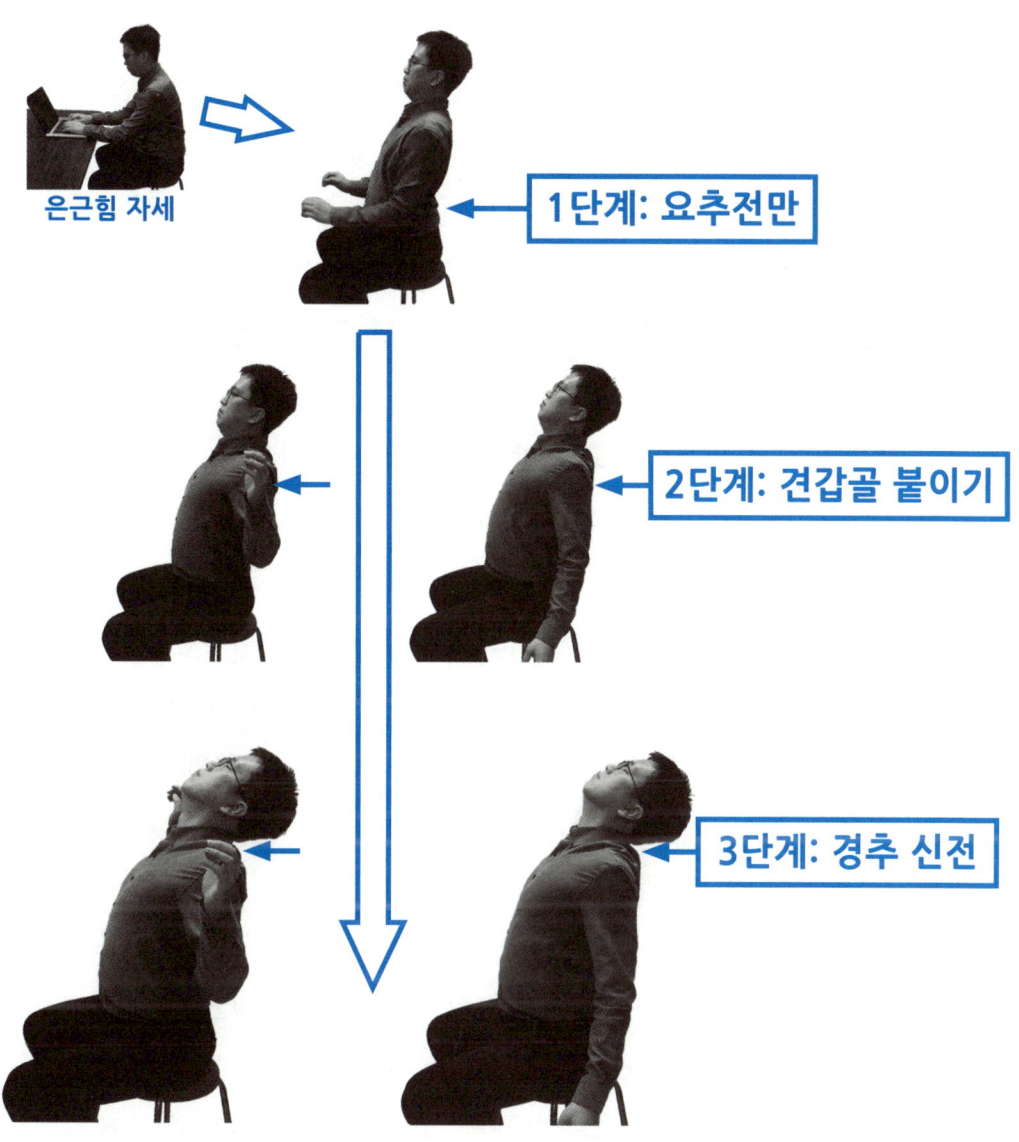

12.2 찢어진 목 디스크를 다시 붙여주는 신전동작. 허리를 꼿꼿이 펴서 요추전만 자세를 만들고(1단계), 가슴을 활짝 열기 위해 양쪽 견갑골을 붙인다(2단계). 그 상태에서 턱을 치켜들면서 고개를 뒤로 젖힌다(3단계). 손을 옆으로 들면 견갑골 붙이기가 쉬워지나(왼쪽 그림) 주위 사람들의 눈치가 보일 때는 팔을 옆에 붙인 채(오른쪽 그림) 시행해도 무방하다.

는 뉴질랜드의 물리치료사로 우연히 허리를 뒤로 젖혀서 엎드려 있던 환자의 좌골신경통이 저절로 없어지는 것을 본 다음 신전동작의 효과를 깨달아 널리 알린 인물이다 『백년허리 진단편』 67쪽 '맥켄지의 운 좋은 발견' 참조. **신전동작의 기본적인 원리는 척추를 앞으로 구부리면 수핵이 뒤로 밀리고 후방 섬유륜이 얇아지며, 척추를 뒤로 젖히면, 즉 신전동작을 하면 뒤로 밀린 수핵이 앞으로 되돌아가고 후방 섬유륜이 두꺼워져서** 『백년허리 진단편』 75쪽 2.7 참조 **디스크 손상과 탈출을 치료하고 예방할 수 있다는 것이다.**

 척추 디스크의 수핵이 뒤로 밀리면서 후방 섬유륜을 찢어 디스크가 손상되고 탈출되는 것이 문제이므로 수핵을 앞으로 밀고 후방 섬유륜을 두껍게 하는 것은 디스크에 해 줄 수 있는 최선의 자세이다. 척추통증으로 고생하는 인류를 위해 참으로 고마운 발견이 아닐 수 없다.

 이토록 고마운 신전동작이 허리 디스크 손상을 낫게 하는 기전을 MRI 검사로 확인한 연구는 서너 편 발표되어 있다. 그런데 목 디스크 탈출에도 같은 효과를 가지는지에 대한 결과는 전무한 상태였다. 필자는 '피싱 이메일'을 통해 알게 된 3명의 서울대학교 공과대학 학생들과 목 디스크에 대한 신전동작의 효과를 연구할 기회가 있었다. 그 결과 목 디스크도 허리와 마찬가지로 고개를 뒤로 젖히면 뒤로 밀리던 수핵이 앞으로 되돌아간다는 사실을 확인해 미국 재활의학회 학회지에 출판했다.[18] 세계 최초로 목 디스크에 대한 신전동작의 효과를 규명했던 것이다.

피싱 이메일로 시작된 공동 연구

다들 비슷하겠지만 하루에도 수십 통씩 이메일이 오기 때문에 새로 날아온 수많은 이메일을 볼 때는 지울지 읽을지 판단하는 것이 급선무다. 어느 바쁜 오후에 이름도 얼굴도 모르는 사람으로부터 한 통의 이메일을 받는다. 몇 줄 읽어 보니 서울대학교 공대에 재학 중인 학생인데 새로운 전동 베개를 개발하고 있다고 했다. 피싱 이메일 같아서 지우려고 마우스 커서를 삭제 버튼으로 옮기는데 눈에 띄는 단어가 있었다. "목 디스크"였다. 좀 더 읽어 보니 나름 진지한 고민을 하고 있는 것 같았다. 며칠 후 서울대학교 관악캠퍼스에서 예정되어 있던 강의를 끝낸 후 직접 만나 학생 발명 프로젝트로 '목 디스크 베개 개발'의 자문을 맡기로 했다.

공대생 팀은 김윤호, 박성준, 김성인 등 3명의 기계공학과 학생들이었는데 신소재 베개를 만들고 있다고 했다. 베고 있으면 아래로 움직여 자연스럽게 목 신전이 되도록 한다는 것이다. 소음이 심한 모터 대신 신소재를 사용하는 것이 특징이라 했다. 신전동작과 맥을 같이하는 괜찮은 아이디어였다.

그러면서 베개만 만들 것이 아니라 그 효과를 좀 입증해 보자고 제안을 했고, 여기저기서 연구비를 마련해 10명의 젊은 청년을 대상으로 목 MRI를 2회 찍었다. 정상 위치에서 한 번 찍고 목을 뒤로 젖힌 상태에서 다시 찍은 것이다 **12.3 참조**. 그 MRI 영상으로부터 목을 젖힐 때 수핵과 섬유륜이 어떻게 움직이는지를 분석했다.

그 결과, 목을 뒤로 젖히면(신전하면) 수핵이 앞으로 이동하여 목 디스크 탈출의 반대 방향으로 가는 것을 확인했다. 이것에 비해 후방 섬유륜은 두꺼워지면서 오히려 뒤로 좀 더 밀리는 것을 알 수 있었다 **12.4 참조**. 이것은 목을 신전 시키면, 탈출되려던 수핵을 원래 자리로 되돌릴 수 있음을 뜻했다. **즉 신전동작만으로도 목 디스크 탈출을 치유할 수 있다는 뜻이었다. 신전 때 수핵이 앞쪽으로 움직이는 것에 비해 두꺼워진 후방 섬유륜은 더 뒤쪽으로 밀려나는 것은 좀 더 눈여겨봐야 할 대목이다.**

3명의 공대생들은 연구 대상자 섭외부터 MRI 촬영, 영상 분석, 결과의 해석, 논문 집필 등 모든 단계에서 범상치 않은 능력을 보였다. 특히 미국 재활의학회 학회지 심사 과정에서 심사 위원들의 주문에 완벽하게 대응함으로써 편집장인 와인스틴 교수(Stuart Weinstein)로부터 "당신들의 수정 보완은 참으로 모범이 되네요. 다른 모든 저자들도 이토록 세심하고 정확하게 수정 보완을 해 준다면 좋겠는데요."라는 칭찬

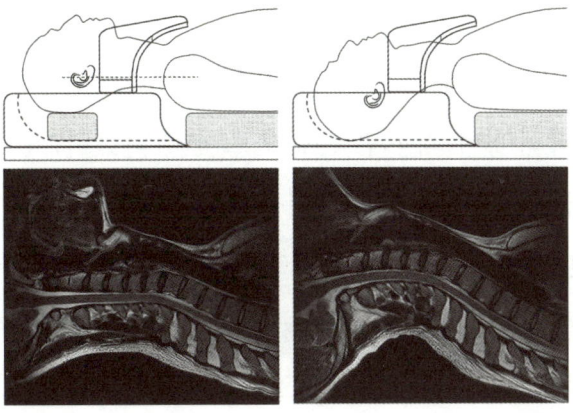

12.3 10명의 건강한 청년들을 대상으로 중립자세(왼쪽)와 신전자세(오른쪽)에서 MRI를 찍어 디스크 속의 수핵과 섬유륜이 움직이는 것을 관찰했다.

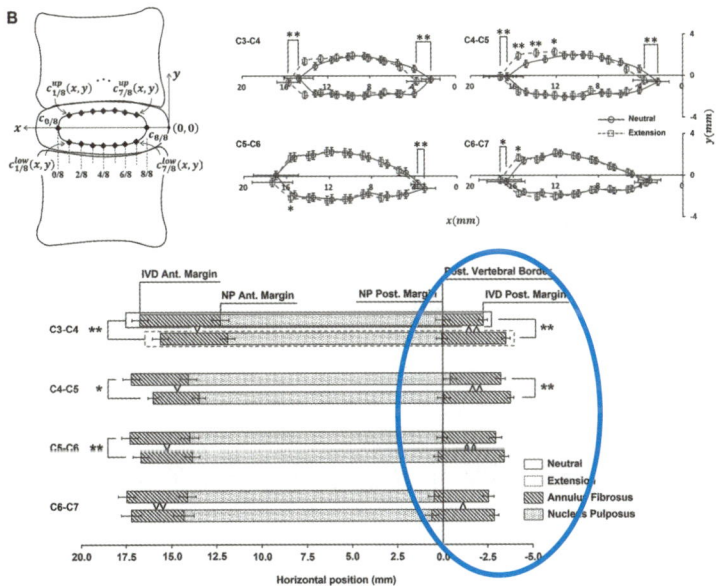

12.4 수핵의 움직임을 보면(위) 중립위(실선 타원)에 비해 신전 자세(점선 타원) 때 수핵 전체가 앞쪽으로 이동하는 것을 볼 수 있다. 아래 그림의 파란색 큰 타원 속을 보면 중립위(위 막대기)에 비해 신전 자세(아래 막대기) 때 후방 섬유륜(빗살무늬 막대기)이 더 두꺼워지며 그 결과로 후방 섬유륜의 끝이 뒤쪽으로 이동하는 것을 볼 수 있다.

의 글을 받았다. 이 논문은 2017년 9월에 열린 미국 재활의학회 연례 학회에서 최우수 논문으로 선정되었다. 연구가 끝나고 한 명은 MIT에서 박사학위를 마치고 KAIST 교수가 되었고, 또 한 명은 MIT-하버드대학교 협동 과정에서 박사 학위를 받고 학위 주제로 개발한 뇌혈관 치료 로봇 시스템을 공개하여 글로벌 의료기기 회사들로부터 구애를 받고 있다. 그리고 또 한 명은 서울대학교 의과대학을 졸업하고 정신건강의학과에서 전공의 수련 중이다.

두 학생이 유학을 떠나기 직전, 같이 저녁을 먹고 나눈 대화.

"이메일 하나로 인연이 되어 이렇게 훌륭한 연구 업적을 내게 되어 참 기쁘네. 신통하기도 하고. 그런데 내가 목 디스크와 신전동작에 관심이 많은지 어떻게 알고 이메일을 보냈던 것인가?"

잠시 어색한 침묵이 흐르고 서로 눈빛을 교환하더니,

"교수님, 사실은 당시에 여기저기 100통 이상 이메일을 보냈습니다."

아뿔싸, '피싱'에 낚인 것이었다.

양날의 칼, 목 신전동작

피싱 이메일로 시작된 신전동작 MRI 연구에서 얻은 가장 큰 수확은 목 신전동작이 양날의 칼임을 알게 된 것이다. 신전동작은 탈출된 수핵을 원래 자리로 되돌려 놓는 아주 좋은 작용을 하는 동시에 후방 섬유륜을 두껍게 만든다.

두꺼워진 후방 섬유륜은 수핵이 뒤로 밀리는 것을 막고, 섬유륜에 생긴 상처를 서로 붙도록 만드는 매우 유익한 역할을 하는 동시에 섬유륜이 뒤로 튀어나와 뒤쪽에 있는 신경뿌리에 압박을 가하게 된다.

만약 후방 섬유륜이 뒤로 튀어나오는 곳에 염증이 심한 신경뿌리가 있다면 방사통이 더 심해질 수 있다. 수핵은 원래 자리로 돌아가지만 염증이 생긴 신경뿌리의 방사통을 더 심하게 할 수 있다는 것이다. 이러한 이유로 디스크 탈출증 환자들에서 스펄링 증후(목 디스크 탈출증이 심한 사람이 목을 뒤로 젖힐 때 방사통이 더 심해지는 현상 1권 진단편 305쪽 참조)가 관찰되는 것이다.

신전동작 때 후방 섬유륜이 뒤로 튀어나오는 현상에서 배워야 할 가장 중요한 것은 디스크 탈출로 방사통이 심한 사람은 신전동작을 할 때 방사통이 유발되지 않는 범위에서만 해야 한다는 것이다. 그래야만 양날의 칼 중 좋은 칼 — 수핵을 제자리로 돌려놓고 후방 섬유륜의 상처를 아물게 하는 기능 — 은 제대로 작용하고 나쁜 칼 — 후방 섬유륜이 신경뿌리를 누르는 것 — 은 피할 수 있다.

신전동작 중 어깻죽지로 통증이 유발되는 순간 바로 멈추고 통증이 없는 범위까지만 신전해야 한다는 것을 명심하자. 그렇지 않으면 병을 고치려고 한 신전동작이 방사통을 더 악화시키는 결과만 초래하게 된다. 신전동작을 할 때 반드시 명심해야 할 포인트이다.

맥켄지의 실수 1: 목 구부리는 스트레칭

맥켄지 동작 중에 잘못된 동작도 많다. 일부 전문가들이 맥켄지 원칙만을 너무 강조하는 것을 필자가 반대하는 이유다. 허리에 대한 신전동작이 허리 디스크에 큰 도움이 되었지만 맥켄지가 고안한 허리 굴곡운동은 윌리엄스 운동보다 훨씬 더 심하게 허리를 구부리게 하였다 『백년허리 진단편』 70쪽 '맥켄지 동작으로 더 아플 때 - 맥켄지보다 신전!' 참조.

맥켄지의 목 운동 중에도 잘못된 운동들이 많다. 그중 대표적인 것이 목을 앞으로 구부리거나 혹은 옆으로 기울이는 스트레칭이다 12.5 참조.

맥켄지는 통증이 유발되지 않는 방향으로 목을 움직여야 통증이 잘 해결된다는 "방향 선호(directional preference)" 이

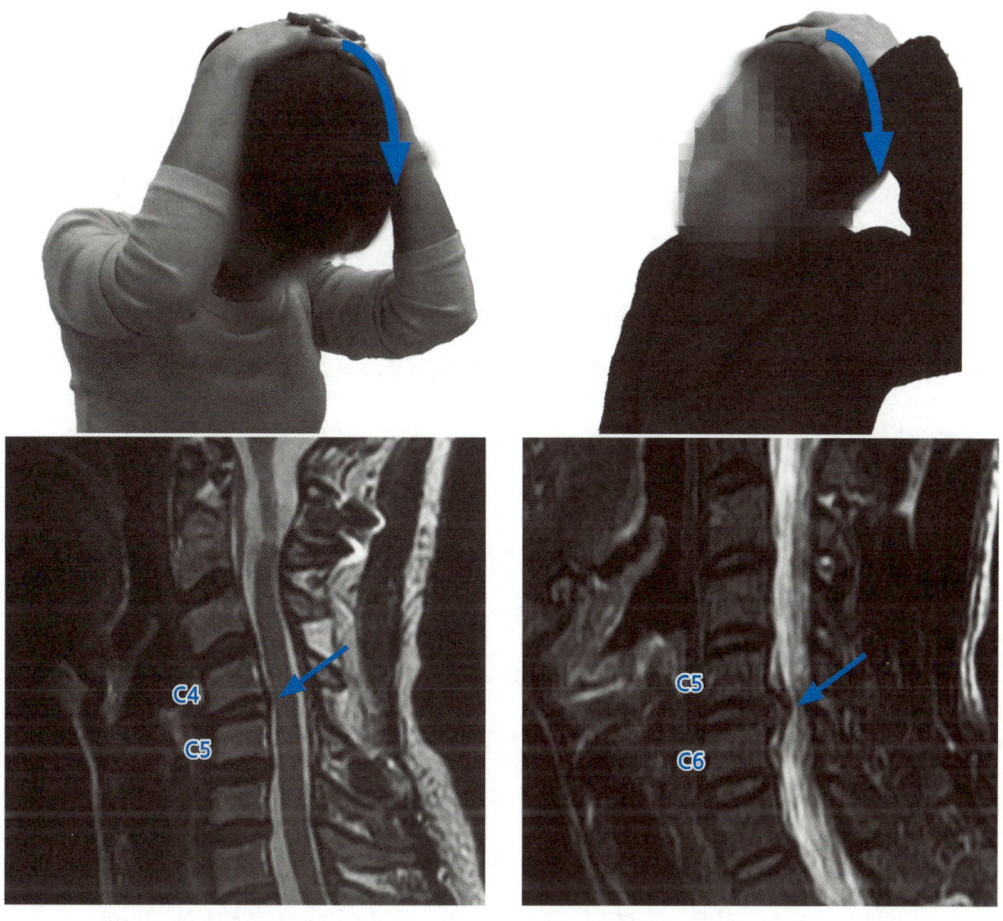

12.5 잘못된 목 스트레칭. 목과 목 주변이 아플 때 목덜미와 어깻죽지 근육이 뭉쳤다고 오해하여 스트레칭에 몰두하는 것은 해롭다. 찢어지기 시작한 목 디스크를 더 찢는 결과를 초래한다. 5-6 목 디스크의 내부 손상(왼쪽 아래 그림 화살표)과 큰 탈출(오른쪽 아래 그림 화살표)이 있음에도 불구하고 목 디스크를 손상시킬 수 있는 나쁜 스트레칭을 꾸준히 하던 50대 중반 여성(왼쪽 위)과 40대 중반 남성(오른쪽 위). 스트레칭을 열심히 하는데도 몇 년 동안 낫기는커녕 점점 더 심해지는 목 디스크 증상으로 필자의 진료실에 왔던 환자들이다.

론을 주장하며 당시 유행하던 목 근육 스트레칭 방법을 목 디스크 치료 동작으로 권장했다. 그러나 캐나다 워털루대학교의 제니퍼 구닝(Jennifer L. Gunning)과 스튜어트 맥길(Stuart McGill)은 목을 구부리면 중립 자세에 비해 반 정도의 힘만으로도 디스크가 손상될 수 있다는 실험 결과를 보고했다.[19] 그렇지 않아도 **디스크가 손상되어 아픈데 디스크가 손상되기 쉬운 자세로 자꾸 스트레칭을 하는 것은 자해 행위이다.**

목 운동을 열심히 하는데 낫기는커녕 몇 년 동안 더 심해지더라며 찾아오는 분들이 많다. 이런 분들한테 그동안 하고 있는 목 운동을 보여 달라고 하여 한 동작씩 살펴보면 가슴이 철렁 내려앉는다. 바로 **12.5**에서 나오는 스트레칭을 열심히 하고 있기 때문이다.

잘못된 스트레칭이 널리 퍼진 또 다른 이유는 **목, 어깻죽지, 팔, 뒤통수에서 느껴지는 통증의 원인이 목 디스크 손상 때문이라는 것을 모르고 근육 뭉침 때문이라고 생각하기 때문이다. 목 주변의 근육이 뭉치는 것은 디스크성 목 통증 때문이다**1권 진단편 241쪽 '근육 뭉침과 목 디스크의 연결 고리: 연관통' 참조. 이렇게 스트레칭을 하면 당장은 뭉친 근육이 풀려 좀 시원한 느낌이 들지만 상처 난 목 디스크는 더 손상되어 몇 년 동안 낫지 않는 원인이 된다. 목 디스크 손상이 있는 사람은 절대 피해야 할 운동이다.

맥켄지의 실수 2: 턱 당김

맥켄지가 목 운동에서 제일 강조했던 동작은 **턱 당김**(chin-tuck)이다. 그는 여러 가지 목 동작을 할 때 통증이 유발되는 경우 턱 당김을 먼저 하면 통증이 사라지기 때문에 이 동작을 제일 먼저 해야 한다고 설명한다. 즉, 목을 뒤로 젖힐 때 스펄링 증후가 생기는데 이때 턱 당김을 한 다음 목을 뒤로 젖히면 방사통이 더 심해지지 않는다고 기술하고 있다.[20]

서울대 공대생들과 함께한 피싱 이메일 연구 결과를 생각하면 맥켄지의 관찰은 충분히 납득이 간다. 고개를 뒤로 젖히면 탈출되어 있던 수핵은 제자리를 찾아가지만 후방 섬유륜은 뒤쪽으로 두꺼워지면서 염증이 심한 신경뿌리를 누르기 때문이다. 맥켄지가 관찰했던 "신전동작을 시킬 때 아파서 고개를 더 젖히지 못했던" 사람들이 바로 신경뿌리 염증이 심했던 것이 분명하다.

디스크 탈출이 신경뿌리에 염증을 일으킨다는 사실을 몰랐던 시절, 그리고 설령 어렴풋이 알았더라도 신경뿌리에 생긴 염증을 어떻게 치료해야 할지 몰랐던 시절에 이론을 정립했던 맥켄지로서는 턱 당김이 신전동작 때 심해지는 방사통을 해결할 수 있는 최선의 방법이었을 것이다. 엄밀하게 보면 턱 당김은 맥켄지의 실수가 아니라 당시의 과학적 한계였다고 볼 수 있다.

턱 당김은 목뼈를 신전의 반대 방향으로 굴곡시킨다. 맥켄지도 이것을 알고 있었다. 턱을 당기면 위쪽 목뼈는 앞으로 구부러지나 아래쪽 목 뼈는 신전(뒤로 젖혀짐)된다고 기술했다.[19] 그렇지만 위쪽과 아래쪽 목뼈의 경계에 대한 언급은 전혀 없이 애매하게 구분되어 있고 맥켄지 책의 대부분이 그러하듯이 참고 문헌도 달려 있지 않다. 문제는 턱 당김을 지속하면서 통증이 더 심해지는 사람이 많다는 것이다. 필시 턱 당김을 하면 **찢어진 디스크에 앞으로 구부러지는 힘이 가해지면서 수핵이 뒤쪽으로 밀리는 상황이 반복되는 것으로 보인다**[12.6 참조].

따라서 목 디스크 탈출로 신경뿌리에 염증이 생기고, 목을 뒤로 젖히면 디스크 탈출은 회복되지만 염증이 생긴 신경뿌리는 더 눌릴 수 있다는 것을 알게 된 지금으로서는 굳이 턱 당김을 계속할 필요는 없다고 본다. **신전동작을 하되 방사통이 생기기 직전까지로 제한하고 그 대신 신경뿌리 염증을 줄이는 치료 — 약물, 주사, 혹은 염증이 빠질 때까지 기다리기 — 를 하면서 신전 범위가 늘어나도록 하는 것이 정답이다.**

16비트 컴퓨터에 흑백 모니터가 최고의 사양이었던 맥켄지 시절에 비해 요즘은 모든 사람이 손에 슈퍼컴퓨터(스마트폰)를 들고 다닌다. 그만큼 과학이 발전해 당시에는 몰랐던 해부학적, 병리학적 진실이 밝혀져 있다. 목 디스크 치료 동

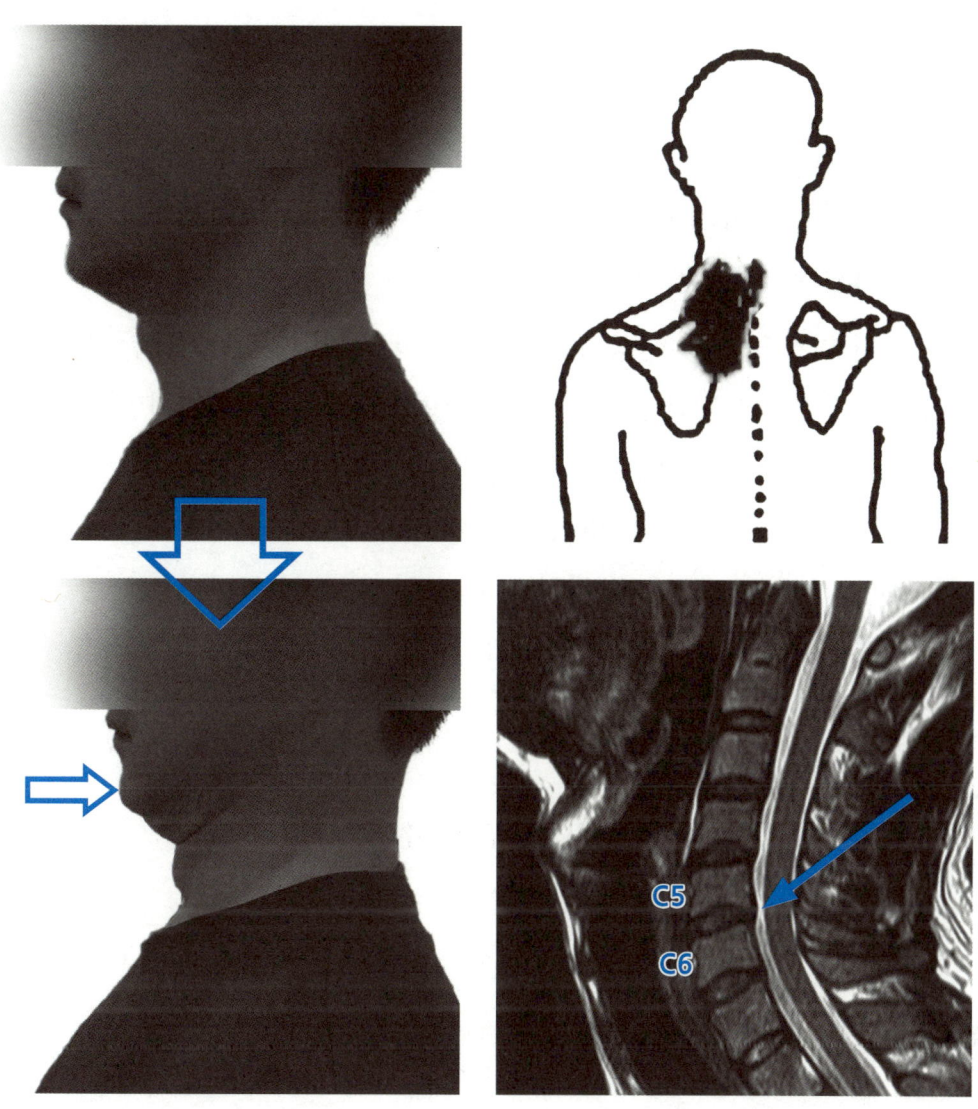

12.6 경기 도중 목이 꺾여 5-6 목 디스크에 손상(오른쪽 아래 그림의 화살표)을 입은 30세 격투기 선수. 통증 그림(오른쪽 위)을 보면 왼쪽 어깻죽지에 심한 통증을 느끼고 있다. 이를 해결하기 위해 턱 당김 운동(왼쪽 그림)을 열심히 하였으나 호전되는 기미가 없어 필자의 진료실을 찾았다. 턱 당김 동작은 잠시 통증을 호전시키나 궁극적으로는 디스크 손상을 초래한다. 본문 "맥켄지의 실수 2"를 반드시 읽어 보라.

작도 달라지는 것이 당연하지 않을까?

턱 당김이 목덜미 근육의 수축을 줄이고 신경뿌리가 지나가는 구멍을 넓히는 효과가 있어 일시적으로는 통증이 좋아질 수 있다. 하지만 궁극적으로는 목을 구부리는 힘이 가해져 디스크를 더 손상시킬 수 있다. 배가 고파 칭얼거리는 갓난아기한테 막대 사탕을 물려 주면 당장은 조용해지지만 허구한 날 사탕만 물리는 사람은 나쁜 사람 아닌가? 턱 당김 자세는 달콤한 사탕일 뿐이다. 심한 손상으로 갓난아기처럼 나약한 디스크에 막대 사탕을 물릴 것인지 아기 엄마의 모유를 줄 것인지는 알아서 판단하시라.

목 디스크 병, 근력을 강화하면 나을까?

목 근육을 강화하는 운동12.7 참조도 목 디스크 통증을 치료하기 위해 많이 하는 운동이다. 근육이 강하면 목뼈와 디스크를 잘 보호할 텐데 근육이 약해서 목이 아픈 것이라는 생각이다. 목 근육이 목 디스크를 보호한다는 말이 틀린 말은 아니다. 그렇다면 목 디스크를 보호하는 근육이 강화되면 좋은 일 아닌가?

꼭 그렇지는 않다. 3장에서 설명했듯이 목 디스크를 손상시키는 가장 중요한 힘은 **고개를 수그리거나 구부리는 은**

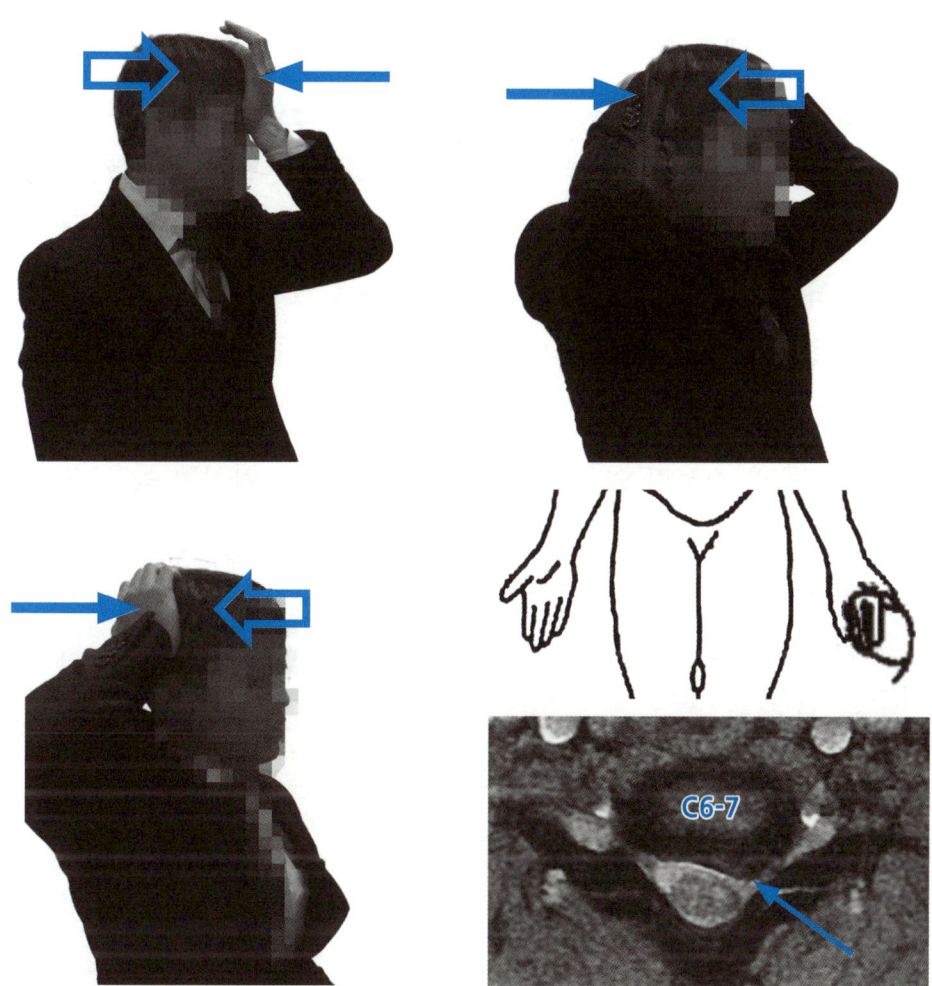

12.7 목 디스크를 손상시키는 나쁜 목 근육 강화 운동. 6-7 목 디스크가 왼쪽으로 탈출(오른쪽 아래 그림의 화살표)되어 왼쪽 견갑골과 손가락에 방사통(오른쪽 아래 통증 그림)을 느끼는 46세 남성이 목 근육 강화를 위해 머리를 손으로 미는 근력 운동을 하는 모습. 손으로 머리를 밀고(속이 찬 화살표), 머리로 손을 미는(속이 빈 화살표) 과정에서 목 근육을 강화하는 운동이다. 목 디스크에 상처가 있는 사람이 이런 운동을 하면, 목 근육은 강화되지만 그 과정에서 목 디스크가 더 손상될 수 있다.

근힘, 고개를 돌리거나 꺾는 은근힘, 응시독 은근힘, 그리고 정신적 스트레스 은근힘 등 네 가지의 은근힘이다1권 진단편 10쪽 '네가지 은근힘이 이끄는 목 디스크 파괴자들' 참조. 네 가지 은근힘 중 외력에 의해 고개가 앞으로 구부러지거나 옆으로 꺾이는 경우를 제외하면 모두 내 목덜미 근육이 수축하여 그 압박으로 디스크가 손상되는 것이다. 목덜미 근육의 수축으로 디스크가 손상되고 있는데 그 근육들을 더 강화한다? 난센스다.

목 디스크가 아주 건강하고 튼튼하다면 열심히 목 근육을 강화해도 된다. 그때 강화해 두면 분명히 도움이 된다. 나중에 목 디스크 손상을 막을 수 있다. 레슬링, 권투, 격투기 선수들은 목 근육 강화가 필수다. 핵 주먹 타이슨 하면 두꺼운 목 근육이 먼저 떠오르지 않는가? 그러나 **목 디스크가 손상된 상태에서는 근육 강화 운동을 하면 손상된 목 디스크가 더 손상될 가능성이 높다.**

캐나다 워털루대학교의 잭 캘러한(Jack P. Callaghan)과 스튜어트 맥길(Stuart McGill)이 돼지의 목뼈를 이용해 수행한 실험은 그 가능성을 잘 보여 준다. 그들의 실험 결과에 따르면 목에 수직으로 약간의 압박을 가하면서 반복적으로 목을 구부렸다 펴는 동작을 하니 목 디스크가 탈출되었다.[21] 따라서 **목 디스크 병의 증상이 있다면 목 디스크 압박을 가하는 목덜미 근육을 강화하면 안 된다. 더 심해질 가능성이 높기 때문이다.** 지금은 목덜미 근력 강화 운동을 할 때가 아니라

디스크를 잘 아물게 하는 동작을 해야 할 때인 것이다.

드래건플라이 대가의 목 디스크 탈출기

드래건플라이 혹은 드래건플래그라는 운동이 있다. 머리와 목덜미 그리고 윗등을 벤치에 고정한 채 상하체를 통나무처럼 일직선으로 유지하면서 들었다 내렸다 하는 운동으로 강력한 코어 근육과 활배근을 가진 사람만이 수행 할 수 있는 강력한 운동이다**12.8 참조**. 이 운동을 지난 15년간 매일 틈날 때마다 수십 번씩 했던 웨이트 트레이닝 마니아인 40세 남성이 6개월 전부터 목 주변, 양쪽 특히 왼쪽의 어깻죽지, 양쪽 손가락 쪽에 심한 저림과 통증을 느껴 진료실을 찾았다. 통증은 고개를 숙일 때 매우 심해지는 양상이다. 외부에서 찍은 MRI 를 보니 5-6 목 디스크가 왼쪽으로 크게 탈출되었고 4-5 디스크는 오른쪽으로 작게 돌출된 상태였다.

환자가 드래건플라이 운동을 하는 모습을 직접 촬영한 동영상을 보니, 몸통을 최대한 들어올릴 때는 목이 심하게 구부러져 압박을 받는 형상이고, 들어올렸던 몸통을 천천히 내릴 때는 목을 구부리는 근육(경추 굴곡근, neck flexors)들이 강하게 힘을 쓰는 형상이라 목을 구부리는 힘이 아주 강하게 작용하는 모습이다. **이런 동작을 매일 수십 번씩 15년간 지속**

하여 복근을 포함한 코어 근육과 경추 굴곡근이 엄청나게 강화되기는 하였으나 안타깝게도 그 과정에서 5-6 목 디스크가 찢어지며 수핵이 탈출하게 된 것이다.

목 주변의 근육을 강화할 때는 적당한 시기에 적절한 강도를 선택하여야 한다. 디스크성 목 통증이 조금이라도 느껴지면 목 근력 강화 운동이 목 디스크에 해로울 수 있다는 사실을 반드시 기억해야 한다.

다행히도 드래건플라이 대가는 진료를 받기 전부터 필자의 책과 강의 동영상을 미리 챙겨서 보고 드래건플라이를 포함해 목에 무리가 되는 근력 운동은 모두 중지한 상태였다. **척추위생을 지키면서 통증이 줄어들고 무엇보다 아침에 일어날 때 제일 편하다고 하니 특별한 약물이나 주사 치료 없이 지켜보기로 하였다.** 처음 진료 후 1년 9개월 만에 다시 촬영해서 가져온 외부 영상을 보니 5-6 목 디스크 탈출이 많이 줄어든 것을 볼 수 있었다 **12.8 참조**.

『백년목』 개정판에 도판을 넣기 위해 전화를 걸어 진료실에서 봤던 동영상을 요청하면서 상태를 물으니 아래와 같은 답을 들었다.

"첫 진료를 본 지 2년 8개월이 된 시점인데 불편감은 100 중에서 5만 남았고, 평상시 생활은 전혀 지장이 없습니다. 턱걸이를 포함한 역기 운동도 다시 시작하였습니다"

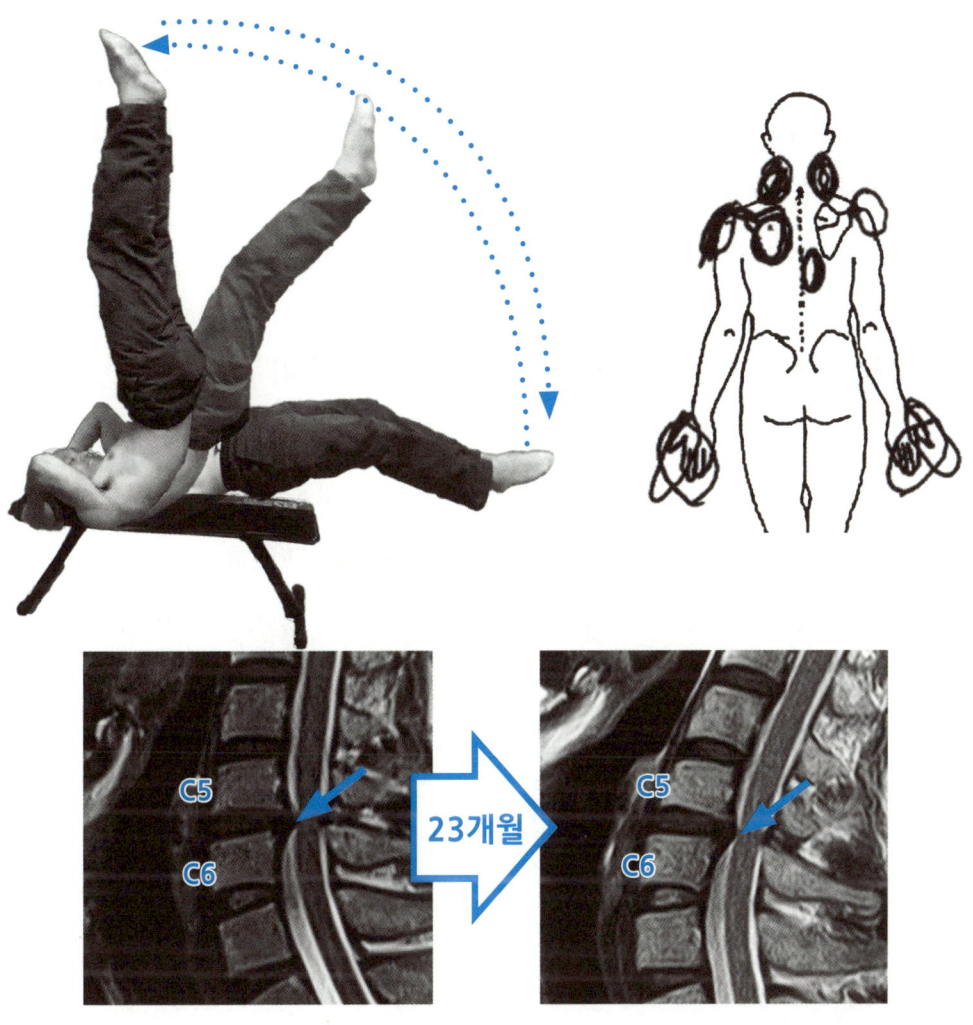

12.8 드래건플라이 운동의 대가가 보여주는 운동 동작(위 왼쪽)과 15년간의 운동으로 발생한 디스크성 목 통증과 방사통을 그린 통증 그림(위 오른쪽)이다. 아래 MRI 영상은 5-6 목 디스크의 탈출(화살표)이 23개월이 지나면서 약간 줄어든 것을 보여준다. **드래건플라이 동작이 얼마나 강한 근육 수축을 요구하는지는 동영상을 봐야 실감할 수 있다.** 필자의 유튜브 채널 정선근 TV(https://www.youtube.com/@dr.chung.spinejoint)에서 동영상을 공개할 예정이다.

15년 동안 학대 받았던 목 디스크가 2년간의 척추위생으로 많이 아물게 된 상태임을 알 수 있다. 목 근육 강화, 때와 강도를 잘 가리도록 하자.

좋은 동작만으로 방사통을 해결한 환자의 후기

앞서 418쪽에서 좋은 동작만으로 심한 방사통을 해결했던 50세 남성이 한 달 후 다시 진료실을 찾았다. 그토록 심했던 통증이 없어진 것이 신기했던지 일자목이 좀 좋아졌는지를 알고 싶다고 한다. 다시 엑스선을 찍었다. **12.8**은 그 사진이다. 신전동작을 처음 배워 시작한 지 33일이 지난 시점을 보면 아직 완전히 정상은 아니지만 일자목이 확연히 좋아진 것을 볼 수 있다.

    이제는 평소에 늘 달고 다니던 은근한 어깻죽지 통증이 목 디스크 탈출증 때문이라고 해도 '헉' 하고 놀랄 사람은 없을 것이다.

고진감래(苦盡甘來)로 회복하는 일자목

몇 달 혹은 몇 년 동안 목덜미와 어깻죽지를 짓누르는 통증으

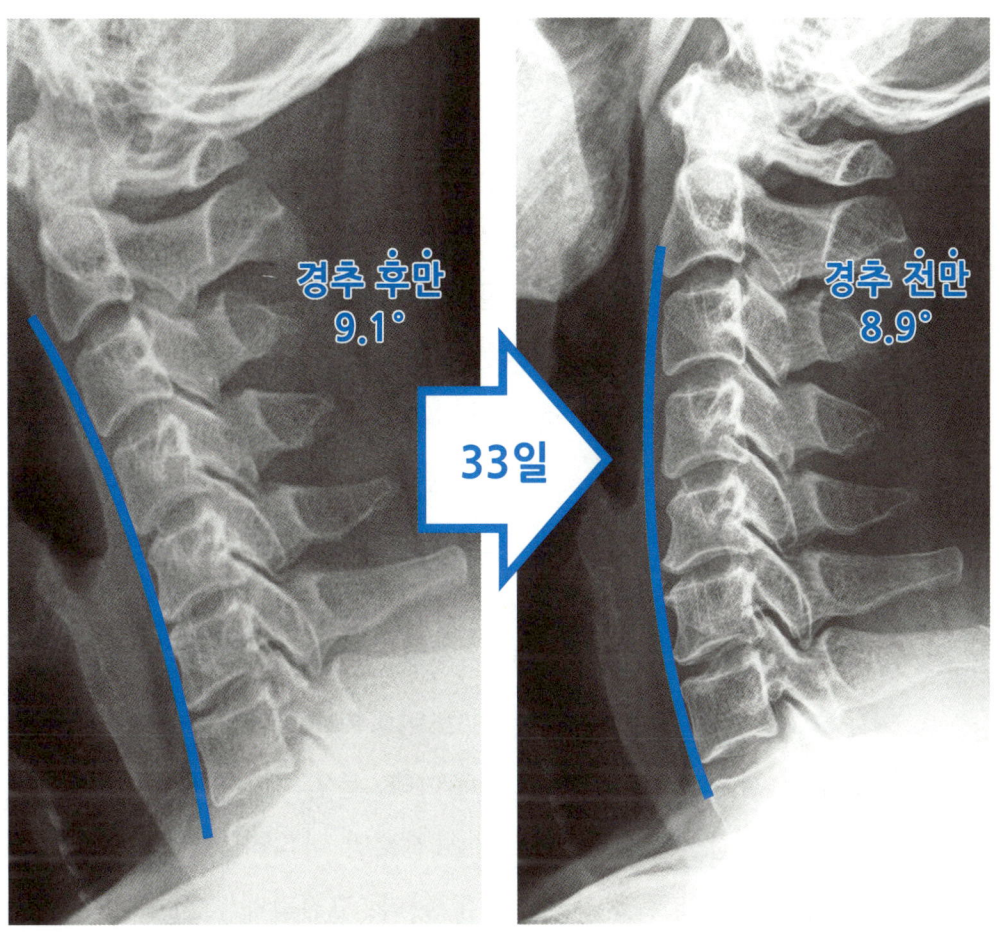

12.9 신전동작만으로 심한 디스크 탈출증 증상이 좋아졌던 환자의 엑스선 사진. 왼쪽은 발병 당시, 오른쪽은 통증 감소 후 한 달쯤 지난 시점이다. 신전동작을 처음 배워 시작한 지 33일이 지난 시점에 일자목이 확연히 좋아진 것을 볼 수 있다.

로 고생한 환자들이 신전동작과 척추위생을 열심히 지켜 통증에서 해방되고 나면 자신의 일자목도 좋아졌는지 궁금해하는 경우가 있다. 대부분의 경우 통증이 없어지면 병원에 다시 오지 않지만 간혹 자신의 증상이 좋아진 만큼 일자목도 좋아졌는지 확인하기 위해 엑스선 촬영을 원한다. 이때 확인해 보면 일자목이 다시 펴져서 건강한 경추전만이 자리 잡는 데는 상당한 시간이 걸린다는 것을 알 수 있다. 대부분의 경우 일자목에서 벗어나는 데 1년 이상 걸린다. 증상이 좋아지는 것보다는 훨씬 더 오래 걸린다. 신전동작을 배운 지 33일 만에 일자목에서 회복되어 경추전만을 되찾았던 50세 남성**12.9 참조**은 매우 운이 좋았던 경우이다.

12.10은 척추위생을 열심히 노력하여 악질적인 일자목으로부터 경추전만을 되살린 경우이다. 본인의 일자목이 좋아졌는지 확인하기 위해 엑스선 사진뿐만 아니라 MRI까지 외부 병원에서 새로 찍어서 가지고 왔다. 고진감래(苦盡甘來)가 따로 없다!

목 디스크 병으로 진단받았다고 걱정할 필요 하나도 없다. 다시 찢지만 않으면 저절로 아물게 되는 좋은 자연경과를 가지기 때문이다. 찢어진 목 디스크를 다시 찢지 않는 가장 좋은 방법은 경추전만의 좋은 자세를 유지하는 것이다. **일상의 수많은 도전으로부터 찢어진 목 디스크를 잘 지키기 위해 경추전만 자세를 유지하는 것, 그것이 바로 척추위생이다.**

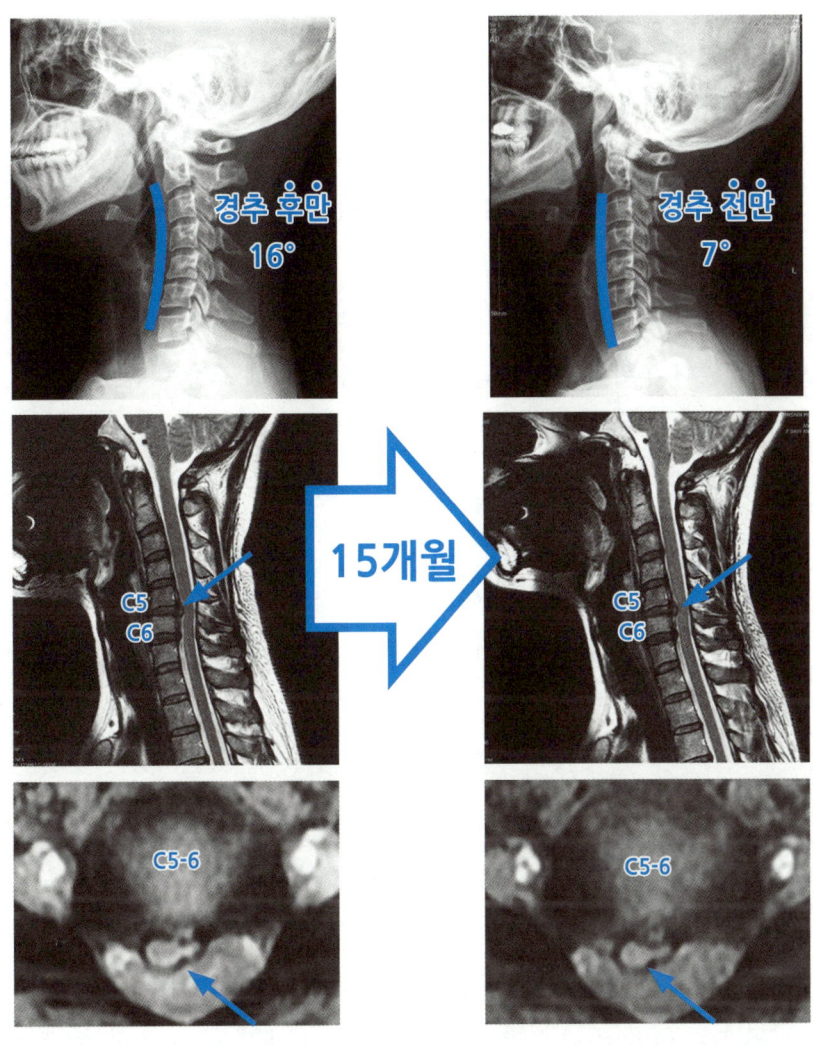

12.10 신전동작으로 목 디스크 탈출증 증상이 좋아졌던 30대 후반 여성이 본인의 상태를 확인하기 위해 15개월 후 외부 병원에서 촬영한 엑스선 사진과 MRI 영상. 맨 위 엑스선 영상을 보면 경추전만이 없어지고 오히려 경추가 앞으로 굽은 경추후만 상태(왼쪽 그림의 곡선)였으나 15개월이 지나면서 미미하지만 경추전만이 생기는 것(오른쪽 그림의 곡선)을 확인할 수 있다. MRI 영상을 보면 15개월이 흐르면서 5-6 경추 디스크에 있던 수핵 탈출(화살표)의 크기가 미미하게 감소한 것이 보인다.

요점 정리

1   목 디스크 탈출과 후방 섬유륜 손상에는 신전동작이 특효약이다.

2   신전동작은 수핵을 앞쪽으로 밀어 원래의 위치로 보낸다. 동시에 후방 섬유륜이 두꺼워지면서 더 튼튼해진다. 그런데 후방 섬유륜이 두꺼워지는 과정에서 섬유륜이 뒤로 튀어나와 신경뿌리를 누를 수 있다. 신경 염증이 심한 사람은 더 심한 방사통을 느낄 수 있다.

3   신전동작 때 방사통이 심해지면 안 된다. 신경 염증이 더 악화되기 때문이다. 방사통이 심해지지 않는 범위까지만 신전동작을 하는 것이 중요하다.

4   소염제, 소염 주사, 혹은 자연경과로 신경 염증이 줄게 되면 신전동작이 더 커지고 디스크의 회복이 촉진된다.

5   턱 당김, 목 근육 스트레칭, 목 근육 강화 운동은 디스크 병이 있는 상황에서는 하면 안 된다. 당장 시원한 느낌을 가질 수는 있으나 장기적으로는 해롭다.

6   경추 신전동작을 꾸준히 하면 그 아팠던 일자목에도 경추전만이 찾아온다.)

7   목 디스크 병, 무서워할 것 하나 없다!

13장
경추 척추위생의 핵심 개념

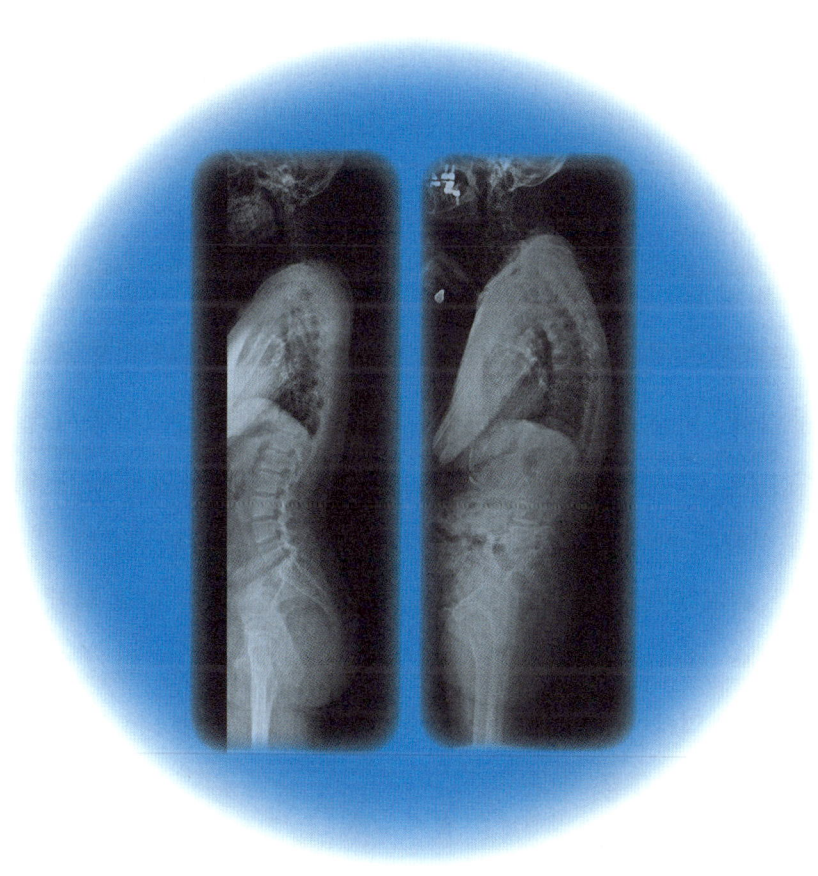

척추위생 - 허리와 목을 지켜 줄 위생 관념

만성적인 병으로 고생하는 두 가지 경우를 보자. 몇 년 동안 계속되는 설사로 고생하는 사람이 있다. 며칠간 심하게 설사하다가 좀 잠잠해지는 것 같더니 다시 심해지는 상황이 반복된다. 영양실조로 기운도 없고 사회생활도 전혀 할 수 없다. 심한 탈수로 기진맥진하면 병원에 입원하여 항생제 치료도 받고 수액도 맞아 증상을 회복하지만 퇴원하여 집에 오면 설사병이 도진다.

그런데 이 사람의 일상생활을 자세히 보니 참으로 문제가 많다. 화장실을 다녀와서 손을 씻는 경우가 전혀 없고 오래되어 상한 음식을 아무 생각 없이 주워 먹는다. 몸도 몇 달간 씻지 않아 썩은 냄새가 진동한다. 이 사람이 계속 설사병으로 고생하는 이유는 무엇일까? 당연히 **위생 관념이 없기 때문이다.** 세균이 득실거리는 음식을 계속 먹으니 설사병이 날 수밖에. 아무리 좋은 병원에서 치료를 잘해도 집에서 나쁜 위생 상태가 해결되지 않으니 병이 떠나지 않는 것이다.

해결 방법은? 생활 속에서 철저한 손 위생, 음식 위생을 지키는 것이다. 자주 손과 몸을 씻고 상한 음식을 먹지 않도록 하는 위생 관념이 확립되어야만 해결될 수 있다는 것은 삼척동자라도 알 것이다.

아래는 또 다른 만성병이다.

몇 년 동안 어깻죽지와 날개뼈가 쑤시고 저려 고생하는 사람이 있다. 며칠간 심하게 아프다가 좀 잠잠해지는 것 같더니 다시 심해지는 상황이 반복된다. 모니터나 서류에 집중하면 통증이 더 심해져 사회생활도 전혀 할 수 없다. 잠을 못 이룰 정도로 통증이 심해지면 병원에 입원하여 진통제 치료도 받고 소염 주사도 맞아 증상을 회복하지만 퇴원하여 집에 오면 어깻죽지와 날개뼈 통증이 도진다.

그런데 이 사람의 일상생활을 자세히 보니 참으로 문제가 많다. 회사 업무로 하루 종일 컴퓨터 앞에 매달려 살고 틈만 나면 스마트폰에 코를 박고 지낸다. 열심히 일해도 부장님께 좋은 소리 못 듣는 날이 많아 스트레스를 많이 받는다. 이 사람이 계속 목 디스크 증상으로 고생하는 이유는 무엇일까?

반복되는 설사병으로 고생하는 이유가 위생 관념이 없어 더러운 음식을 먹기 때문인 것과 마찬가지로 반복되는 목 디스크 증상으로 고생하는 이유는 **척추에 대한 위생 관념이 없어 잘못된 자세를 지속하기 때문이다**. 목 디스크를 찢는 행위를 반복하니 아물어 가던 디스크의 상처가 다시 벌어지면서 낫지 않는 것이다. 아무리 병원에서 치료를 잘해도 스스로 자신의 디스크를 다시 찢어 버리는 데야 방법이 없다.

해결 방법은? **생활 속에서 철저한 척추위생을 지키는 것이다. 목 디스크에 손상을 가할 수 있는 자세, 동작, 운동을**

최대한 피하고 목 디스크가 잘 아물 수 있는 자세, 동작, 운동을 반복하는 척추위생 관념이 확립되어야만 해결될 수 있음을 알아야 한다. 백년목은 내 손안에 있다.

척추위생- 목 디스크를 더 이상 찢지 않는 법

디스크 손상이 치유되는 데는 설사나 감기보다 훨씬 오래 걸린다. 디스크 속 연골세포가 활동을 해서 상처 난 디스크를 아물게 해야 하는데 이 **연골세포들의 신진대사가 아주 느려터졌다.** 우리 몸에서 신진대사가 제일 느린 세포들이다. 그러다 보니 디스크 상처가 아무는 데 2, 3년씩 걸리게 된다. 그토록 긴 시간 치유되던 상처가 다시 손상받지 않도록 하는 것이 무엇보다 중요하다. 바로 척추위생을 지키는 것이다.

척추위생이라는 말은 필자가 새롭게 만들어 낸 것이 아니다. 미국, 캐나다, 호주 등지에서는 'spine hygiene' 혹은 'spinal hygiene'이라는 단어로 오래전부터 많이 사용되었다. 문제는 그 말을 쓰는 사람들조차 **어떻게 하는 것이 올바른 척추위생인지 잘 모르는 경우가 많다는 것이다.**

두 가지 이유 때문이다.

첫째, 어깻죽지 근육이 뭉치고 곰 한 마리가 올라타고 있는 듯한 느낌, 스트레스 받고 신경만 쓰면 목뒤가 뻣뻣하고 뒤통수가 당기는 통증이 목 디스크 손상 때문이라는 것을 모르기 때문이다. 이런 문제를 근육 탓으로 돌리므로 목 근육 스트레칭이 올바른 척추위생이라고 잘못 알고 있다428쪽 '맥켄지의 실수 1: 목 구부리는 스트레칭' 참조.

둘째, 목에서 어깻죽지를 거쳐 팔로 내려가는 방사통이 목 디스크 때문이라는 것은 알았는데 무엇이 목 디스크를 더 손상시키고, 어떤 동작이 목 디스크를 낫게 하는지를 모르기 때문이다. 이런 이유로 목 디스크를 더 손상시키는 동작을 올바른 척추위생이라고 잘못 권유하는 인터넷 홈페이지나 유튜브 동영상들이 많다.

상한 음식을 자꾸 먹어 만성적으로 설사를 하는 사람한테 '음식에 곰팡이가 슬고 나서 먹어야 설사가 멎는다'고 권유하는 것과 똑같다.

찢어진 목 디스크의 고통을 가지고 살아가는 동안, **더 이상 목 디스크를 찢지만 않으면 우리 몸이 가진 기적의 치유 메커니즘으로 목 디스크의 상처가 저절로 아물게 된다는 것, 그것이 바로 척추위생이다.** 일상생활에서 목 디스크를 더 이상 찢지 않을 수 있는 생활의 원칙, 척추위생의 원칙을 소개한다. 척추위생의 원칙을 지키기 위한 구체적인 방법은 다음 장, '스위스 치즈 척추위생: 목 디스크 100년 동안 사용하는 방법'에서 자세히 설명한다.

목 디스크를 찢는 네 가지의 은근한 나쁜 힘

올바른 척추위생으로 목 디스크를 보호하려면 일상생활에서 목 디스크를 찢는 네 가지의 은근한 나쁜 힘을 알아야 한다. 뜻하지 않은 교통사고로 강한 충격을 받거나, 골프 프로가 되기 위해 매일 1,000개 이상의 연습구를 치는 반복적인 손상을 받은 경우가 아니라면 일상생활에서 목 디스크를 찢는 것이 분명하다. 우리가 삶을 영위하면서 살아가는 일상생활에서 **목 디스크를 압박하는 네 가지의 은근한 나쁜 힘이 있다. 척추위생을 지키기 위해 반드시 알아야 할 적(敵)이다.**

이 책을 처음부터 찬찬히 읽으신 분들은 모두 잘 알고 계실 것이다. 진단편 110쪽에 나오는 **네 가지 은근힘**이 바로 그것이다. 이름하여 **수그리거나 구부리는 은근힘, 돌리거나 꺾는 은근힘, 응시독(凝視毒) 은근힘, 정신적 스트레스 은근힘.** 워낙 중요한 개념이라 여기서 짧게 다시 설명한다.

수그리거나 구부리는 은근힘, 고개를 스스로 수그리는 자세 혹은 외력에 의해 구부러지는 자세에서 목 디스크가 받는 은근한 나쁜 힘이다. 경추전만 자세로 고개를 들면 목 디스크가 5kg 정도의 힘을 받지만 고개를 숙이면 숙일수록 머리를 잡는 목덜미 근육의 힘이 강해져서 목 디스크에 은근한 나쁜 힘을 가한다. 고개를 수그리고 구부리면 수핵이 뒤로 밀리고 후방 섬유륜이 얇아져 후방 섬유륜이 찢어질 가능성이 매우 높아진다. 목 디스크를 찢는 자세가 된다.

돌리거나 꺾는 은근힘, 고개를 한 쪽 방향으로 돌리거나 꺾어서 유지하는 자세에서 목 디스크가 받는 은근한 나쁜 힘이다. 여러 개의 목 디스크가 고개를 돌리거나 꺾은 반대쪽으로 찢어진다.

응시독(凝視毒) 은근힘, 시선을 한곳에 고정하여 오랜 시간 유지하는 자세에서 목 디스크가 받는 은근한 나쁜 힘이다. 아무리 요추전만과 경추전만을 유지한 좋은 자세라도 시선을 고정하면 목덜미 근육에 힘이 들어가 목 디스크에 은근한 압박을 가한다.

정신적 스트레스 은근힘, 정신적 스트레스와 우울감으로 목 디스크가 받는 은근한 나쁜 힘이다. 스트레스와 우울감은 24시간 목덜미 근육을 수축시켜 디스크에 압박을 가한다.

목 디스크를 지키기 위한 척추위생의 네 가지 원칙

지피지기(知彼知己)면 백전백승(百戰百勝)이다. 일상에서 목 디스크를 찢는 네 가지 은근한 나쁜 힘을 알았으니 척추위생을 지키는 네 가지 원칙도 바로 나온다.

첫째, 경추전만을 유지해야 한다 진단편 37쪽, '전만 형제: 요추전만과 경추전만' 참조. 경추전만이 있을 때 디스크에 걸리는 부담이 최소화된다. 목을 앞으로 구부릴수록 디스크에 걸리는 압박은 몇 배로 늘어난다. 한마디로 고개를 수그리고 가만히 있는 것은 디스크를 찢으려고 고사를 지내는 것과 같다. 고개를 뒤로 젖혀 경추전만을 유지해야 찢어진 디스크가 다시 붙는다. 설사병을 예방하려면 입으로 세균이 들어가는 것을 최대한 막아야 하는 것과 똑같다.

둘째, 오랜 시간 고개를 한쪽으로 꺾거나 돌리는 자세를 피해야 한다. 옆으로 누울 때 베개의 높이, 머리를 손으로 받쳐 눕거나 앉아 있는 자세, 모니터의 위치, 텔레비전의 위치, 회의나 대화 때 상대방의 위치 등에 대해 신경을 써야 한다.

셋째, 시선을 한곳에 고정하여 오랜 시간 유지하는 자세를 피해야 한다. 목을 자주 움직여야 한다. 허리는 체중의 압박을 견디는 구조물이고 목은 끊임없이 움직이는 구조물이다. 자나 깨나 1시간에 600번 움직인다는 사실에 주목하자. 책이나 모니터를 오랫동안 쳐다봐야 하는 사람들은 응시독(凝視毒)을 해독(解毒)하는 체조가 있다. 바로 **목 지킴이 품새 1~4장이다. 반드시 실천 하자.** 15장 '목 디스크가 운동을 만날 때 - 4마라 4하라'를 참조하라.

넷째, 스트레스 관리가 중요하다. 스트레스는 24시간 목 덜미 근육을 수축시켜 디스크에 압박을 가하기 때문이다. 스트레스가 쌓이고 우울할수록 **신전동작, 경추전만 자세, 목 지킴이 품새**를 기억하라.

요추전만 -경추전만의 전제 조건

서 있거나 걸을 때나 앉을 때 허리를 꼿꼿이 유지해야 한다. 허리가 무너지면 목도 무너진다. 기초가 튼튼해야 안전한 건물을 세울 수 있듯이 허리가 펴져서 요추전만이 생겨야 목에도 경추전만이 생긴다.

기립 자세, 그러니까 서 있을 때나 걸을 때 가능하면 허리를 꼿꼿이 유지하려고 애를 쓴다. 허리가 무너지면 목은 같이 무너진다1권 진단편 46쪽 **1.6** 참조. 요추전만이 확립되면 경추전만은 자연스럽게 따라온다. **걸을 때 허리를 꼿꼿이 하고 가슴을 활짝 열고 턱을 약간 치켜들고 걷는다.** 혹자는 서거나 걸을 때 턱 당김(chin-tuck)을 추천하기도 한다. 맥켄지의 턱 당김 동작에서 유래된 이론이다. 그러나 12장 '맥켄지의 실수 2'에서 언급했듯이 턱 당김은 목뼈를 앞으로 구부리는 힘을 가할 수 있어 목 디스크에 해로울 수 있다. 턱을 살짝 치켜드는 것이 좋다.

남들에게 건방진 태도로 보일 우려가 있으나 목 디스크 통증으로 고생하는 사람은 그런 것을 걱정할 겨를이 없다. 내 코가 석 자인데 남 눈치 보면서 눈물 나는 목 디스크 통증을 감수할 수는 없지 않은가?

앉을 때도 요추전만을 최대한 유지한다. 가능하면 등받이에 요추전만을 받쳐 주는 굴곡이 있는 의자를 택한다. 이런 의자에 엉덩이를 깊이 넣고, 허리를 자연스럽게 펴서 기대기만 해도 요추전만이 유지된다. 등받이가 없는 의자에 앉을 때는 자신의 등 근육을 이용하여 허리를 꼿꼿이 편다. 방바닥에 양반다리나 쪼그려 앉는 것은 최대한 피해야 한다. 피할 수 없다면 벽에 기대어 앉는 것이 좋다. **허리를 펴는 요추전만의 자세한 방법에 대해서는 『백년허리 치료편』 12장 '깨알 같은 척추위생'을 참조하라.**

머리와 몸통의 위치 관계 - 귀에서 나온 피가 등뒤로 흘러야

머리가 몸통에 비해 앞으로 나오면 목 디스크의 고생문이 열린다. 고개를 수그리는 자세가 얼마나 목에 나쁜지는 1권 진단편 53쪽, '목 디스크를 찢는 지속적이고도 은근한 힘, 그게 뭔데?'에서 자세히 설명하였다. 고개를 숙이면 숙일수록 머리가 몸통에 비해 앞으로 나오게 되고 그만큼 목 디스크에 가해지는 압박이 커진다<u>1권 진단편 54쪽 **2.1** 참조</u>. 목 디스크를 찢는 은근한 힘의 강도가 그만큼 더 높아진다는 뜻이다.

  컴퓨터 모니터를 들여다보기 위해 머리를 앞으로 내밀고 고개를 쳐든 자세가 '거북목' 자세이다. 고개를 쳐들면 '신전자세'가 되는데 왜 거북목이 목 디스크에 해롭냐는 질문을 받은 적이 있다. 머리를 앞으로 빼서 고개를 쳐든 거북목 자세는 고개를 숙이는 자세보다 더 나쁘다. 목덜미 근육이 머리를 치켜들기 위해 더 강한 힘을 쓰기 때문이다1권 진단편 54쪽, '컴퓨터와 거북목' 참조.

생체역학에서는 통상 귓구멍을 머리의 중심으로 본다. 귓구멍이 상체의 중심보다 뒤쪽에 위치하도록 항상 노력해야 한다. TV 광고를 보니 투머치 토커 박찬호 선수의 말을 계속 듣던 사람의 귀에서 피가 흐르는 경우가 있던데, 혹시라도 목욕탕에서 박찬호 선수를 만나 귀에서 피가 흐를 때 등뒤로 흘러내릴 수 있도록 항상 귓구멍이 몸통 중심보다 뒤에 위치하도록 해야 한다는 것이다. **턱을 살짝 치켜들어 귓구멍에서 나오는 피가 등뒤로 흐르도록 고개를 뒤로 젖히는 것이 중요하다.**

컴퓨터 모니터를 높이고, 스마트폰을 높이 쳐들고 봐야 목 디스크 상처를 아물게 할 수 있다는 말이다. 14장 '스위스 치즈 척추위생: 목 디스크 100년 동안 사용하는 방법'에서 자세히 다룬다.

잊혀진 척추 – 흉추에 관한 심각한 오해

목에 있는 척추인 경추(頸椎)와 허리에 있는 척추인 요추(腰椎)는 비교적 잘 알려져 있다. 목 디스크와 허리 디스크 병으로 고생하는 사람이 무척 많기 때문이다. 경추와 요추에 비해 가슴, 즉 흉곽에 포함된 척추인 흉추(胸椎)는 그리 자주 언급되지 않는다. 개수로는 12개로, 7개인 경추나 5개인 요추에 비해 더 많은 데도 불구하고!

열두 개의 갈비뼈가 양쪽으로 붙어 있는 흉추는 경추나 요추에 비해 움직임이 크지 않기 때문에 손상을 입을 가능성이 비교적 낮다. 흉추 디스크 병으로 고생했다는 사람이 많지 않은 이유다. 그러나 흔치는 않지만 **흉추 디스크도 섬유륜이 찢어지거나 종판이 깨지면서 디스크성 통증을 일으키기도 하고, 수핵이 탈출되어 방사통이 생기기도 한다.** 양쪽으로 갈비뼈가 붙어 있어 흉추의 움직임을 제한하기 때문에 **경추나 요추에 비해 디스크 손상이나 탈출의 빈도가 훨씬 낮을 뿐이다.**

말썽을 덜 일으키기에 우리들의 관심에서 멀어진 흉추, 이 흉추에 대한 중요한 오해가 있다. 바로 '**흉추는 후만곡선이 정상이다. 따라서 흉추는 앞으로 구부러져 있어야 한다. 뒤로 펴지 말아야 한다. 신전하면 안 된다**'라는 오해다. 흉추는 정상적으로 후만곡선을 갖는 것은 맞는 말이다. 오해가 아니다. 문제는 흉추가 후만곡선을 갖는 것이 정상이므로 나이가 들면서, 혹은 오랜 시간 나쁜 자세로 흉추의 후만곡선이 커질 때, 즉 윗등이 앞으로 더 굽을 때에도 **흉추를 뒤로 펴는 신전동작을 하면 안 된다고 믿는 사람들이 많다. 참으로 심각한 오해다.**

흉추는 신전하면 안 된다고? 흉추 디스크를 이롭게 하는 방법

정상인의 척추에서, **요추와 경추는 척추뼈가 앞으로 휘어지는 전만(前彎) 곡선을 이루고 흉추는 뒤로 휘어지는 후만(後彎) 곡선을 이룬다**1권 진단편 39쪽 **1.5 참조**. **흉추는 뒤로 휘어지는 것이 정상이라는 뜻이다.** 이런 이유로 흉추는 뒤로 휘어지도록, 즉 앞으로 구부러지도록 하는 것이 더 척추 건강에 좋다고 믿는 사람들이 많다. 이는 심각한 오해이다.

흉추의 척추뼈와 디스크도 전체적인 모양은 경추나 요추와 똑같이 생겼다. **앞쪽에 척추체가 있고 뒤쪽에 후관절이 있다. 뒤의 옆쪽에 디스크 탈출을 감지하는, 신이 내린 최고의 알람 시스템인 배측신경절도 똑같이 가지고 있다.** 흉추 디스크도 경추나 요추와 마찬가지로 아래위의 뼈가 앞으로 구부러지면 수핵이 뒤로 밀려 후방 섬유륜을 찢게 되고 심하면 뒤로 탈출도 일어난다. 양쪽으로 갈비뼈가 붙어 있어 흉추의 움직임을 제한하기 때문에 경추나 요추에 비해 디스크 손상이나 탈출의 빈도가 훨씬 낮을 뿐이다. 따라서, **흉추 디스크의 손상을 막기 위해서는, 흉추를 앞으로 구부려 후만 상태를 조장하면 안 되고 뒤로 펴서 신전해야 한다. 흉추도 신전하면 할수록 흉추 디스크의 건강에 도움이 된다는 뜻이다.**

흉추를 아무리 신전해도, 즉 아무리 뒤로 젖히려고 해도 뒤쪽에 있는 후관절(後關節)이 든든히 막고 있어 수핵이 앞으로 밀려나 전방 섬유륜을 찢을 가능성이 매우 낮다. 오히려 **흉추를 신전동작으로 뒤로 젖히면 수핵이 앞으로 이동하여 후방 섬유륜이 찢어져 수핵이 탈출될 가능성이 줄어든다.**

'흉추는 정상적으로 후만 곡선을 가지므로 신전하면 안 된다'라는 말은 '화장실은 원래 식당보다 더러운 곳이므로 청소하면 안 되고 더 더럽게 사용해야 한다'라고 주장하는 것과 **똑같다.** 흉추 신전을 반대하는 사람에게는 '집에서 화장실 청소 안 하세요?'라고 물어보기 바란다.

경추와 요추 디스크를 살리는 흉추 신전

정상적인 흉추후만이 더 커지는 상황, 즉 **흉추가 앞으로 더 구부러지는 상황은 몰두 자세에서 확연하게 볼 수 있다**1권 진단편 68쪽 **2.7 참조**. 컴퓨터 모니터에 몰두하면서 상체를 앞으로 수그리는 상황이다. 그러나 **몰두 자세보다 더 강하게 흉추후만을 조장하는 힘이 있는데 그것은 바로 노화(老化)이다.**

나이가 들면 흉추후만은 점점 더 심해진다.[22,23] 40세 이하의 정상 성인은 20~29도의 흉추후만 각도를 갖는데 60세에서 74세의 정상 성인은 흉추후만 각도가 53도로 커지고 75세가 넘으면 66도가 넘을 정도로 **흉추가 앞으로 많이 구부러**

진다[13.1 참조]. 나이가 들수록 흉추가 앞으로 꺾여 굽은등이 된다는 뜻이다.

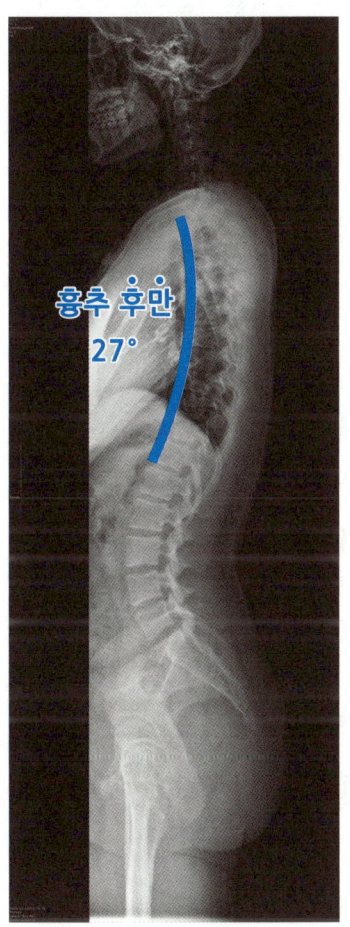
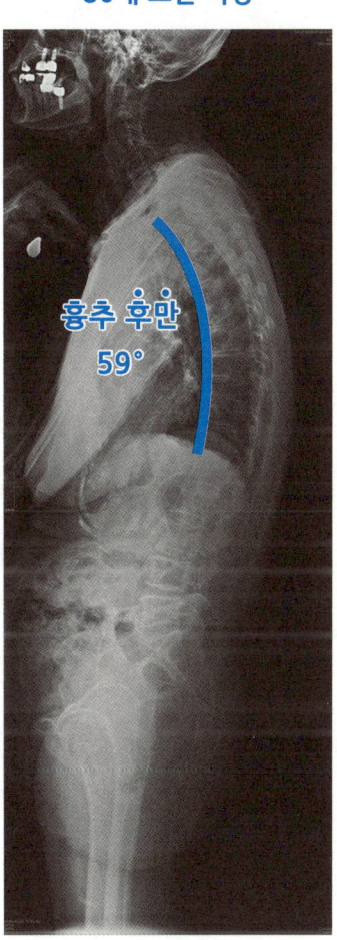

13.1 20대 중반 젊은이와 80대 어르신의 윗등(흉추)의 후만 각도. 나이가 들수록 흉추가 앞으로 더 구부러지면서 흉추후만 각도가 커지는 것을 알 수 있다. 흉추후만이 커지면 꼬부랑 할머니가 되는 것이다.

흉추후만이 커져 윗등이 앞으로 더 많이 구부러지면 폐기능을 포함한 여러 가지 신체 기능도 떨어지고 통증도 더 많이 호소하며 심지어는 사망률까지 높인다고 한다.[22] 흉추후만이 커지면 경추도 타격을 받는다. 왜냐하면 1권 진단편 **2.7**에서 알 수 있듯이 **흉추후만이 심해지면 경추는 자연스럽게 거북목이 되기 때문이다.** 거북목이 일자목보다 더 해롭다는 것은 이제 두말하면 입 아픈 상황이다.

    윗등이 굽으면 요추에도 큰 부담이 된다. 흉추가 앞으로 구부러지면서 상체의 무게가 요추보다 앞으로 떨어지게 되기 때문이다. **허리 디스크의 앞쪽을 은근히 누르는 힘이 강해진다는 뜻이다.** 당연히 수핵이 뒤로 밀리게 되어 디스크 손상의 원인이 된다. **몰두 자세 때문에 혹은 나이가 들면서 흉추후만이 심해지면 목과 허리 디스크에도 나쁜 영향을 미친다.**

    흉추가 신전되어야, 즉 흉추가 잘 펴져야 경추와 요추도 더 잘 펴진다는 뜻이다. **경추 신전 운동을 하기 전에 흉추를 펴는 운동, 즉 윗등을 펴는 운동을 하라. 경추 디스크 건강에도 도움이 되고 흉추 디스크도 살린다.** 정상적으로 후만곡선을 가진 흉추도 신전해야 합니다! 흉추 신전동작은 어떻게 하냐고? 15장을 찬찬히 읽어 보기 바란다.

몸에 좋은 음식, 목에 좋은 운동

몸에 좋은 음식을 잘 골라서 먹어야 건강해지는 것처럼 목에 나쁜 운동은 최대한 피하고 목에 좋은 운동만 꾸준히 하다 보면 목 디스크 상처는 어느새 기억조차 까마득할 정도로 사라진다.

목덜미와 어깻죽지 근육이 뭉치고 뻣뻣해서 배웠던 여러 가지 스트레칭이 목 디스크를 찢는 동작인 경우가 많다. 목 주변 근육을 강화해야 목 디스크 증상이 좋아진다고 하여 해왔던 목 근력 강화 운동도 피하는 것이 좋다. 맥켄지가 주장했던 턱 당기는 운동도 목 디스크에 해로울 수 있다.

"그럼 목에 좋은 운동은 도대체 어떤 거냐?"라고 반문하는 분들 많을 것이다. 목에 좋은 운동은 요추, 흉추, 경추 신전 운동이다. 왜 좋은지는 앞서 설명한 내용을 읽어 보면 되고 구체적인 방법은 15장을 참고하시라.

요추, 흉추, 경추가 신전된 자세로 유산소운동을 하면 목 디스크 상처를 아물게 하는 데 도움이 된다. 걷기, 달리기, 수영, 등등. 여러 방향으로 몸을 움직이는 구기 운동도 좋다. 탁구, 테니스, 축구, 농구, 등등. 단, 축구를 할 때는 롱 볼에 직접 헤딩하는 것은 피하는 것이 좋다. 골프 라운딩 말고 골프 연습은 목 디스크 손상을 심하게 만들 수 있다. 목 디스크가 다 낫고 나서 연습을 하거나, 시간당 타격하는 연습구의 개수를 대폭 줄여야 한다.

척추위생, 삶이 곧 치료다

다른 위생 활동이 모두 그러하듯이 척추위생 활동도 '일상' 속에서 지속적으로 이루어져야 한다. 척추위생이란 특별한 날을 잡아서 한번에 해결하는 것이 아니라 일상생활 자체가 치료 과정이 되도록 하는 것이다. **목과 허리 통증에 대해서는 삶이 곧 치료인 것이다.** 삶이 곧 치료가 되었던 실제 증례가 있다.

필자가 대학 시절 몸담았던 동아리 역도부의 선배가 왼팔로 뻗치는 심한 방사통으로 고생한다고 연락을 해 왔다. 잠을 못 잘 정도로 아프고 아픈 팔을 들어 뒷머리를 잡으면 덜 아프다고 한다. 전형적인 목 디스크 탈출증이다. MRI상 4-5번 목 디스크, 5-6번 목 디스크, 7-1번 디스크(경추 7번과 흉추 1번 사이의 디스크)에 탈출이 있었다**13.2 참조**. 소염제를 먹어도 해결되지 않아 필자로부터 5번 경수 신경뿌리에 경막외 스테로이드 주사를 맞은 후 좋아졌다.

방사통은 잡혔지만 중요한 치료는 지금부터다. **경막외 스테로이드 주사의 효과는 2~3개월 동안 지속되므로 그 기간 동안 목 디스크를 손상하는 일상생활이 바뀌지 않으면 필연적으로 재발한다.** 척추위생이 필수적인 상황이다. 그런데 이 선배는 60이 훌쩍 넘은 나이에도 불구하고 IT 분야의 얼리어댑터다. 필자도 소싯적에는 C언어로 코딩을 했을 정도로

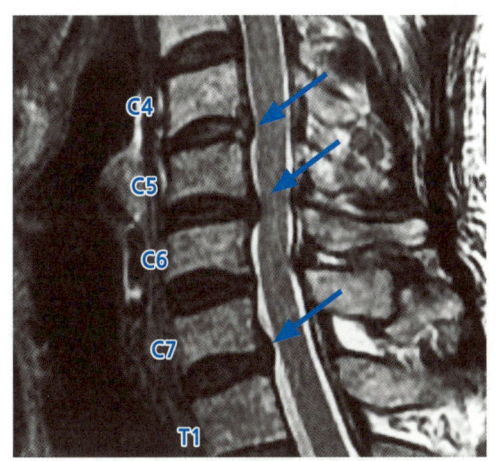
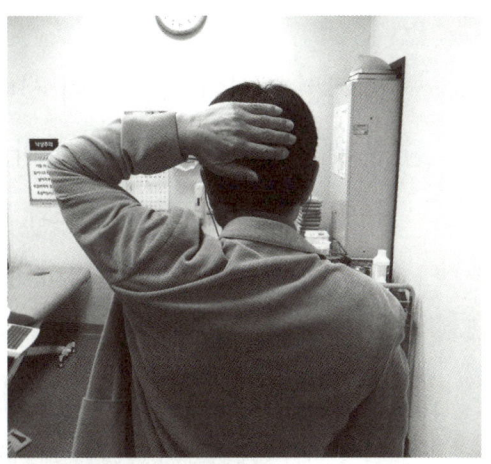

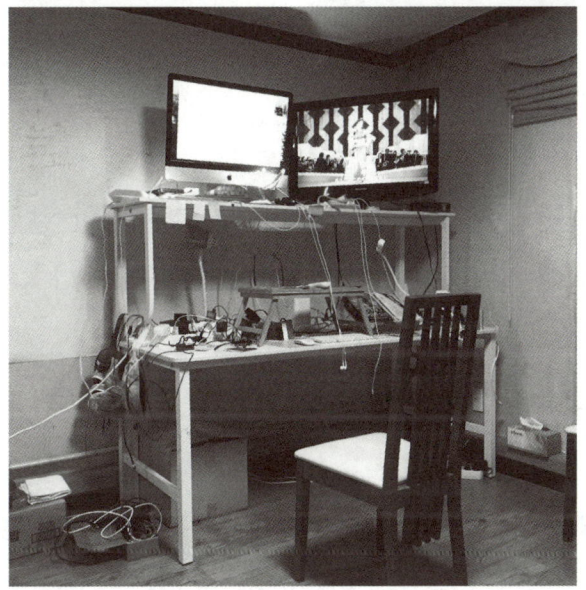

13.2 위의 두 그림은 심한 목 디스크 탈출증 증상으로 경막외 스테로이드 주사까지 맞았던 IT 얼리어답터 선배의 MRI 영상과 통증이 극심할 때 보여준 배코티 증후1권 진단편 305쪽 **9.8** 참조이다. MRI 영상에서는 4-5, 5-6 경추 디스크와 7경추-1흉추 디스크의 탈출(화살표)이 보인다. 아래 그림은 증상 호전 후 보내 온 컴퓨터 책상의 모습. 천정 바로 아래에 두 대의 컴퓨터 모니터를 둔 것을 보니 지난번 목 디스크 탈출증의 방사통이 얼마나 심했는지 짐작이 간다.

13장 경추 척추위생의 핵심 개념

IT에는 자신이 있는데 이 선배로부터는 모르던 것을 많이 배운다. 한마디로 컴퓨터, 스마트폰, 태블릿PC 등이 곧 생활인 분이다. 목 디스크의 구조와 디스크가 찢어지는 이유, 신전동작의 원리를 자세히 설명하면서 일침을 놓는다.

"형님, 지금처럼 컴퓨터와 스마트폰을 계속하시면 분명히 다시 아프게 될 것입니다. 그때는 이번보다 훨씬 더 아프고 더 오래갈 것입니다."
"알겠다, 알겠어."

잠시 난감한 표정이 스쳐 지나가고 체념한 얼굴로 진료실을 나선다. 몇 주 뒤 문자 메시지를 하나 받았다.

"정 박사, 이 정도면 컴퓨터 계속해도 되겠지?"

13.2의 사진은 그 문자와 함께 보내 온 선배의 컴퓨터 책상이다. 9년 전의 일인데 아직까지 목 디스크 증상이 재발했다는 연락은 받은 적은 없다. 재미있는 동영상이 많다는 사이트의 링크는 몇 번 받은 적이 있지만.

가족과 함께하는 척추위생 1

척추위생은 일상생활 속에 깊이 스며들어야 효과가 있다. 생활 자체가 바뀌어야 한다는 뜻이다. 그런 의미에서 가족들의 도움이 필수적이다. 아픈 사람 혼자만 노력하는 것보다 가족들이 힘을 합치면 척추위생은 더 쉬워지고 효과는 배가된다.

다음은 가족의 도움으로 척추위생을 실천해서 좋은 효과를 보았던 실제 상황이다.

한 달 전에 목뒤가 저리고 아파서 응급실을 방문한 병력이 있는 60대 중반의 여성 환자. 두 달 전부터 목 주위로 돌아다니는 통증이 있고 오른팔이 저렸다고 한다. 응급실 방문 때 찍은 MRI에는 6-7번 목 디스크에 작은 탈출이 있다[13.3 참조]. 탈출의 정도가 심하지 않으므로 소염제를 한 달 정도 먹기로 했다. 목 디스크를 손상시킬 수 있는 나쁜 자세와 동작을 자세히 가르쳐 주고 혹시라도 고개를 숙이고 오래 유지하는 일이 있다면 그게 원인이므로 잘 찾아보라고 일러두었다. 한 달 후 다시 찾아왔는데 증상이 많이 좋아졌다.

"소염제를 잘 드셨나 보죠?"

"아……, 사실 약은 잘 못 먹었어요. 속도 안 좋고 해서요."

"흠, 그런데 어떻게 갑자기 이렇게 좋아졌을까요?"

"사실은 석 달 전에 지방에 살던 여동생이 남편과 싸워 우리 집에 왔어요. 둘이 할 일이 없어 매일같이 고스톱을 쳤는데요. 지난번에 설명을 듣고 보니 그게 목 디스크의 원인이었던 것 같네요."

"아하……, 바로 그겁니다. 원인을 잘 찾으셨네요. 훌륭하십니다."

좀 쑥스러운 표정이다.

"뭐, 꼭 제가 찾아낸 것은 아니고……, 고스톱 치는 것을 우리 딸한테 들켜서 못 치게 된 것이 한 달쯤 되었어요."

이래서 가족이 중요하다. 한 가지 아쉬움이 남는다. 고스톱을 즐기면서도 척추위생을 잘 지킬 수 있는 방법이 있는데. 『백년허리 치료편』 371쪽을 보면 고스톱을 즐기면서 척추위생을 지키는 요령이 자세히 소개되어 있다.

가족과 함께하는 척추위생 2

70대 중반 남성이 부인과 함께 진료실에 들어선다. 목에서 팔로 뻗치는 통증이 무척 괴롭고 목을 뒤로 젖히면 왼팔이 저리

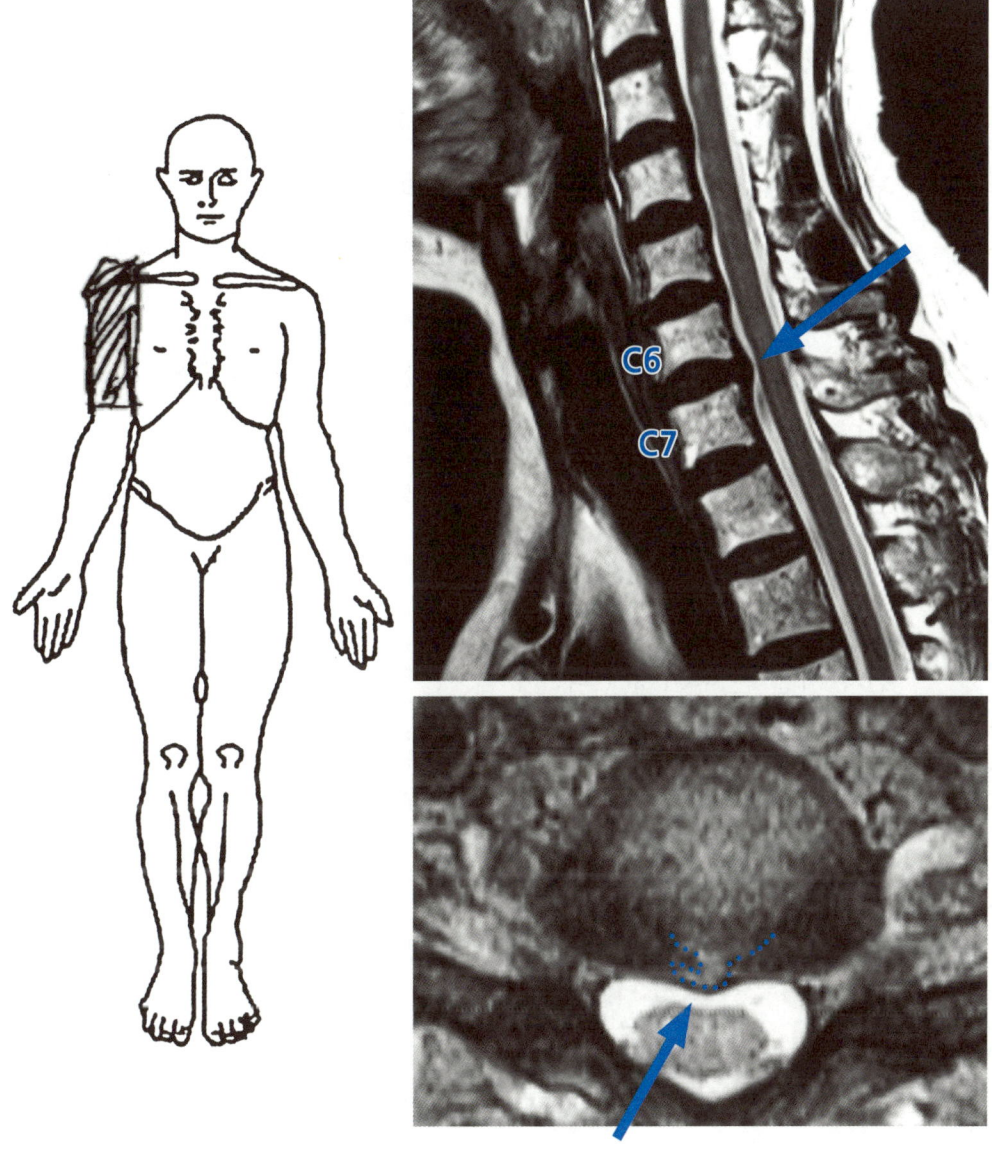

13.3 부부 싸움 후 언니 집으로 온 동생과 고스톱을 많이 쳐서 생긴 목 디스크 탈출증 증상으로 응급실을 찾았던 60대 중반 여성의 통증 그림과 MRI 영상. 6-7 경추 디스크 급성 탈출(화살표와 점선)이 보인다.

고 엄지손가락과 집게손가락까지 뻗쳐 간다고 한다. 똑같은 증상이 색소폰을 불 때마다 더 심해진다. 아침마다 색소폰을 부는데 시작 후 10분간은 무척 아프다가 시간이 지나면서 좀 나아지는 양상이다. MRI를 보니 전형적인 목 디스크 탈출증이다^{13.4 참조}.

다른 병원에서 소염제 치료를 받았는데 효과가 없었다고 한다. 인터넷에 돌아다니는 필자의 목 디스크 관련 동영상을 보고 따라하면서 좀 호전 중이라고 하니 일단 척추위생으로 해결해 보기로 한다.

필자는 그때까지 색소폰 때문에 목 디스크에 문제가 생긴 환자를 본 적이 없었다.

"뭐, 꼭 색소폰 때문에 목 디스크가 생겼을까요? 다른 이유가 있지 않겠습니까?"

따라온 부인이 나선다.

"분명히 색소폰 때문이 맞아요! 얼마나 폼을 잡는데요."

어조가 강경하다. 그러고 보니 색소폰을 강하게 불려면 배에 힘이 들어가면서 척추 디스크의 압력이 높아져 탈출이 더 심해지는 것이 당연해 보인다. 재채기나 기침을 할 때 목 디스크 탈출증 증상이 심해지는 것과 같은 이치이다. 게다가 부인이 "온갖 폼을 다 잡는다."라고 강경하게 주장하는 것을 보니 아마도 등을 앞으로 구부리고 거북목으로 색소폰을 부는 자세^{13.5 왼쪽 참조}를 뜻하는 것으로 보인다.

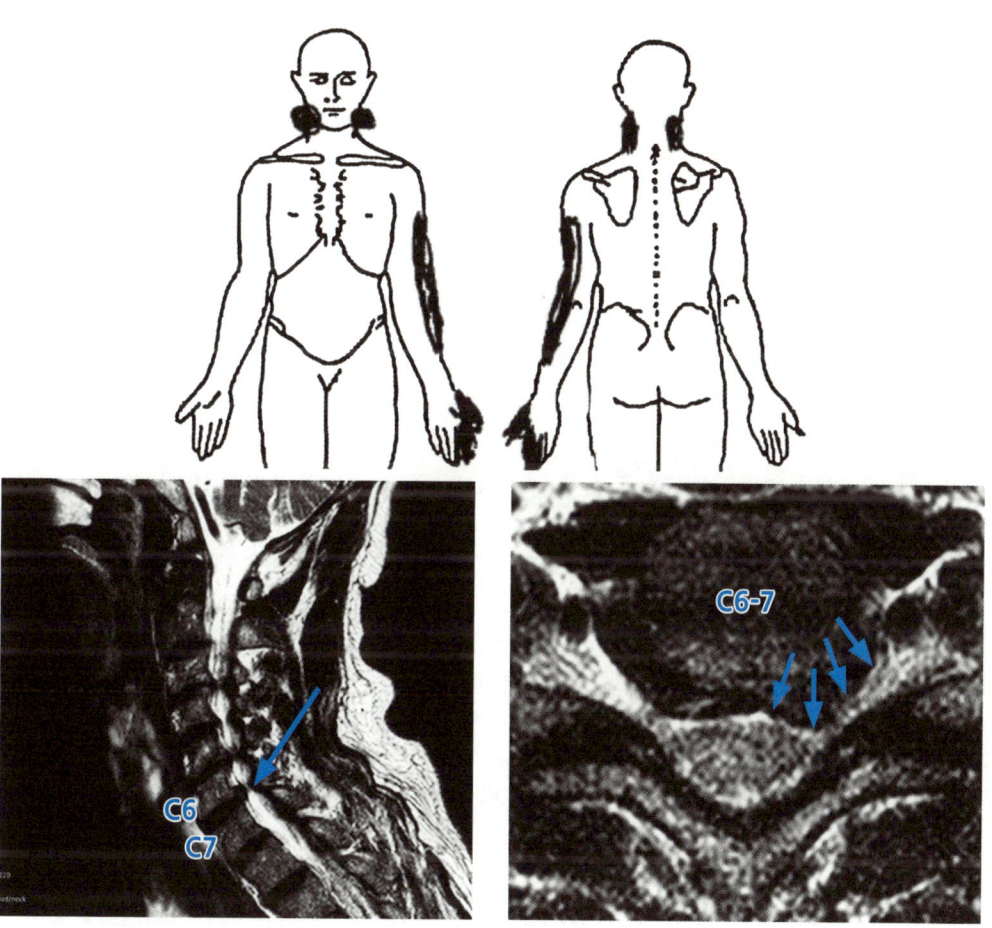

13.4 색소폰 불 때 방사통이 심해지는 70대 중반 남성의 통증 그림과 MRI. 6-7번 목 디스크가 왼쪽으로 탈출되어 왼팔로 심한 방사통이 오는 상황이다.

"그렇다면 색소폰 부는 자세를 좀 바꿔 보세요. 허리와 고개를 뒤로 젖히고 불어 보세요^{13.5 오른쪽 참조}. 악보도 높은 데 올리고 너무 앞으로 수그리는 폼을 잡지 않도록 주의하시지요."

한 달 후.

"좀 어떠세요?"
"이제 훨씬 낫습니다. 색소폰을 부숴 버려서요."

처음에는 색소폰을 중단했다는 말을 수사적으로 표현한 것이라 여겼다.

"아……, 꼭 완전히 중단할 필요는 없습니다. 목을 앞으로 수그리 자세를 피하면서 연주하시면 됩니다. 70이 넘으셨는데 폐활량 유지에도 좋고 사회 활동에도 도움이 될 테니 계속하시지요."

옆에 있던 부인이 의기양양하게 끼어든다.

"이제 하고 싶어도 못 해요. 내가 다 부숴 버렸다니까요!"
"아……."

비유가 아니라 문자 그대로 색소폰이 '파괴'되었나 보다.

"아, 그러시군요. 그렇다면 이제 신전동작을 자주 하시면서 오래오래 행복하게 사시면 될 것 같습니다."

이마의 땀을 가볍게 훔친다. 그 70대 부부의 금실이 어떤지는 알 수 없으나 그토록 열정적인 방법으로 척추위생을 실천하는 것을 보면 앞으로 50년 이상 행복하게 해로할 것은 믿어 의심치 않는다.

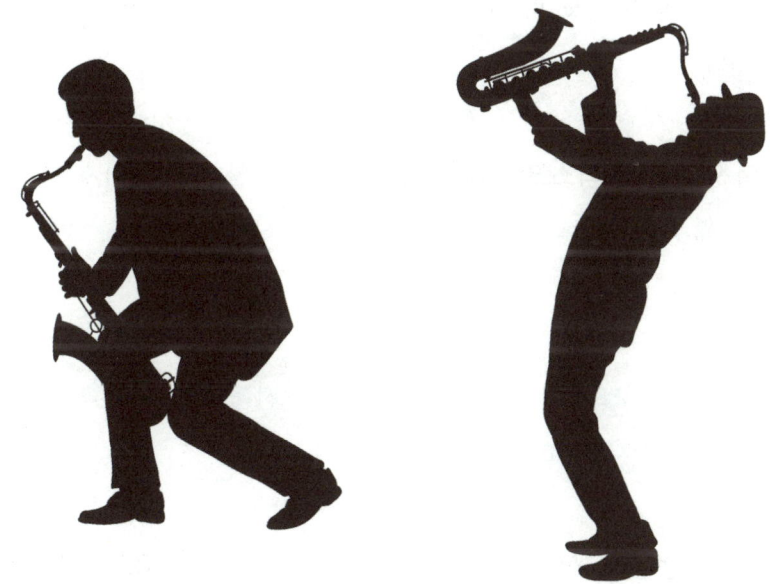

13.5 색소폰을 부는 멋진 모습. 그러나 왼쪽 그림과 같이 굽은 허리에 거북목은 목 디스크 손상의 원인이 될 수 있다. 오른쪽 그림과 같이 허리와 목을 최대한 신전한 자세로 색소폰 연주를 하면 연주를 즐기며 목과 허리도 더 건강해질 수 있다.

요점 정리

1 붙어가는 목 디스크 상처를 다시 찢지 않는 것이 경추 척추위생이다. 다시 찢지만 않으면 디스크 상처는 저절로 아물게 된다.

2 경추 척추위생의 가장 중요한 원칙은 목 디스크를 손상시키는 네 가지 은근힘을 피하는 것이다. 수그리거나 구부리는 은근힘, 돌리거나 꺾는 은근힘, 응시독(凝視毒) 은근힘, 정신적 스트레스 은근힘이 그것이다.

3 허리를 펴야 목도 펴진다. 요추전만이 무너지면 경추전만도 같이 무너진다.

4 턱 당김은 목 디스크에 해롭다. 머리가 몸통의 뒤쪽에 위치하도록 턱을 살짝 치켜 들어라. 귓구멍에서 피가 날 때 등뒤로 흐르는 것이 좋다.

5 정상적으로 후만 곡선을 가지는 흉추도 신전해야 한다. 흉추후만이 심해지면 거북목이 된다.

6 척추위생을 위해서는 스스로의 생활을 바꿔야 한다. 때로는 가족들의 적극적인 도움이 필요하다.

7 나쁜 목 운동은 절대로 따라 하지 마라. 좋은 목 운동이 따로 있다.

14장

스위스 치즈 척추위생: 목 디스크 100년 동안 사용하는 방법

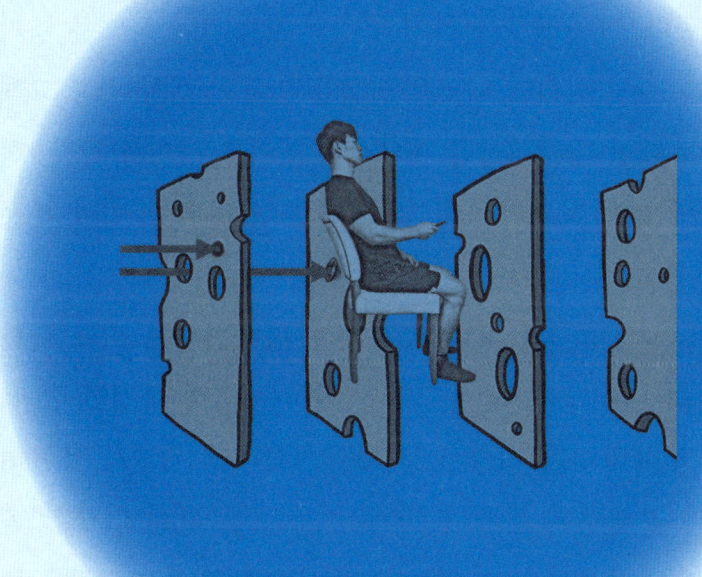

스위스 치즈 척추위생

찢어진 척추 디스크를 아물게 하는 가장 현명한 방법은 찢어진 디스크를 더 이상 찢지 않도록 노력하는 것이다. 그것이 바로 척추위생이다. 상처를 받아 아픈 디스크를 더 이상 괴롭히지 말라는 것이다.

일상생활의 다양한 자세와 동작에서 체중의 60퍼센트를 차지하는 상체를 늘 떠받치고, 각종 운동 동작 중 하체의 힘을 상체로 전달하는 역할을 맡은 허리의 경우, 찢어진 디스크를 다시 다치지 않게 노력하는 척추위생을 제대로 지키기가 매우 어렵다. 매사에 치밀하게 자신의 요추전만 상태를 챙기지 않으면 자칫 허리에 해로운 상황을 만들기 십상이다. 그래서 **허리에 대한 척추위생은 깨알같이 챙기고 지켜야 한다. 허리를 낫게 하는 척추위생을 "깨알 같은 척추위생"이라 부르는 이유이다.**

이에 비해 목 디스크를 보호하는 척추위생은 비교적 단순하다. 목 디스크는 5킬로그램 남짓하는 머리 무게만 잘 버티면 되기 때문이다. 5킬로그램 남짓의 머리 무게가 은근히 오랫동안 가해져야 문제가 생기기 때문에, 자신의 **생활 속 각 영역에서 잘못된 목 자세로 오랜 시간을 보내지 않도록 노력하기만 하면 된다.** 허리 구부려 신발 끈 한 번 잘못 묶으면 '석 달 척추위생 도로아미타불'이 되는 허리와는 다르다는 것이다. 훨씬 더 쉽다. **허리 아픈 사람은 평생 회원이고 목 아픈 사람은 연간 회원이라 부르는 이유이다.**

그래서 **목 디스크에 대한 척추위생은 깨알이 아니라 스위스 치즈이다.** 왜 갑자기 스위스 치즈 타령이냐고? 1권 진단편 117쪽, '스위스 치즈 효과에서 찾아내는 희망'을 다시 한번 읽어 보기 바란다. 불규칙하게 구멍이 난 여러 장의 스위스 치즈를 겹쳐 놓았을 때 우연히 각 구멍의 위치가 맞아떨어져 여러 장의 치즈판이 쉽게 관통되는 것과 같은 현상으로 목 디스크 손상이 생긴다는 말이다. **여러 장의 치즈판 중 하나만이라도 구멍을 막거나 줄이면 관통을 막을 수 있는 것처럼 생활 속에서, 나쁜 목 자세로 문제가 될 수 있는 각 영역들에서 척추위생을 잘 지켜 그 구멍을 막아 나가면 지옥 같은 고통에서 비교적 쉽게 벗어날 수 있다**^{14.1 참조}.

지금까지 많은 목 디스크 환자들을 만난 필자의 경험으로는 목 디스크를 찢는 상황이 발생할 수 있는 일상생활의 영역은 크게 여섯 가지로 나눌 수 있다. **업무, 수면, 이동, 업무 외 활동, 정서적 문제, 운동 등 여섯 가지 분야의 활동 영역**, 즉 여섯 장의 스위스 치즈가 있다는 것이다. **목 디스크를 위한 척추위생은 여섯 장의 스위스 치즈를 잘 관리하면 된다는 뜻이다.**

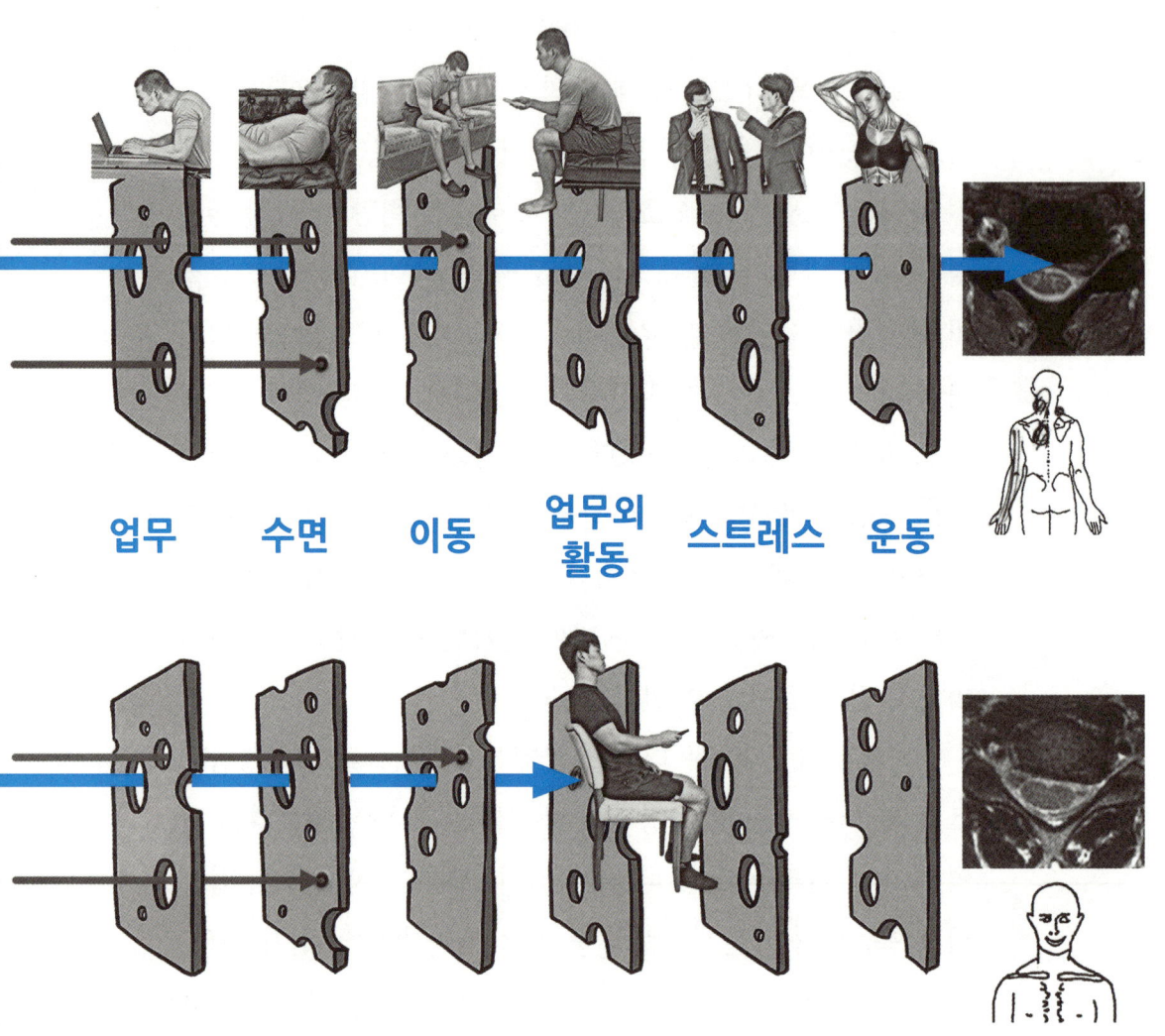

14.1 스위스 치즈 척추위생의 개념도. 각 영역에 존재하는 목 디스크 파괴 요인, 각각의 스위스 치즈판에 생긴 구멍을 잘 막음으로써 목 디스크에 더이상 상처를 가하지 않으면 시간이 흐르면서 차츰 목 디스크의 상처가 아물게 된다는 개념이다.

신전동작-스위스 치즈 척추위생을 위한 기본 자세

척추위생의 기본은 좋은 자세이다. 일상생활에서 **모든 활동을 할 때 좋은 자세를 유지하는 것이 바로 척추위생이다.** 좋은 자세의 기본은 경추전만이며 경추전만은 신전동작으로 만든다. 일자목, 거북목으로 자신의 목 디스크를 하루 종일 학대하는 사람은 결코 목 디스크 통증에서 벗어날 수 없다. 시도때도 없이 신전동작을 반복하여 경추전만을 만들어야 한다. 경추 신전동작은 15장 '목 디스크가 운동을 만날 때 – 4마라 4하라'를 참조하라.

　서 있을 때 가능하면 허리를 꼿꼿이 유지해야 한다. 허리가 무너지면 목은 같이 무너진다^{1권 진단편 46쪽 1.5 참조}. 요추전만이 확립되면 경추전만은 자연스럽게 따라온다. 걸을 때 허리를 꼿꼿이 하고 가슴을 활짝 열고 턱을 약간 치켜들고 걷는다. **가슴을 들어올리고 활짝 열어 '당당한 가슴'을 만들면 요추전만도 살아나고 흉추도 신전되어 경추전만이 더 쉽게 생긴다**^{14.2 참조}.

　혹자는 서거나 걸을 때 턱 당김(chin-tuck)을 추천하기도 한다. 맥켄지의 턱 당김 동작에서 유래된 이론이다. 그러나 12장에서 언급했듯이 턱 당김은 목뼈를 앞으로 구부리는 힘을 가할 수 있어 피하는 것이 좋다. **턱을 살짝 치켜드는 것이 좋다.** 남들에게 건방진 태도로 보일 우려가 있으나 목 디스크 통증으로 고생하는 사람은 그런 것을 걱정할 겨를이 없다. 내 코가 석 자인데 남 눈치 보면서 눈물 나는 목 디스크 통증을 감수할 수는 없지 않은가?

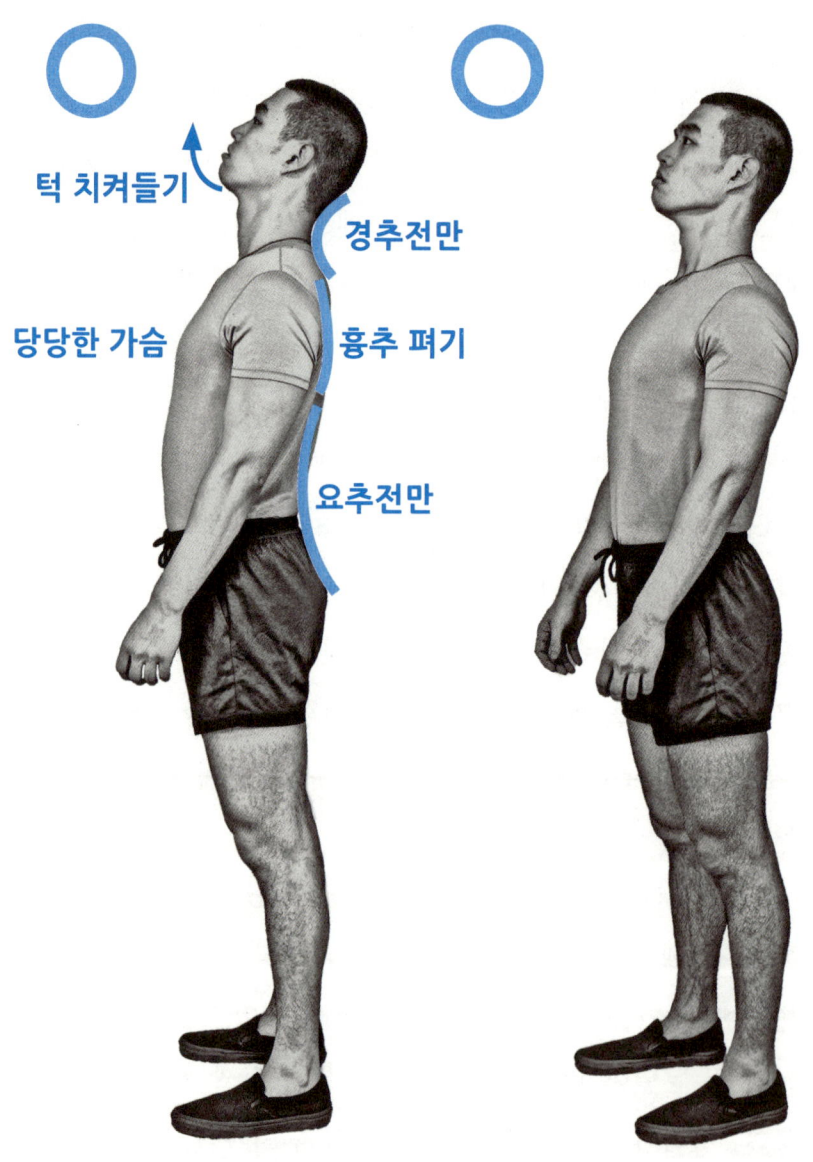

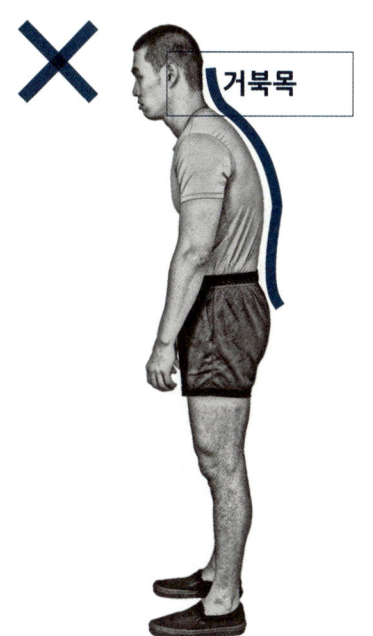
거북목

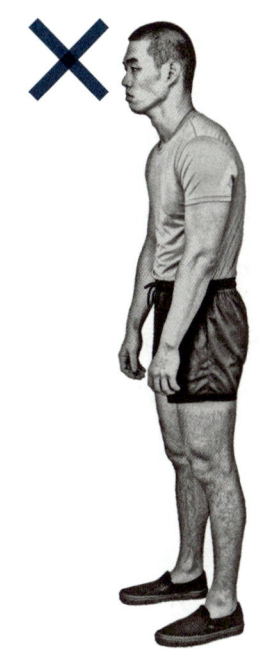

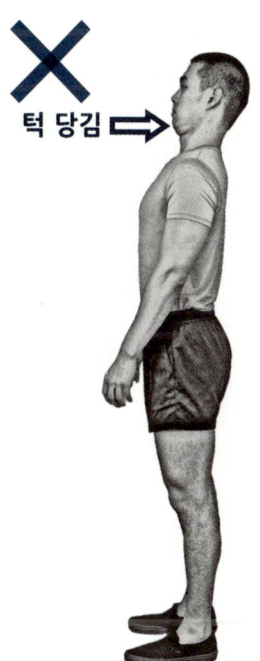
턱 당김

14.2 경추 척추위생을 위한 좋은 자세로 서기. 서 있을 때 허리를 꼿꼿이 펴는 것이 목을 보호하는 가장 좋은 방법이다. 요추전만이 살아나야 경추전만이 산다. **정상적으로 후만 곡선을 가지는 흉추도 신전, 즉 펴주는 것이 좋다. 가슴을 들어올려 당당한 가슴을 만들면 요추진만도 좋아지고 흉추도 신전된다.** 턱을 당기는 자세를 추천하는 경우(아래 오른쪽 그림의 화살표)가 있는데 이는 목 디스크에 해로울 수 있다.

앉을 때도 요추전만을 최대한 유지한다. 가능하면 등받이에 요추전만을 받쳐 주는 굴곡이 있는 의자를 택한다. 이런 의자에 **엉덩이를 깊이 넣고, 허리를 자연스럽게 펴서 기대기만 해도 요추전만이 유지된다.** 등받이가 없는 의자에 앉을 때는 **가슴을 들어올려 허리를 꼿꼿이 편다**14.3 참조. 앉아 있을 때도 턱당김은 피하고 턱을 살짝 치켜들어야 한다.

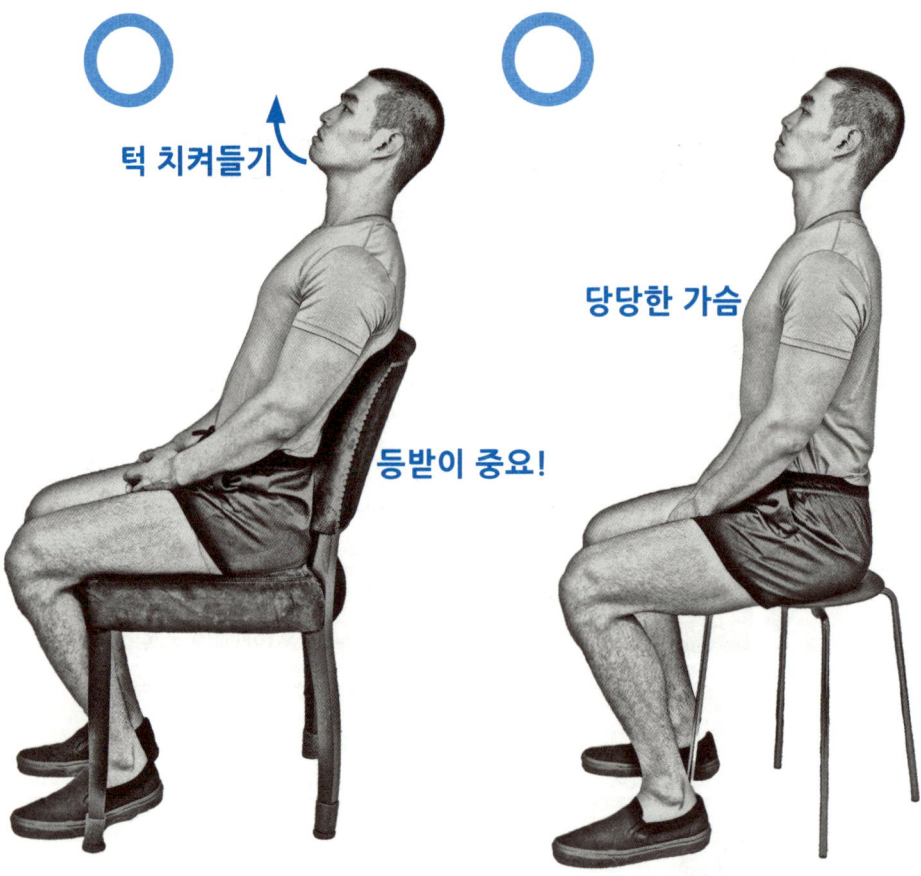

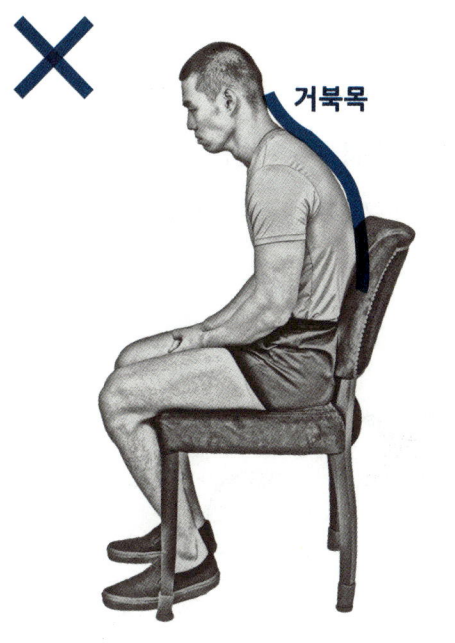
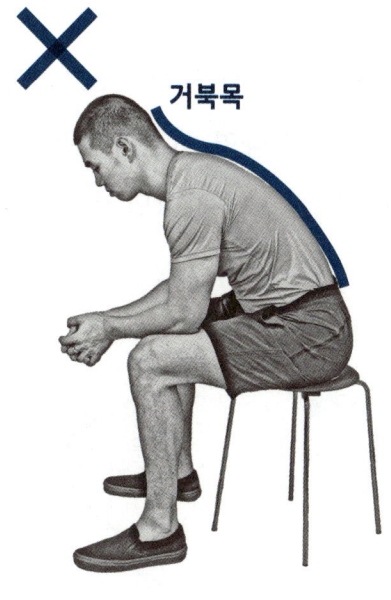
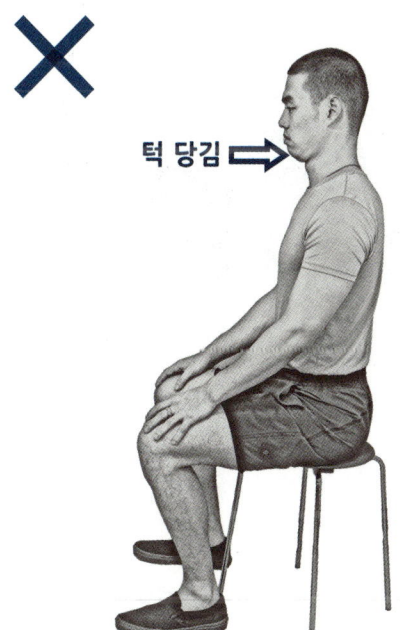

14.3 경추 척추위생을 위한 의자에 앉는 자세. 의자에 앉을 때 요추전만이 무너지지 않도록 하는 것이 목을 살리는 길이다. 등받이가 없으면 허리를 꼿꼿이 세워야 하고, 등받이가 있으면 기대는 것이 좋다. 앉아 있을 때도 턱 당김(아래 오른쪽 그림의 화살표)은 피하는 것이 좋다.

방바닥에 양반다리나 쪼그려 앉는 것은 최대한 피해야 한다. 피할 수 없다면 허리와 흉추를 최대한 세워 경추전만을 만든다^{14.4 참조}. 가능하다면 벽에 기대어 앉는 것도 도움이 된다.

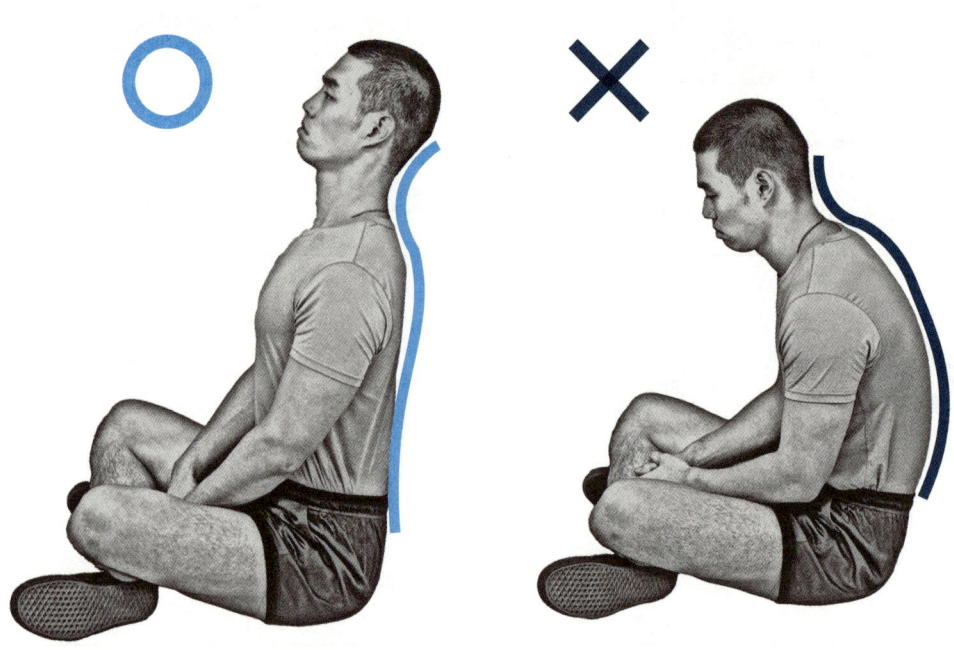

14.4 경추 척추위생을 위한 방바닥에 앉는 자세. 가능하면 방바닥에 앉는 것을 피하는 것이 좋다. 그러나 어쩔 수 없이 방바닥에 앉아야만 한다면 **허리를 최대한 펴고, 흉추와 경추를 펴서 앉는 것이 좋다.**

업무 중 척추위생 - 모니터의 위치

현대인의 업무 중 가장 많은 시간을 보내는 것은 컴퓨터 모니터를 쳐다보는 작업일 것이다. **컴퓨터 모니터를 쳐다보는 자세만 고쳐도 목 디스크를 찢는 은근힘을 절반으로 줄일 수 있다.** 컴퓨터 모니터의 위치를 정하기 위해서는 **먼저 목에 좋은 자세로 앉은 다음, 그 앉은 자세에서 편안하게 볼 수 있는 위치로 모니터를 올리는 것이 중요하다.** 요추전만, 경추전만을 최대한 갖춘 좋은 자세로 의자에 앉았을 때 모니터의 중심부의 높이가 눈의 높이와 같거나 조금 높은 것이 좋다14.5, 14.6 참조.

모니터를 오른쪽이나 왼쪽에 두는 것은 **고개를 돌리는 은근힘을 조장한다**. 목 디스크가 한쪽으로 찢어지는 나쁜 힘을 지속적으로 가하게 된다. 모니터는 정가운데 두는 것이 좋다14.7 참조. 두서너 대의 모니터를 동시에 쳐다보는 경우 오른쪽이나 왼쪽에 위치한 모니터를 집중적으로 보지 않도록 노력하는 것이 필요하다.

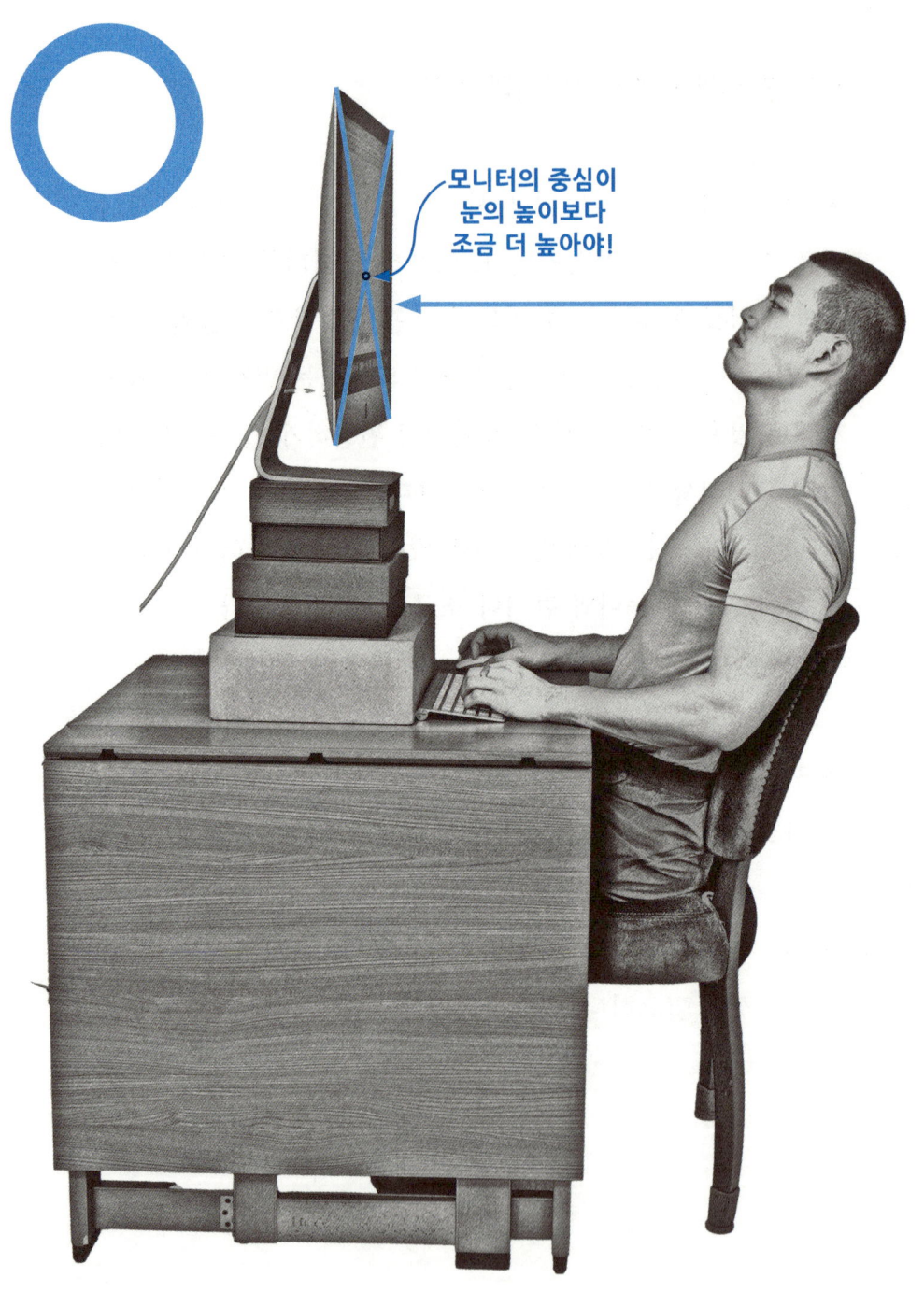

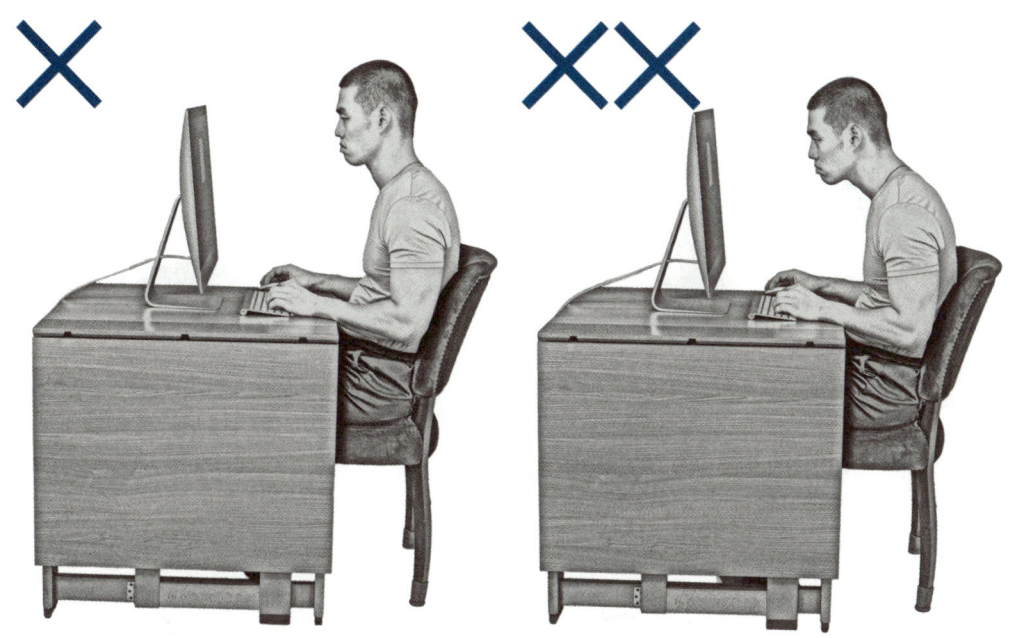

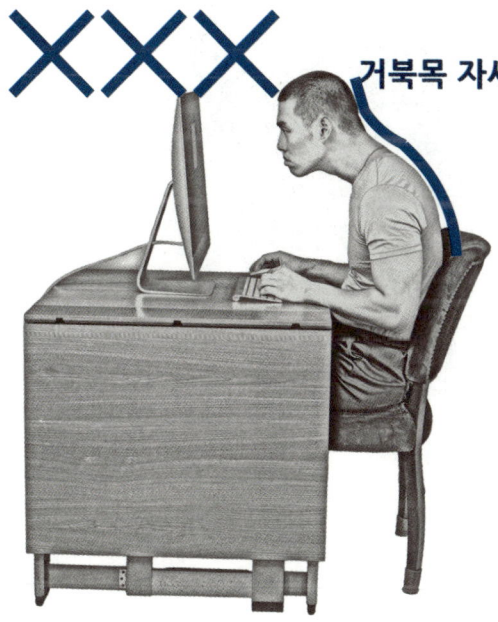

거북목 자세

14.5 척추위생을 위한 컴퓨터 모니터의 높이. 컴퓨터 작업할 때 목과 어깨가 아프다면 모니터 높이를 체크해 봐야 한다. **구부리는 은근힘으로 목 디스크를 찢지 않으려면**, 먼저 좋은 자세로 앉은 다음, 그 자세에서 자연스럽게 모니터를 볼 수 있도록 높이를 맞춰야 한다. **요추전만과 경추전만이 완성된 자세에서 모니터의 중심이 눈의 높이와 비슷하거나 좀 더 높은 것이 좋다.**

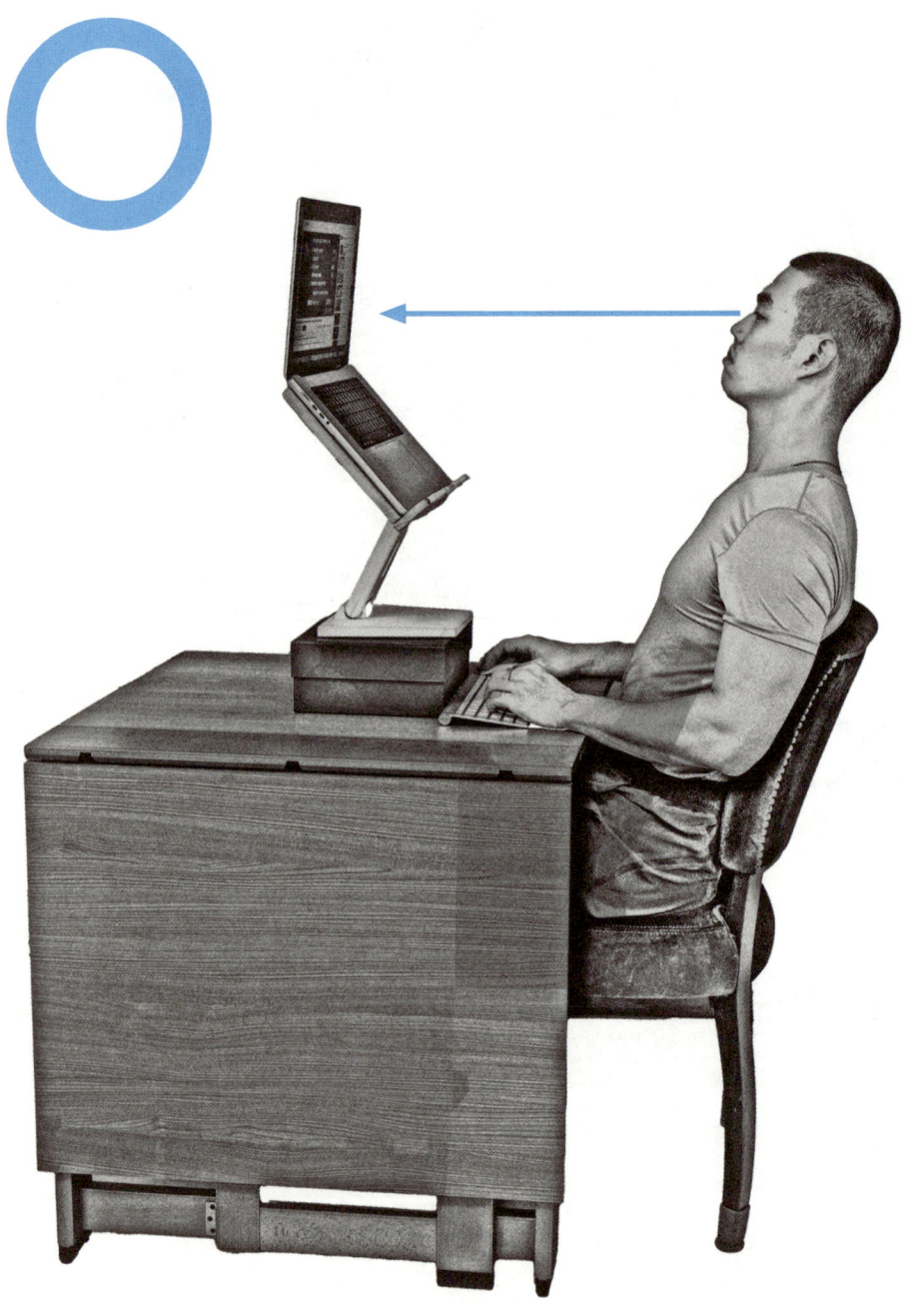

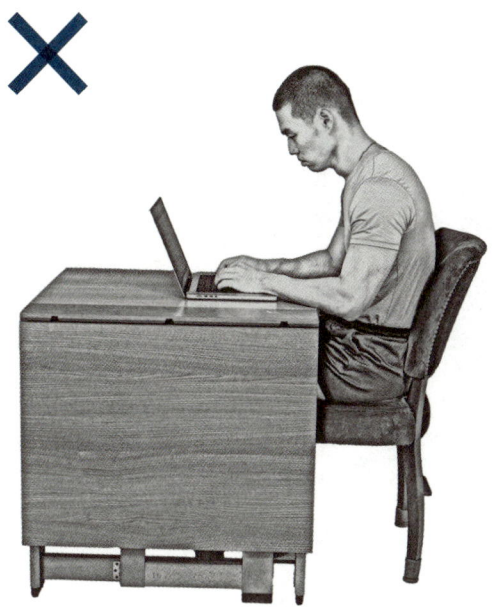

14.6 노트북컴퓨터 작업을 할 때의 척추위생. 노트북컴퓨터 작업을 할 때는 받침대를 이용하여 모니터를 높이 올릴 수 있도록 해야 한다. 노트북컴퓨터를 책상 위에 놓으면 허리와 목이 구부러질 수밖에 없다. 여기에 몰두 본능까지 발휘되면 바로 거북목이 된다.

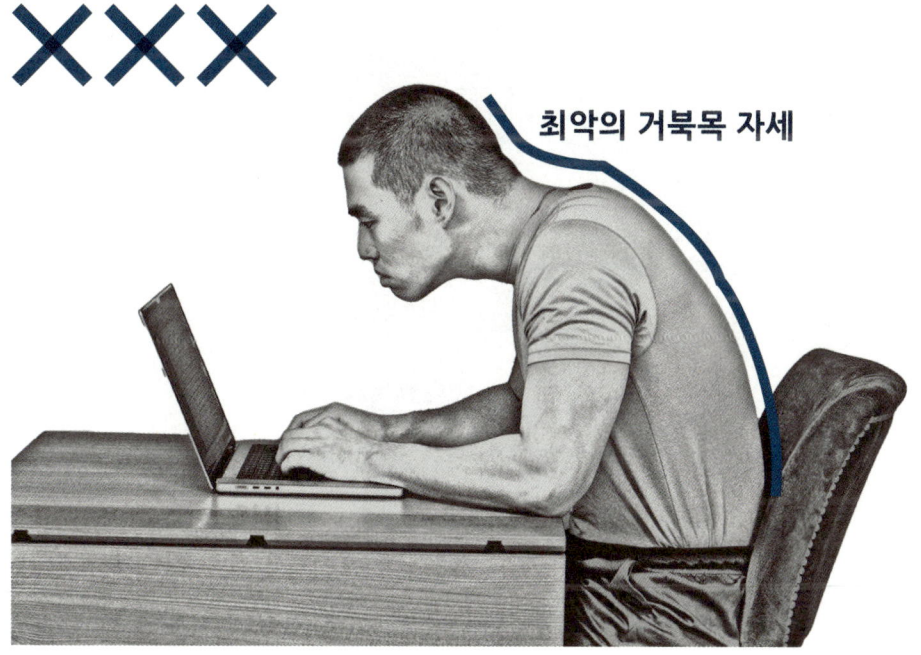

최악의 거북목 자세

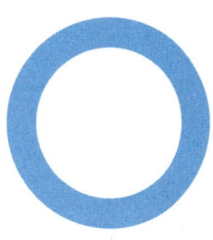
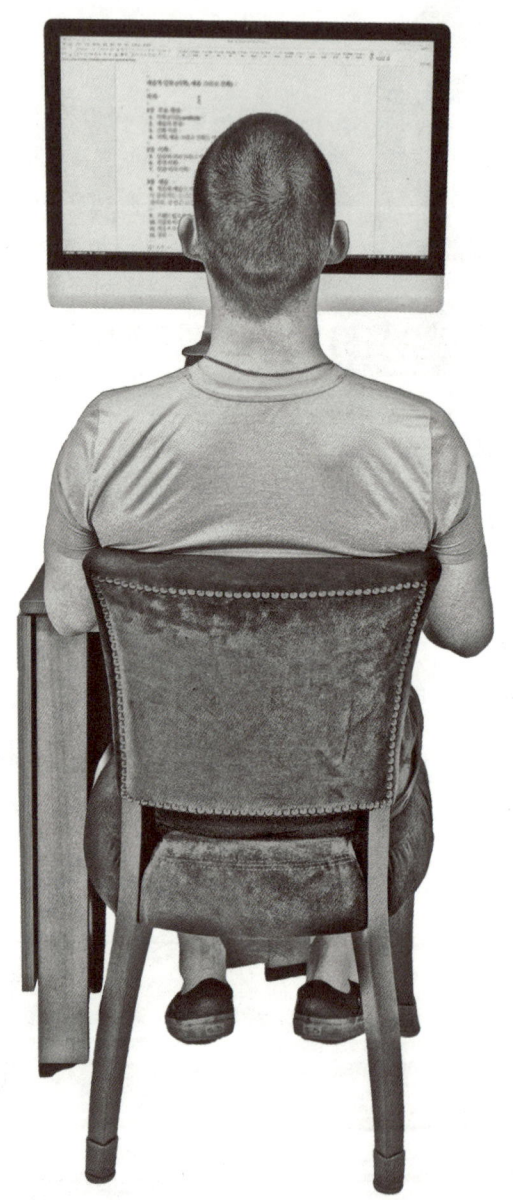

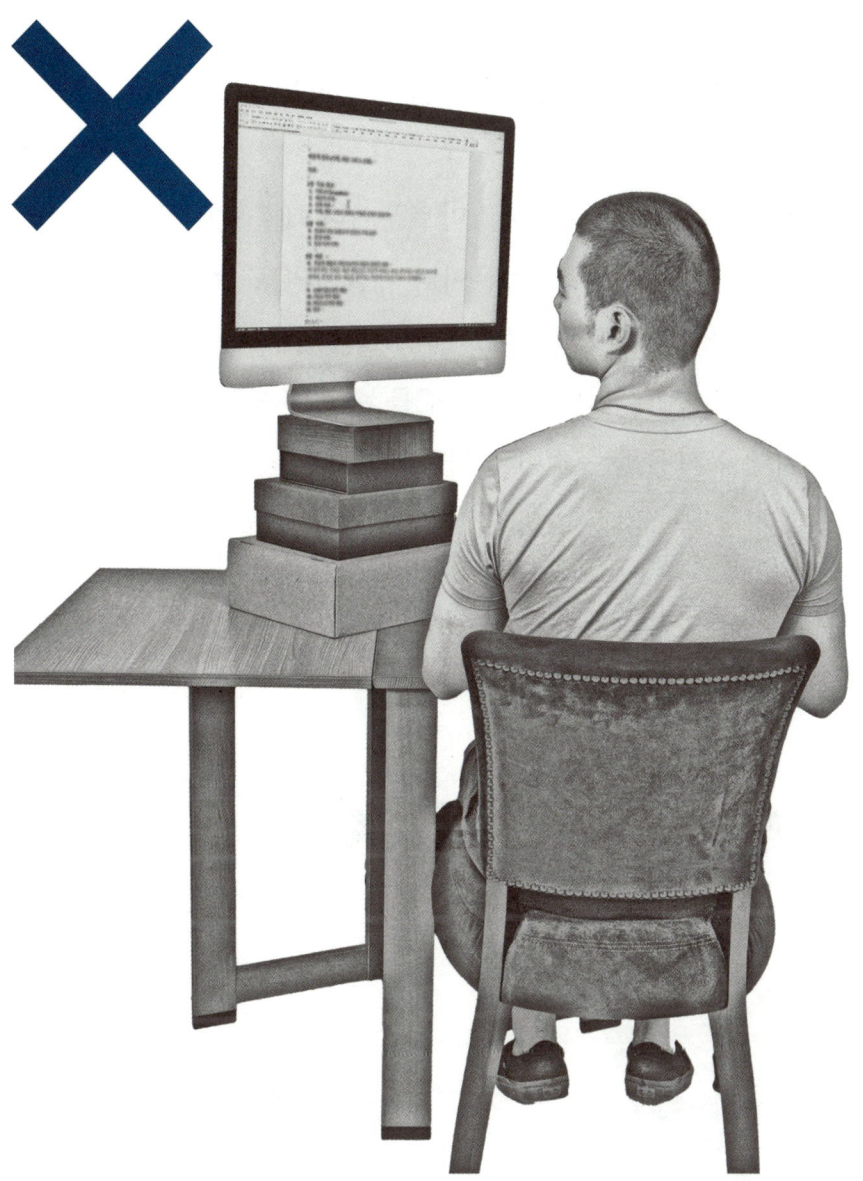

14.7 척추위생을 위한 모니터의 위치. 고개를 한쪽으로 돌려 오래 유지하면 **돌리는 은근힘**이 작용하여 디스크를 찢는다. 모니터는 정가운데 두는 것이 가장 좋다.

업무 중 척추위생 – 스마트폰/태블릿PC의 위치

젊은 세대일수록 컴퓨터 대신 스마트폰이나 태블릿PC로 업무를 보는 시간이 길다. 스마트폰이나 태블릿PC도 목 디스크에 미치는 은근한 나쁜 힘의 주요 원인이다. 척추위생 자세를 지키기 위해 스마트폰이나 태블릿PC를 손으로 높이 들고 보거나 거치대를 사용하는 것이 좋다 **14.8 참조**. 어떤 거치대가 척추위생에 가장 좋은지는 밝히기 어렵다. 스폰서 들어온 곳이 없어서.

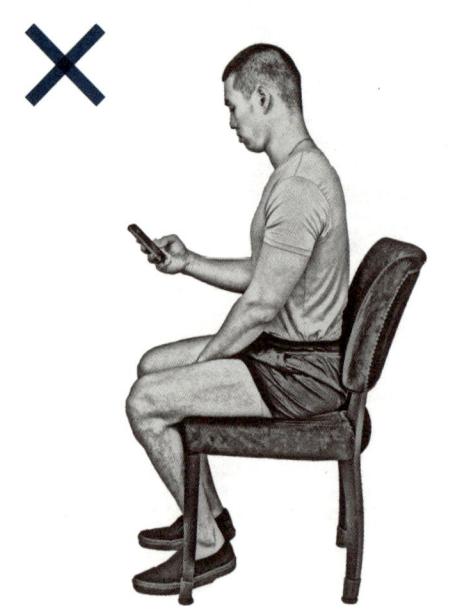
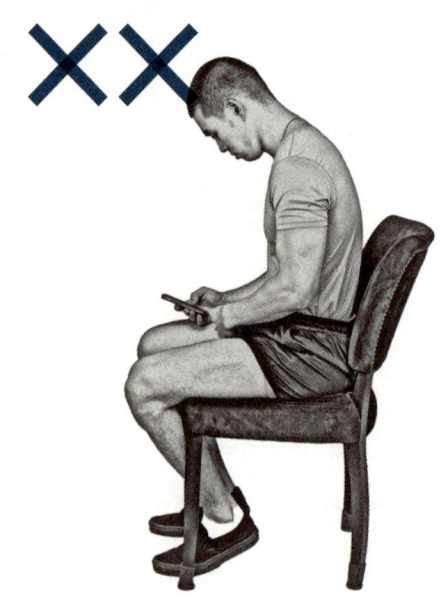

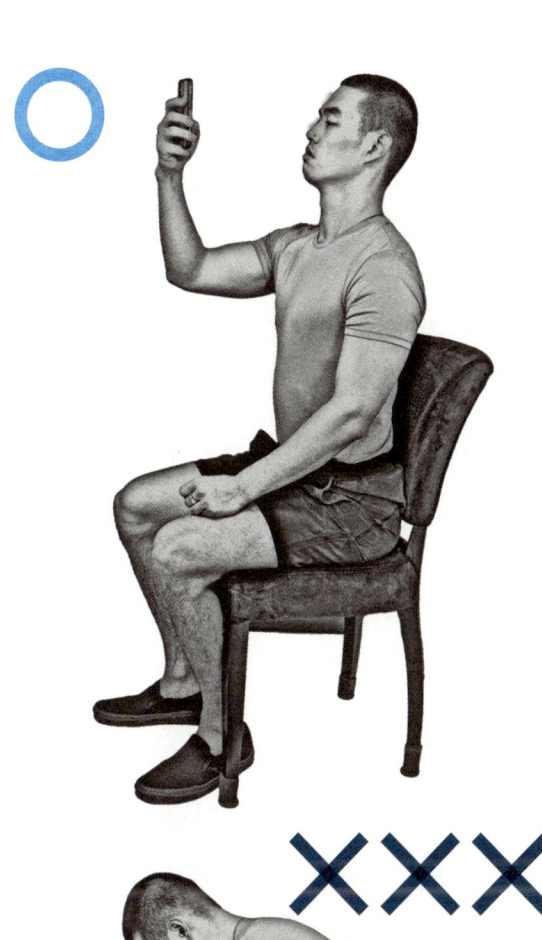
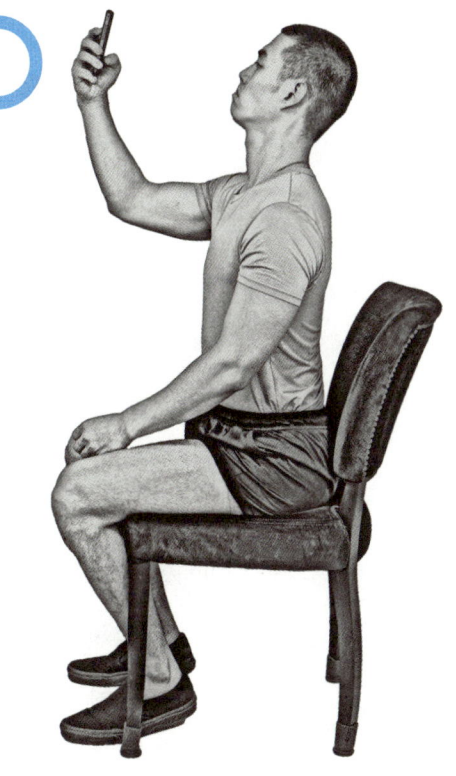
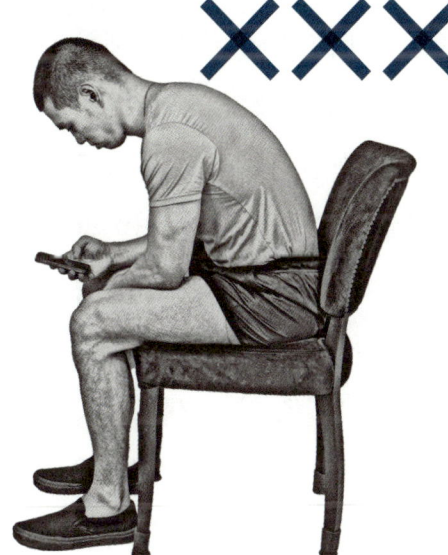

14.8 스마트폰의 위치. 2009년 스마트폰이 보급된 이후 목 디스크 질환의 발생이 크게 늘었다. 스마트폰이나 태블릿PC의 위치를 가능한 한 높이는 것이 정답이다.

업무 중 척추위생 – 글을 읽거나 쓸 때

학생들이 공부할 때는 종이책을 읽거나 노트에 손 글씨를 써야 할 때가 많다. 이 역시 목 디스크에 미치는 은근힘으로 작용한다. 책을 읽을 때는 독서대를 높이 올려 고개가 구부러지지 않게 해야 한다. 노트에 글을 쓰는 자세는 단순한 독서대로 해결할 수 없다는 것이 문제다. 책상 위에 노트를 놓고 척추위생 자세를 지키면서 글을 쓰거나 그것이 어렵다면 기울어지는 책상을 사용하기를 권한다**14.9 참조**.

가끔 로스쿨에 다니는 학생이 목 디스크 문제로 진료실을 찾아와 큰 걱정을 한다. 시험 볼 때 5시간 넘게 답안지를 써야 한다는 것이다. 시험장에 기울어진 책상을 들고 들어갈 수도 없는 딱한 상황이다. 이럴 때는 최대한 척추위생 자세로 답안지를 작성하다가 자주자주 신전 동작을 해 주는 것이 최선의 방법일 것이다. 설령 시간이 모자라 신전동작을 못 하고 어쩔 수 없이 5시간 동안 나쁜 자세로 답안지에 답을 써야만 해도 너무 걱정할 필요 없다. **시험 중에 찢은 목 디스크는 시험이 끝나고 차츰 붙이면 되기 때문이다.**

목 디스크가 인생을 만날 때, 때로는 목 디스크를 잠시 희생해야 할 경우가 있다. 목 디스크보다는 인생이 중요할 때가 있기 때문이다. 그러나 너무 걱정할 필요는 없다. 찢어진 목 디스크는 지속적으로 나쁜 힘만 가하지 않는다면 상처가 다시 아물어 붙기 때문이다.

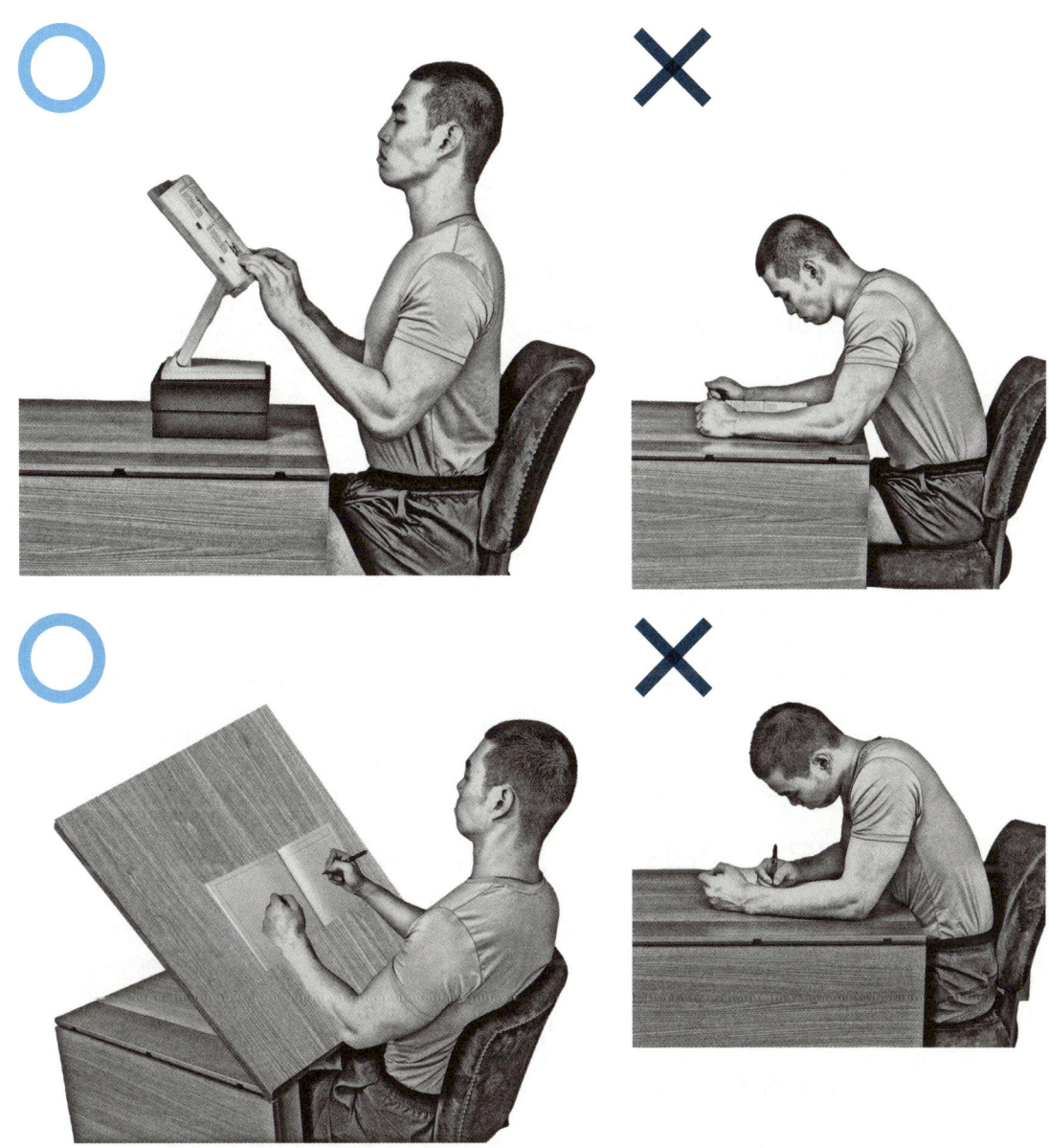

14.9 글을 읽거나 쓸 때의 척추위생. 책이나 공책을 책상에 놓고 읽거나 쓰면 허리와 고개가 당연히 앞으로 숙여진다. 읽을 때는 독서대를 사용하고 쓸 때는 비스듬한 책상을 사용하는 것이 좋겠다.

호랑이에게 물려가도 정신만 똑바로 차리면 되듯 인생의 중요한 사건에 목 디스크가 치여 찢어지는 상황에도 척추위생만 잘 지키면 된다. 상황이 여의치 않아 어쩔 수 없이 목 디스크가 찢어져도 절망할 필요 없다. 지금부터라도 정신을 똑바로 차리고 척추위생만 잘 지키면 찢어졌던 상처가 다시 붙는다.

업무 중 척추위생 – 모니터 응시독 해독을 위한 30:3 원칙

아무리 모니터, 태블릿PC, 책의 높이와 위치가 좋아도 응시의 시간이 길어지면 응시독(凝視毒)이 생긴다 1권 진단편 100쪽 '호환, 마마보다 무서운 응시독(凝視毒)' 참조. 응시의 시간이 길어지면서 응시독 은근힘이 목 디스크에 쌓여 후방 섬유륜을 찢고, 종판을 깨고, 디스크 탈출을 일으킨다. 따라서 응시의 시간이 길어질 때는 응시독을 해독하는 체조를 하는 것이 좋다. **응시독 해독 체조는 하라 4의 목 지킴이 품새 1~4장을 추천한다. 목 지킴이 품새란 압박되어 찢어질 위험에 처해 있는 목 디스크를 살리는 좋은 운동이다.** 15장 '목 디스크가 운동을 만날 때 – 4마라 4하라'를 참조하라.

　응시의 시간이 30분을 넘어가면 잠시 응시를 멈추고 경추 신전 자세 14.10 참조, 즉 **목 지킴이 품새 1장으로 3분간 눈을**

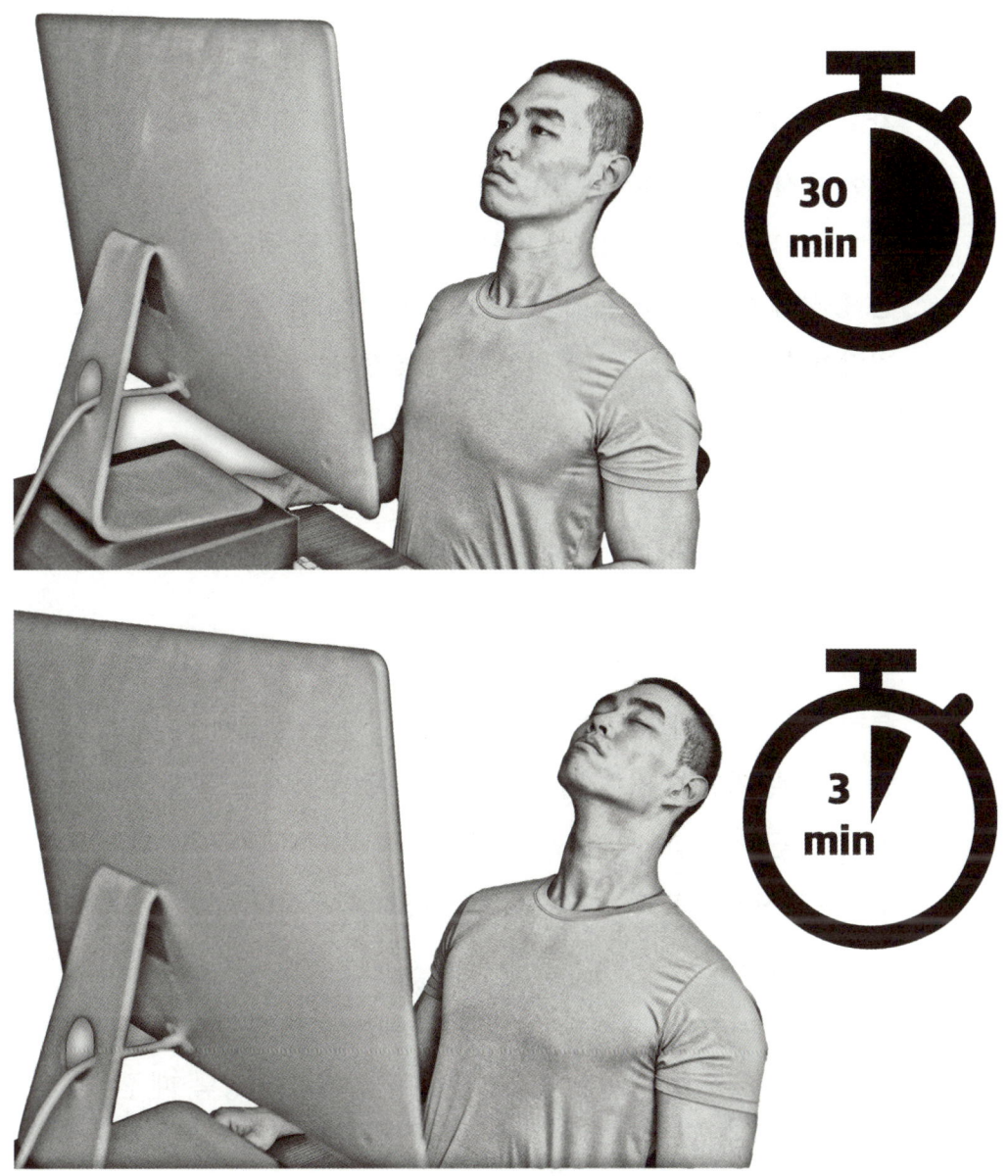

14.10 응시독 해독을 위한 30:3 원칙. 아무리 자세가 좋고 모니터가 높아도 오랫동안 전방을 응시하는 작업은 목 디스크를 압박한다. 그것이 바로 응시독이다. 응시하는 시간이 30분을 지나면 3분간 눈을 감고 신전 자세로 목 디스크에 생기를 불어넣어야 한다.

감고 응시독을 해독(害毒)해 주는 것이 좋다. 응시독 해독을 위한 **응시와 신전 휴식의 30:3의 원칙**이다.

모니터 응시의 시간이 수 시간을 넘어가면 **좀 더 차원 높은 응시독 해독 체조를 해야 한다. 때와 장소를 잘 가려서 목지킴이 품새 2~4장을 시전하는 것이 좋겠다.**

업무 중 척추위생 – 회의/상담할 때

회의나 상담이 길어지면 목 디스크에 해로운 기운을 가한다. 특히 회의의 주제가 무겁거나, 대화를 나누는 상대가 껄끄러울 때 나쁜 기운이 더 강해진다_{14.11 참조}. 정신적인 스트레스는 목 주변 근육에 힘이 들어가게 해서 목 디스크에 은근한 나쁜 힘, 즉 **정신적 스트레스 은근힘을 가하기 때문이다.**

모니터가 왼쪽이나 오른쪽에 위치하는 것이 목 디스크에 나쁜 영향을 주듯, 회의나 상담을 할 때도 한쪽 방향을 줄기차게 쳐다보고 있는 것은 해롭다_{14.11 참조}. 회의나 상담 때 앉는 의자의 위치를 자주 바꿔주는 것이 좋겠다.

회의 중 목 디스크에 가하는 은근힘을 최소화하기 위해 허리(요추)와 윗등(흉추) 그리고 목(경추)을 최대한 펴고 정면을 바라보는 자세로 앉는 것이 좋다_{14.12 참조}.

무거운 주제의 회의가 길어지면 신전동작을 자주 하는

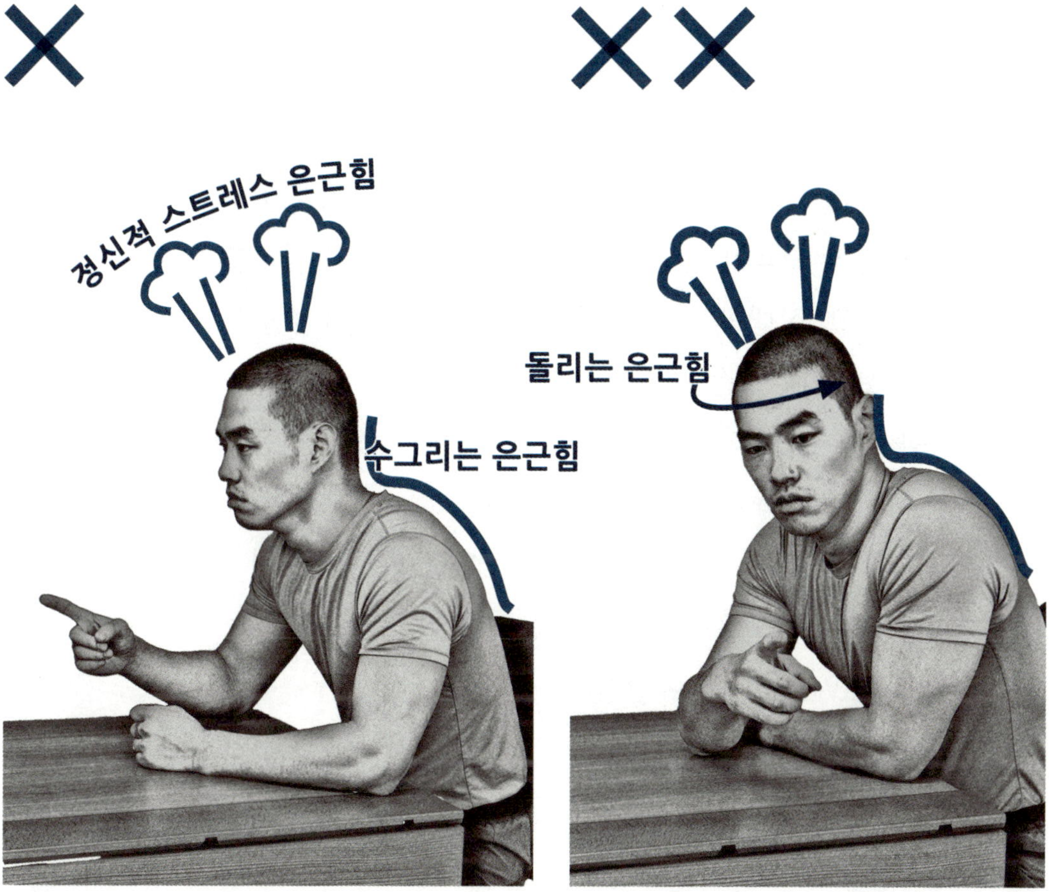

14.11 회의나 상담 중에 화를 내는 것은 척추위생에 해롭다(왼쪽). 몰두 자세가 되어 **수그리는 은근힘**이 작용하는 동시에 **정신적 스트레스 은근힘**도 가해지기 때문이다. 옆에 앉은 사람에게 화를 내면 **돌리는 은근힘**까지 추가되어 더 해롭다(오른쪽).

것이 좋다. 회의 참석자들 중에 평소 안 좋은 감정이 있는 사람이 많을수록 신전동작은 더 자주 해야 한다. **진상 고객(進上 顧客)과 상담할 때 진상도(度)가 높을수록 신전동작의 빈도도 비례해서 높아져야만 한다.**

　중요한 것은 신전동작을 자주 할 때, 껄끄러운 회의 참석자나 진상 고객이 눈치채지 않도록 신전동작의 범위를 최대한 줄이고, 상대방의 발언에 최대한 공감하는 표정을 짓는 것이 중요하다. 가슴을 펴면서 양쪽 견갑골을 살짝 붙이면서, 눈을 감고 턱을 약간 치켜들어 고개를 뒤로 젖힌 다음 그대로 멈추지 말고 가볍게, 작은 진폭으로, 고개를 끄덕이는 회의/상담용 끄덕이는 '**완전 공감 신전동작**'을 익히는 것이 필요하다 14.12 참조. 책으로 설명이 어려운 미세한 동작은 유튜브 채널 정선근TV에서 다룰 예정이다.

업무 중 척추위생 – 기타

필자의 진료실을 찾은 많은 목 디스크 환자분들을 만나면서, 다양한 직업의 다양한 동작이 목 디스크에 나쁜 영향을 끼친다는 사실을 발견한다. 반복적으로 고개를 숙이거나 옆으로 돌리는 동작, 고개를 숙이거나 돌린 상태로 오랜 시간을 유지해야 하는 작업이 바로 그것이다.

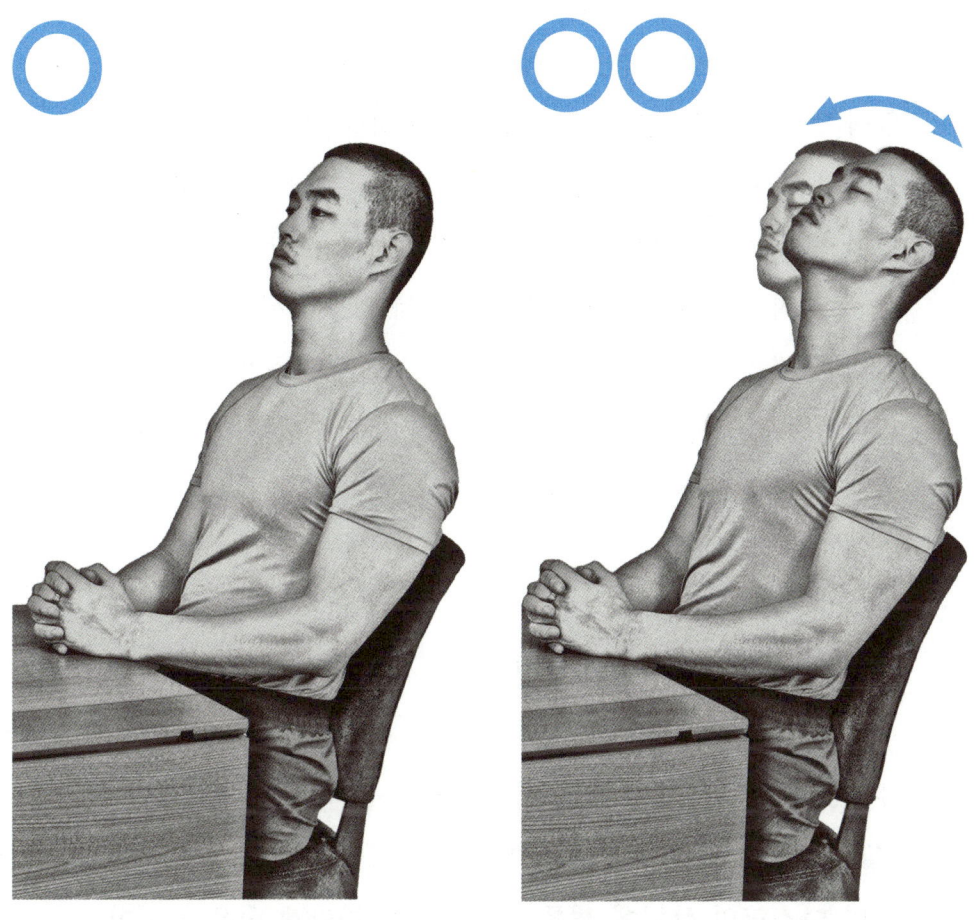

14.12 회의/상담을 위한 척추위생 자세와 **완전공감 신전동작**. 회의 중에 요추와 흉추 그리고 경추를 신전한 자세를 유지하는 것이 좋은 자세이다(왼쪽). 회의가 길어지면 자세도 흐트러지고 심리적 스트레스로 목 디스크 압박이 심해지므로 상대방의 말을 최대한 경청하는 자세를 취하기 위해 두 손을 모아 테이블에 올린 상태로 눈을 감고 경추 신전 자세에서 고개를 가볍게 끄덕이는 '**완전 공감 신전동작**'(오른쪽)을 자주자주 시전한다.

잘나가는 요리사나 헤어디자이너, 치아 본을 뜨는 치과위생사, 다림질을 많이 하는 세탁소 주인, 비좁은 공간에서 오래 앉아 있는 아파트 경비원, 피펫으로 용액을 따서 옮기는 분자생물학 연구원, 늘 교습생의 왼쪽이나 오른쪽에 앉는 피아노 강사 등등 우리의 삶을 위해 생업에 종사하는 한, 어쩔 수 없이 우리의 소중한 목 디스크를 위험에 빠뜨리게 된다. 우리 삶의 무게를 오롯이 견디는 목 디스크를 오랫동안 사용하기 위해서는 가능하면 덜 수그리고**14.13 참조**, 자주자주 **목 지킴이 품새**를 시전해 주는 것이 좋다. 15장을 참조하라.

수면 중 척추위생 – 수면 시간

수면(睡眠)은 찢어진 척추 디스크를 아물게 하는 강력한 약(藥)이다. 하루 종일 삶의 무게를 견디느라 찌그러지고 찢어졌던 **디스크의 상처에 새롭게 만들어진 콜라겐 섬유가 쌓여 흉터가 생기면서 차츰 아물게 되는 현상이 가장 활발하게 일어나는 시기가 바로 잠을 자는 동안이다.** 따라서 **충분한 수면을 취하지 못한다면 디스크 상처를 아물게 하는 약을 충분히 먹지 못하는 것과 같다.** 낮 동안 생긴 목 디스크 상처가 나으려면 7~8시간은 충분히 잠을 자야 하는데 어떤 이유로 잠을 서너 시간밖에 자지 못 하는 날이 며칠 지속된다면 상처가

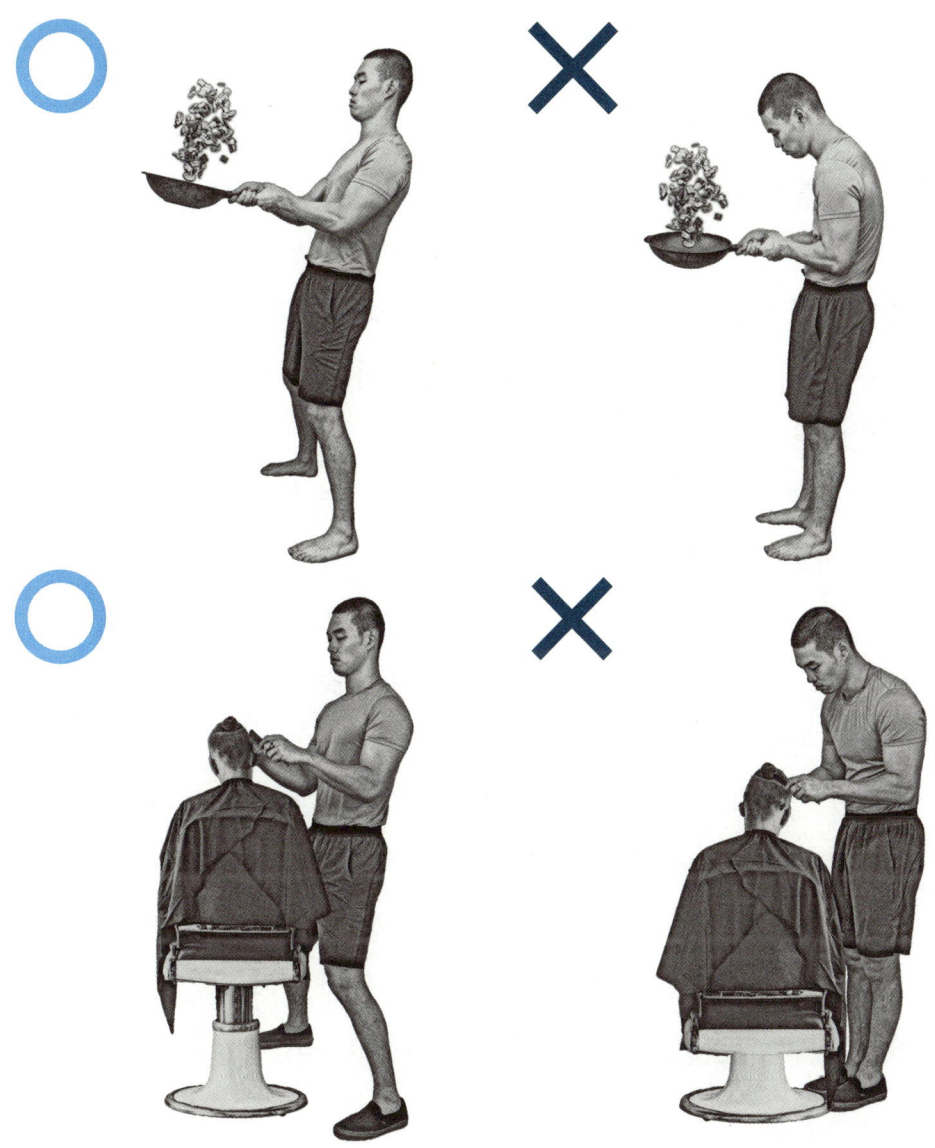

14.13 삶의 무게를 견디는 목 디스크 보호 방법. 목 디스크에 압박을 심하게 가하는 직업들이 있다. 컴퓨터 모니터를 오래 쳐다보는 직업부터 고개를 숙여 음식을 조리하는 요리사, 고객의 머리카락을 만지는 미용사, 치과의사, 이비인후과 의사 등 다양한 직업군에서 목 디스크에 가하는 심각한 도전이 매일매일 반복되고 있다. 최대한의 경추전만을 유지하는 자세로 작업을 수행하고 자주자주 목 지킴이 품새를 시전하는 것이 중요하다.

점점 더 깊어져 심한 목 디스크 손상의 고통에 빠지게 되거나 심한 고통으로부터 벗어나지 못하게 되는 것이다**14.14 참조**. 약을 하루에 7~8알은 먹어야 병에서 나을 텐데 서너 알의 약만 먹으니 낫지 않는 것이다. **충분한 시간 숙면(熟眠)을 취하는 것은 목 디스크 손상으로 고생하는 사람이 제일 먼저 챙겨야 할 약이다.**

11장에서 소개한 것과 같이 별 처럼 많은 목 디스크 치료법을 시도하였으나 목 디스크로 인한 방사통이나 연관통에 별로 차도가 없는 경우에는 반드시 **숙면(熟眠)이라는 강력한 재생치료 약물을 제대로 섭취하지 못하는 것이 아닌지를 살펴봐야 한다.**

이 책에서 다루는 잠자는 자세, 침대, 베개 등도 경추 척추위생을 위해 대단히 중요한 요소이지만, 잠자는 동안 노출되는 소음, 광선 등의 환경적인 요소, 근심, 걱정과 같은 심리적인 문제, 수면무호흡증과 같은 의학적 문제 등 숙면을 방해할 수 있는 모든 요소를 확인하는 것이 필요하다.

수면 중 척추위생 - 자세

목 디스크에 가장 좋은 수면 자세는 하늘을 보고 똑바로 누운 자세이다. 모로 눕거나 엎드리면 고개가 한쪽으로 기울거나 돌아가서 디스크 손상의 원인이 될 수 있다**14.15 참조**. **약(藥)을 먹어야 할 시간에 독(毒)을 먹는 것과 같은 형국이다.** 물론 누구나 수면 중 5~6 차례 정도 몸을 뒤척이게 된다. 그렇지만 **가능하면 바로 누운 자세를 길게 유지하는 것이 좋다.** 모로 누워 자는 습관인 사람이 목 디스크로 고생하게 된다면 잠자는 자세를 바꾸도록 노력하는 것이 필요하다. 모로 누워 자는 것은 목뿐만 아니라, 허리, 어깨에 나쁜 영향을 미친다. 고칠 수 있다면 고치는 것이 좋다.

최고의 목 디스크 치료제 - 숙면

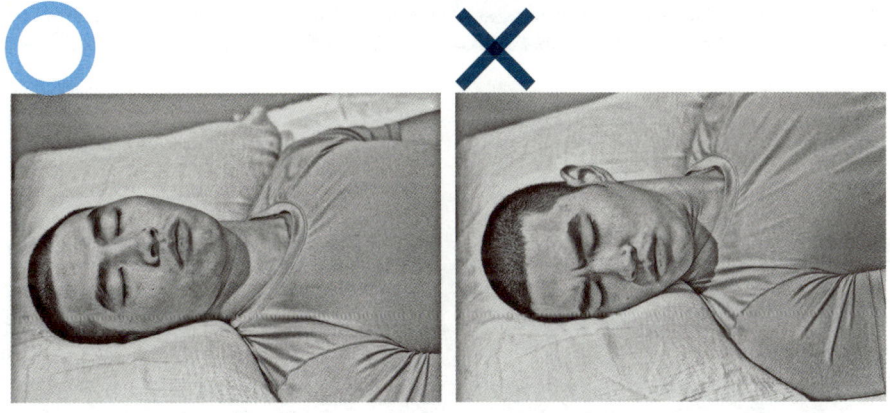

14.14 목 디스크 손상을 치유하는 강력한 약(藥) – 숙면

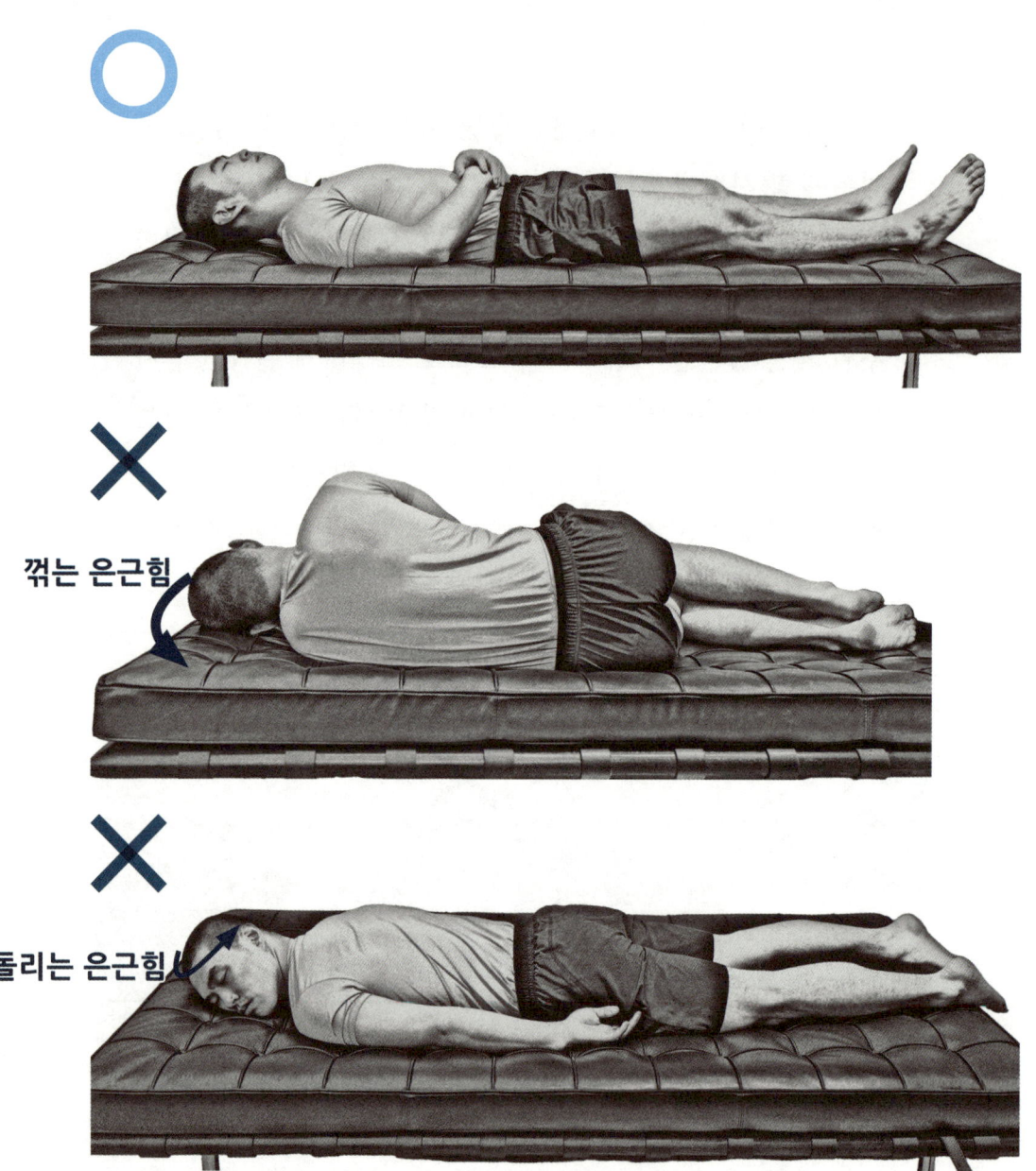

14.15 목 디스크에 좋은 수면 자세. 동일한 침대라면, 모로 눕거나 엎드리는 자세보다 하늘을 보고 똑바로 눕는 자세가 가장 좋다. **모로 누우면 꺾는 은근힘이, 엎드려 누우면 돌리는 은근힘이 목 디스크를 찢는다.**

수면 중 척추위생 - 베개

수면 중 베개가 목 디스크에 미치는 영향은 지대하다. 목 디스크가 튼튼한 사람은 어떤 베개를 사용해도 무방하나 **목 디스크 손상으로 고생하는 사람은 베개에 따라 지금의 고통이 더 심해질 수도 있고 잘 나을 수도 있다.** 잠을 자는 동안 목 디스크에 나쁜 힘을 주지 않고 편안한 상태를 유지하기 위해서는 베개가 푹신해야 한다. 척추가 1시간에 600번 움직이기 때문이다. 딱딱한 베개는 시간당 600번 목 디스크에 충격을 가하게 된다. 같은 이유로 머리를 꽉 잡는 형태의 베개는 피하는 것이 좋다. 머리가 고정된 상태에서 경추가 계속 움직이면 그 또한 어느 정도의 충격으로 작용하기 때문이다.

베개의 모양도 중요하다. 높은 베개는 금물이다. 머리를 너무 높이 받쳐 경추전만이 없어지는 것은 해롭다. **구부리는 은근힘이 7~8시간 동안 작용하기 때문이다.** 목을 받쳐주고 머리는 약간 떨어뜨려 자연스럽게 경추전만이 생겨야 한다 **14.16 참조**.

그러나 **목 디스크 탈출증으로 방사통이 심한 경우에는** 베개로 경추전만을 만들 때 방사통이 심해질 수 있다. 그런 경우에는 경추전만을 좀 줄이더라도 머리 쪽을 좀 더 받치는 것이 좋다. 방사통이 호전됨에 따라 머리 쪽 받침을 줄여 조금씩 머리가 더 뒤로 젖혀지도록 한다. 방사통이 심할 때 신전 범위를 줄여서 시작하고 신경뿌리 염증이 줄어드는 것에 따라 차츰 신전 범위를 늘려야 하는 것과 똑같은 이치이다^{431쪽 '양날의 칼, 목 신전동작' 참조}. 목 디스크의 손상과 치유 상태에 따라 베개의 높이가 조금씩 달라진다.

  모로 누울 때는 어깨 높이만큼 높은 베개를 사용해야 고개가 옆으로 꺾이지 않는다^{14.17 참조}. 베개가 너무 높거나 낮으면 고개가 옆으로 꺾여 목 디스크 손상의 원인이 될 수 있다. 그러나 **자신의 어깨너비에 꼭 맞는 높이의 베개를 찾는 것이 쉽지 않으므로 가능하면 모로 눕는 시간을 줄이는 것이 좋다.**

수면 중 척추위생 - 침대

딱딱한 베개가 좋지 않은 것과 마찬가지로 딱딱한 침대나 방바닥, 마룻바닥도 목 디스크에 해롭다^{14.18 참조}. 수면 중 1시간에 600번 움직이는 척추에 쿠션 역할을 하여 움직임을 잘 받아줘야 하기 때문이다. **골반보다 어깨의 폭이 넓기 때문에 모로 누울 때 척추가 휘어지지 않도록 어깨를 포함한 상체가 침대 쿠션을 어느 정도 밀고 들어갈 정도로 푹신해야 한다.**

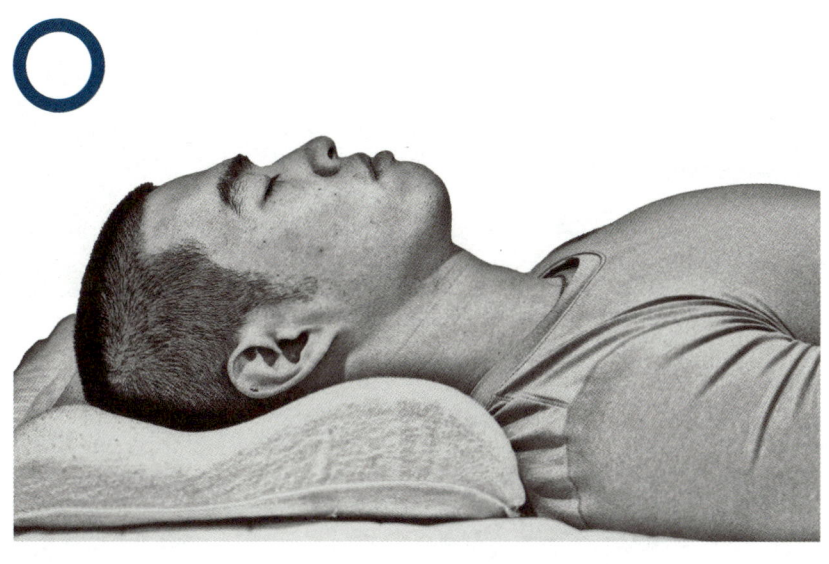

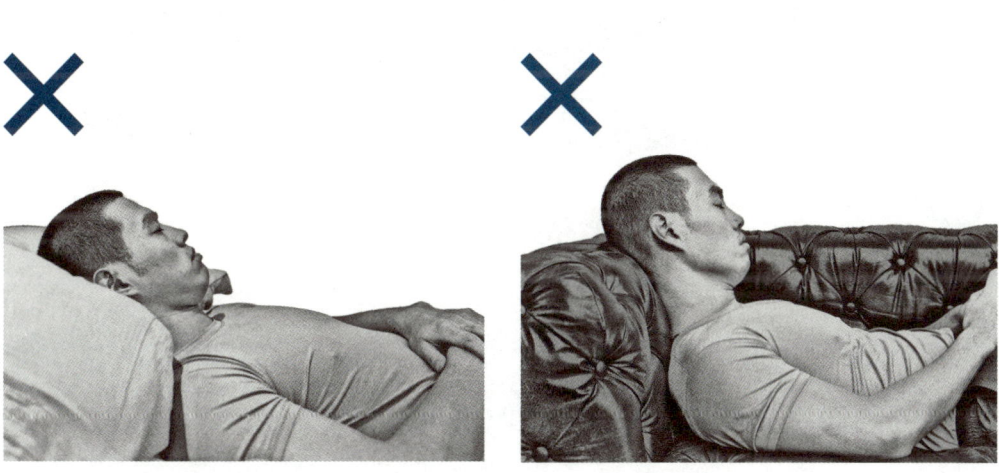

14.16 목 디스크에 좋은 베개. 하늘을 보고 똑바로 누워 잘 때는 목을 받쳐주고 머리는 약간 뒤로 떨어지는 베개가 가장 적절하다. 너무 높은 베개는 잠자는 동안 목 디스크에 구부리는 은근힘을 지속적으로 가하여 디스크를 찢게 된다. 푹신한 재질이 좋다. 딱딱한 베개는 피해야 한다. 그런 의미에서 소파 팔걸이는 최악의 베개이다.

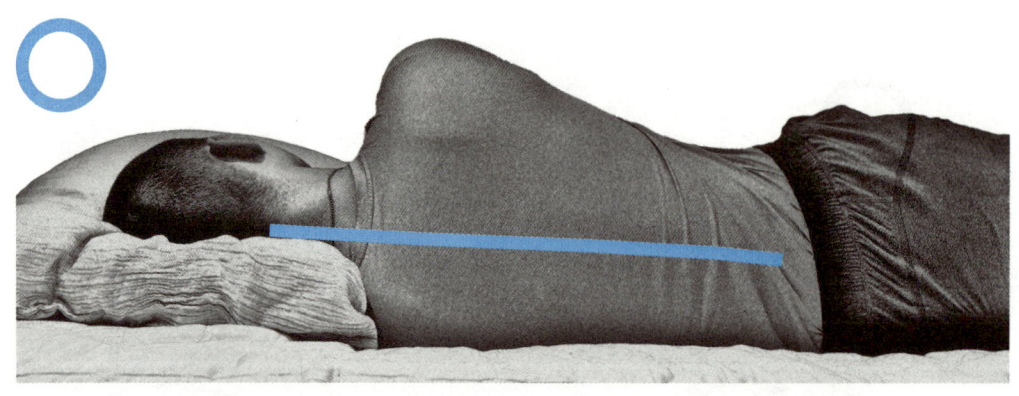

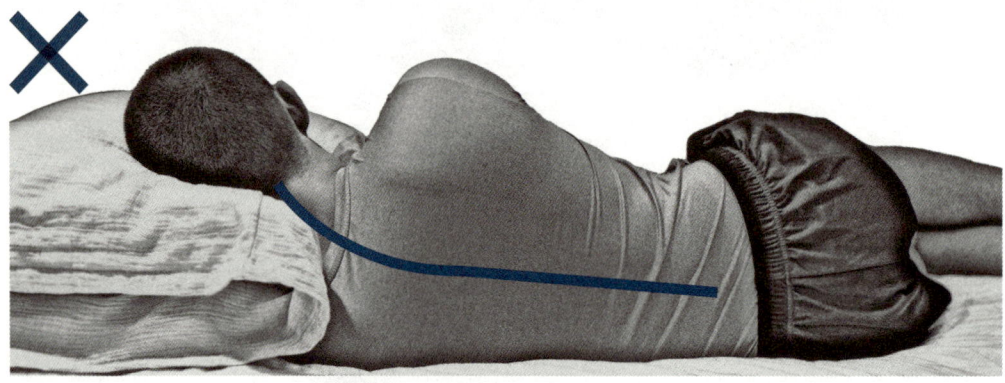

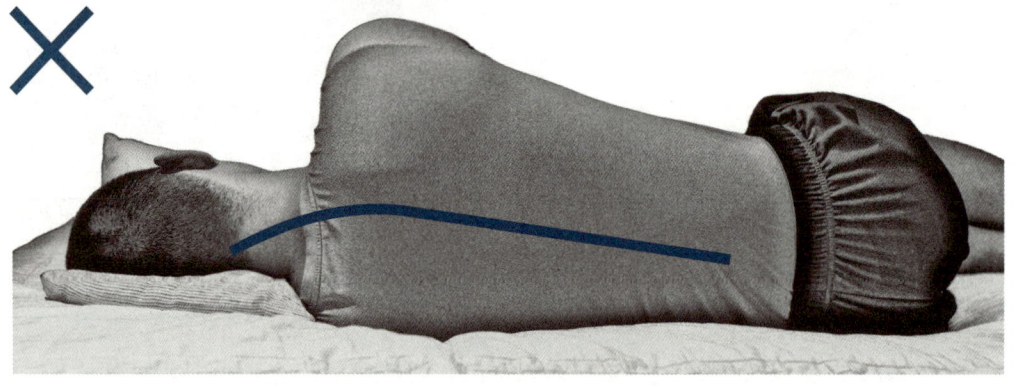

14.17 모로 누울 때 목 디스크에 좋은 베개. 모로 누울 때는 어깨 높이만큼 높은 베개를 사용해야 고개가 옆으로 꺾이지 않는다. 모로 누울 때도 당연히 푹신한 재질의 베개가 좋다.

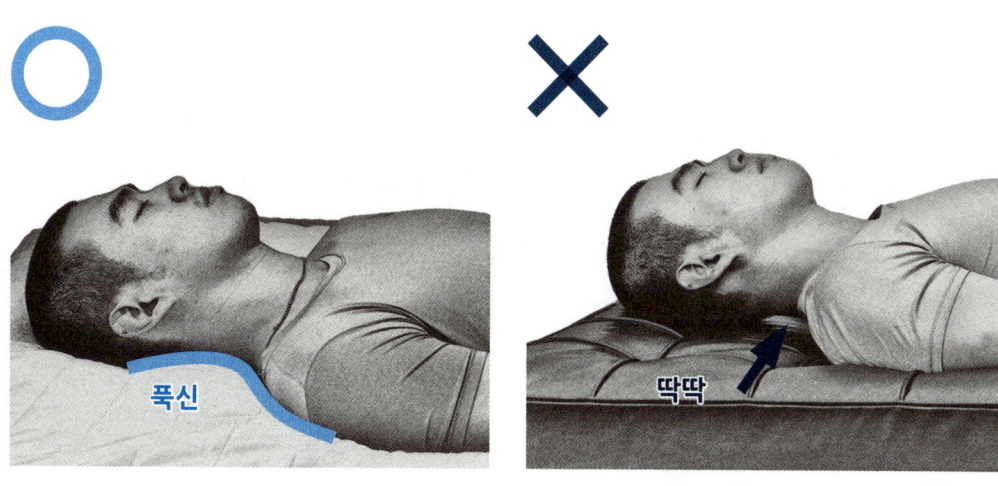

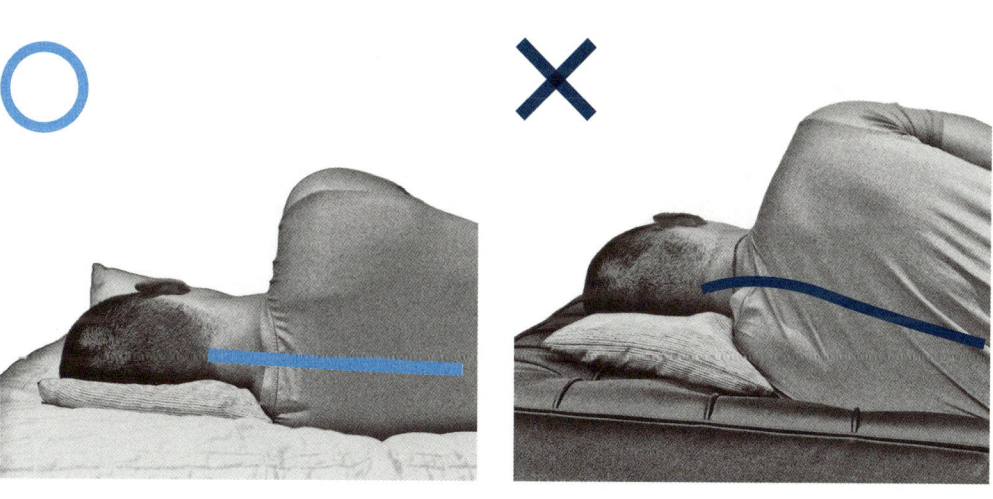

14.18 목 디스크에 좋은 침대. 목 디스크로 고생할 때 베개만큼 중요한 것이 침대이다. 침대가 딱딱하면 베개가 아무리 좋아도 목 디스크에 나쁜 영향을 준다. 침대의 경도(硬度)에 따라 척추가 휘어지는 정도가 달라져 목 디스크에 가해지는 은근힘의 정도도 달라진다.

이동 중 척추위생 – 걸을 때

걷는 것은 목 디스크를 더 튼튼하게 만드는 훌륭한 운동이다. 단, 좋은 자세로 걸어야 한다. 구부정한 자세로 스마트폰을 보면서 걸으면 목 디스크의 입장에서는 차라리 누워 쉬는 것만 못하다**14.19 참조**.

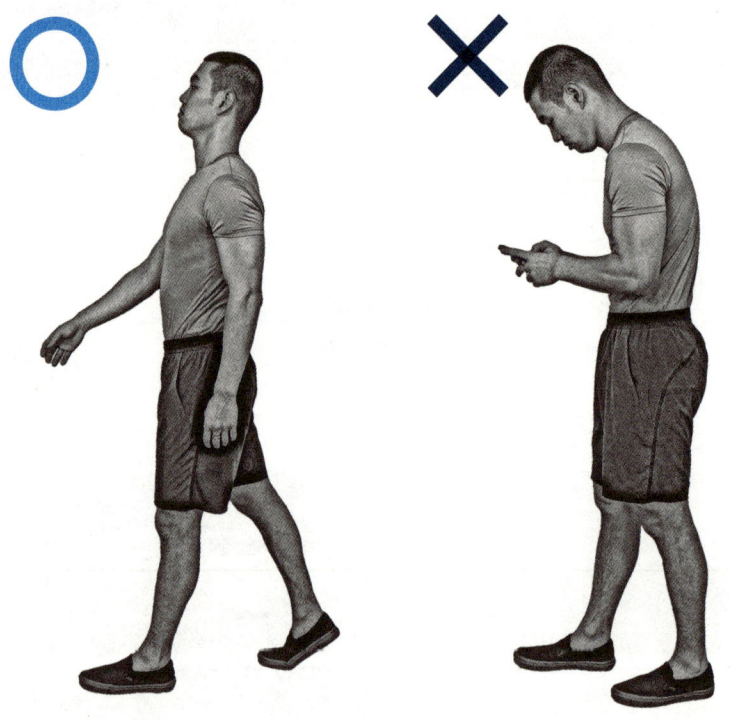

14.19 목 디스크 살리는 걷는 자세. 당당한 가슴에 턱을 도도하게 쳐들고 걷는 자세가 좋은 자세이다. 허리와 목이 구부정한 채로 걸으면 없던 목 디스크 증상도 새로 생긴다.

이동 중 척추위생 – 배낭 메고 걸을 때

무거운 배낭을 메면 배낭의 어깨끈이 어깻죽지를 누른다. 이때 승모근이 아래로 눌리면서 목 디스크의 압력을 높이고, 견갑골이 아래로 당겨지면서 경추 신경뿌리를 아래로 잡아 당기게 된다. **목 디스크 내장증이나 탈출증이 있는 경우 디스크 상처와 증상을 악화시킨다.** 어쩔 수 없이 무거운 배낭을 메어야 한다면 양쪽 어깨끈을 가슴 앞에서 서로 묶는 띠를 사용하면 어깻죽지를 누르는 힘은 줄어들고 앞가슴을 뒤로 미는 힘이 작용하여 요추전만, 흉추전만을 돕게 된다 **14.20 참조**.

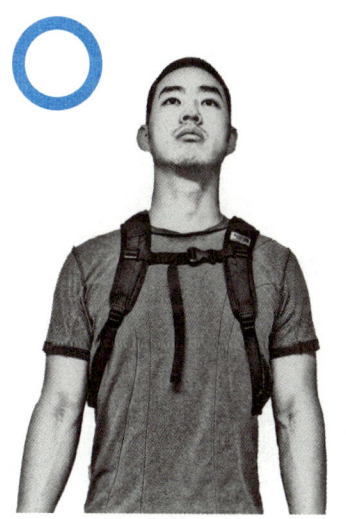 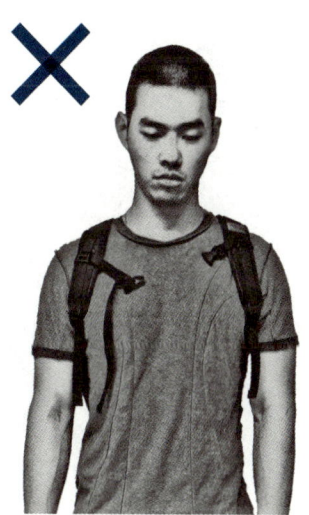

14.20 무거운 배낭은 목 디스크 상처와 증상을 악화시킨다. 무거운 배낭을 멜 수 밖에 없는 상황이라면 가슴 앞에서 양쪽 어깨끈을 서로 묶는 것이 좋다. 아래로 떨어지려는 배낭 무게를 분산시켜 흉추와 요추를 신전하는 힘으로 사용할 수 있기 때문이다. 묶는 끈이 넓을수록 가슴이 편하다.

이동 중 척추위생 - 대중교통 이용할 때 스마트폰 보기

대중교통을 이용할 때도 요추전만, 경추전만을 유지해야 목 디스크 손상을 막을 수 있다. 버스나 지하철 의자에 앉아서 스마트폰을 볼 때 고개를 숙이는 자세는 피하는 것이 좋다. **스마트폰을 오래 봐야 할 경우 가능하면 높이 든다**^{14.21 참조}. 이때 바로 앞에 사람이 있을 때 각별한 주의가 필요하다. 사진을 찍는 줄로 오해하여 피하거나 화를 낼 수 있다.

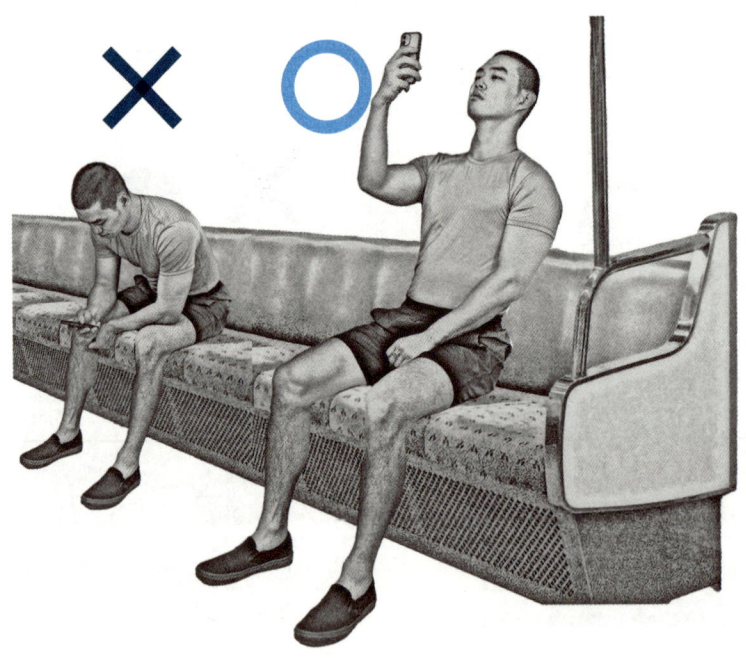

14.21 버스나 지하철 탈 때 스마트폰을 보는 스마트한 방법 1. 앉으나 서나 당당한 가슴과 도도한 턱을 유지하는 것이 포인트이다. 앉아서 스마트폰을 볼 때는 가능하면 높이 들어서 보는 것이 좋다.

달리는 버스나 지하철에서 스마트폰을 볼 때는 넘어지지 않기 위해 양손으로 손잡이 가로대를 잡고 스마트폰을 동시에 들고 쳐다보는 것이 좋다**14.22 참조**. 넘어지지 않아서 좋고 경추전만을 유지할 수 있어서 좋다. 꿩 먹고 알 먹고, 도랑 치고 가재 잡는 새로운 '초식'이다. 다만 이 초식의 단점은 다른 사람이 내 스마트폰의 콘텐츠를 볼 수도 있다는 것이다.

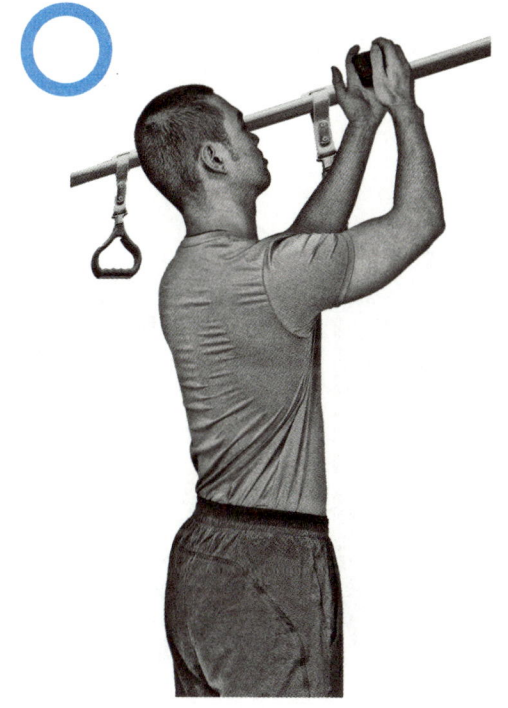

14.22 버스나 지하철 탈 때 스마트폰을 보는 스마트한 방법 2. 앉으나 서나 당당한 가슴과 도도한 턱을 유지하는 것이 포인트이다. 서서 가는 동안은 스마트폰을 잡은 두 손으로 지하철 손잡이를 같이 잡으면 목 디스크에도 좋은 자세가 나오고 넘어질 우려도 없어 일석이조의 효과를 얻는다.

이동 중 척추위생 – 대중교통 이용할 때 잠자기

버스, 기차, 비행기 등 장거리 여행 때 고개를 숙이고 잠들지 않도록 노력한다. 탈출된 디스크가 조금이라도 제자리로 돌아가도록, 찢어진 디스크가 아물 수 있도록 고개를 뒤로 젖힌 채 잠을 잔다**14.23 참조**. 한 가지 단점은 잘 때 입이 쉽게 벌어진다는 것이다. 목 디스크를 피할 수만 있다면 그 정도는 사소한 문제다. 고개를 숙이고 잠들어 목 디스크가 심해지고 침을 흘리는 것보다는 훨씬 낫다.

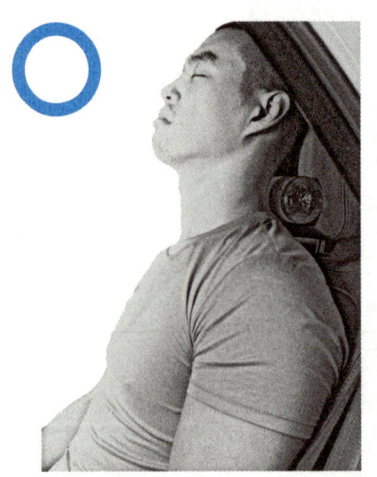
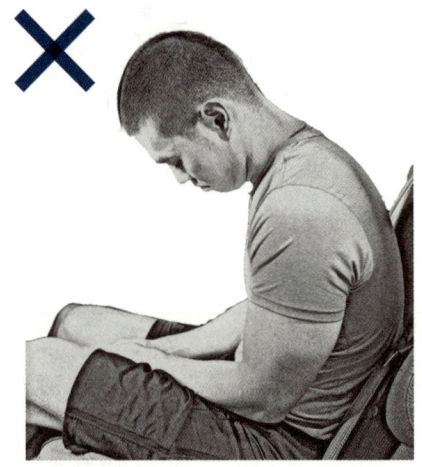

14.23 장거리 여행을 할 때 나쁜 자세와 좋은 자세. 아래쪽은 목 디스크를 조장하는 수면법이지만, 위쪽은 여행 중 마시던 생수병(화살표)을 이용해서 경추전만을 유지하는 대단히 현명한 척추위생 활동이다. 사소하지만 이런 기발한 노력이 목 디스크를 살린다.

이동 중 척추위생 – 대중교통 이용할 때 화장실 사용

지하철이나 고속도로 휴게소의 남성용 화장실에 가면 배뇨를 할 때 고개를 푹 숙이고 있는 분들을 많이 목격한다. 목 디스크가 튼튼하여 증상이 전혀 없는 사람은 상관없으나 목 디스크 증상으로 고생하는 사람이라면 짧은 배뇨 시간조차도, 반드시 아래를 내려다봐야 하는 비뇨의학적 문제가 있는 것이 아니라면, 고개를 쳐들어 경추 신전자세를 유지하려는 마음가짐을 갖는 것이 스위스 치즈 척추위생의 지향점이다 **14.24 참조**.

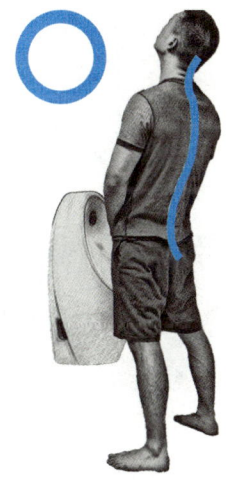 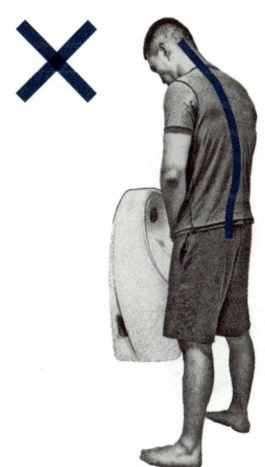

14.24 짧은 배뇨 시간조차도 허투루 여기지 않고 고개를 뒤로 젖혀 경추 신전 자세를 유지하려는 마음가짐이 중요하다. 반드시 아래를 내려다봐야 하는 비뇨의학적 문제가 있는 것이 아니라면 배뇨 중에도 고개를 쳐들어 경추 신전 자세를 유지하는 것이 좋다.

이동 중 척추위생 – 자동차 운전 자세

자동차 운전은 목 디스크에 나쁜 영향을 줄 때가 많다. 전방(前方)을 주시(注視)하는 동안 목 디스크에 **응시독 은근힘**을 가하기 때문이다. 따라서 당당한 가슴과 도도한 턱을 유지하는 것이 중요하다^{14.25 참조}. 운전 중 거북목 자세는 목 디스크를 찢는 주범이다.

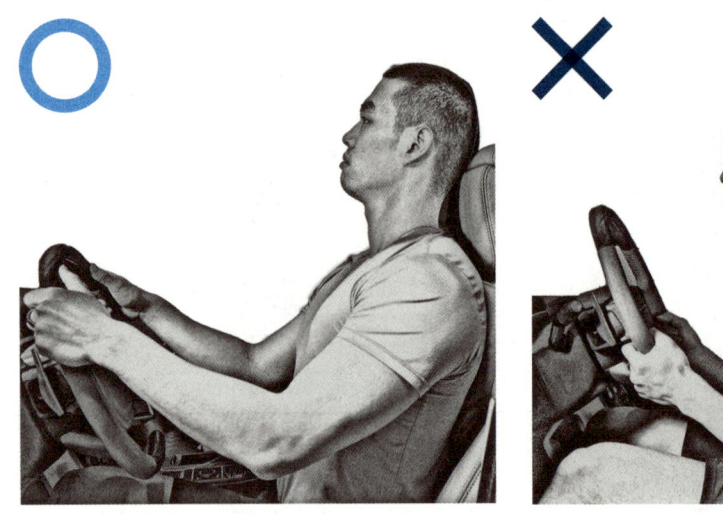

14.25 운전 중 척추위생. 운전 중에도 당당한 가슴과 도도한 턱을 유지하는 것이 중요하다. 아래 그림과 같이 운전 중 거북목 자세는 목 디스크를 찢는 주범이다.

이동 중 척추위생 – 자동차 운전할 때 응시독 제거법

운전하는 시간이 길수록 전방 주시의 시간도 길어지고 응시독(凝視毒)이 차곡차곡 쌓인다. **신호 대기나 정체로 전방 주시가 필요 없을 때는 기어를 P에 넣거나 브레이크를 꽉 밟은 채 눈을 감고 신전 자세를 유지하는 목 지킴이 품새 1장을 실행한다**14.26 왼쪽 참조. 잠깐의 신전 자세는 졸음을 쫓아 줄 뿐만 아니라, 입안이 텁텁할 때 쓰는 청결제처럼 압박을 받아 찢어지려는 디스크에 활력을 공급한다. 잠이 오면 신전 자세로 잠들어도 좋다. 신호가 바뀌면 뒤차가 친절하게 경적을 울려 주기 때문이다. **시간이 허락되면 흉추를 더 펴기 위해 윗등 펴는 운동을 같이 하면 금상첨화(錦上添花)이다. 목 지킴이 품새 2장이다**14.26 오른쪽 참조.

세단보다 SUV가 요추전만을 유지하는 데 유리하기 때문에 『백년허리 치료편』 487쪽 참조 목 디스크에도 SUV가 더 좋다. 목 디스크 증상이 심할 때는 등받이 위쪽, 헤드레스트 아래에 윗등 쿠션을 넣어 흉추가 펴지도록 하는 것도 도움이 된다.

문제는 신호 대기가 없어 전방 주시를 게을리할 수 없는 고속도로 운전이다. 컴퓨터 모니터를 볼 때 시전하는 30:3 원칙이 불가능한 상황이다. **고속도로 운전을 오래 하면 응시독(凝視毒)이 차곡차곡 쌓인다. 이때는 전방 주시가 가능한 범위에서 고개를 최대한 뒤로 젖혀 운전하고 휴게소에 자주 들**

러 목 지킴이 품새 3장과 4장을 시행하는 것이 최상의 방법이다. 15장 '목 디스크가 운동을 만날 때 – 4마라 4하라'를 참조 하라.

자율 주행 기능이 탑재된 자동차라면 자율 주행 기능을 이용하는 것도 목 디스크 건강에 도움이 된다. 응시의 강도가 줄면서 응시독의 독성도 많이 낮아진다.

**운전 중 응시독 제거법 1
- 목 지킴이 품새 1장**

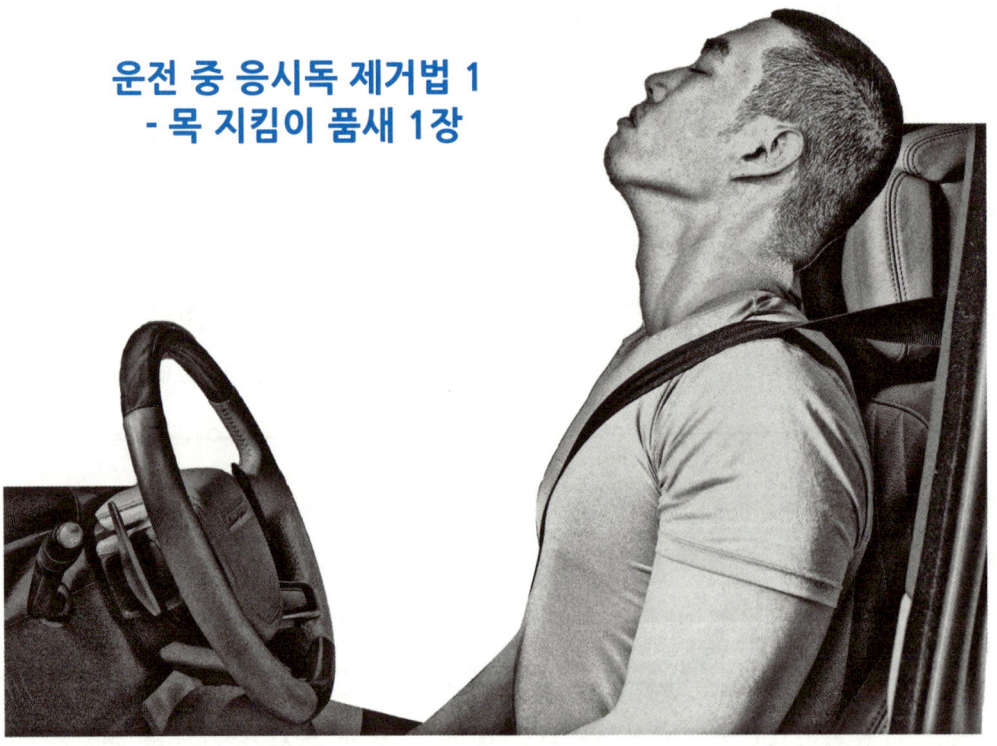

운전 중 응시독 제거법 2
- 목 지킴이 품새 2장

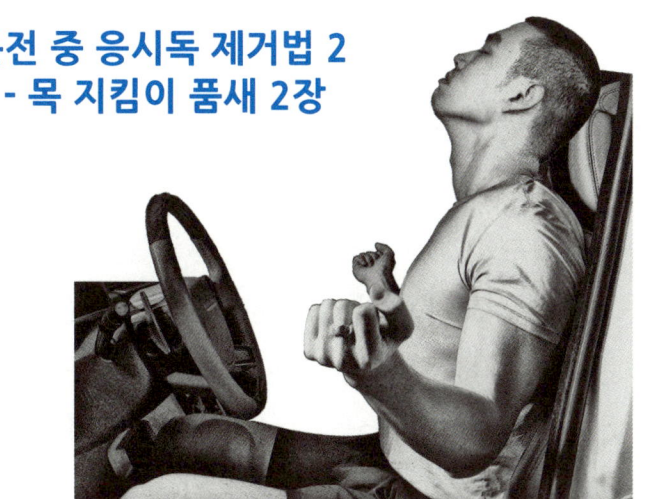

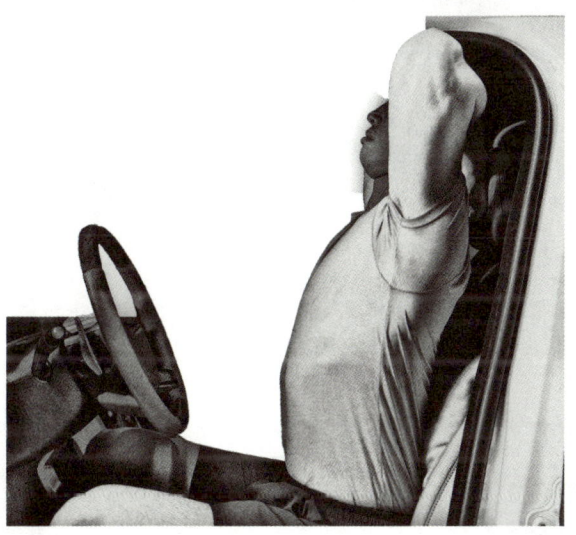

14.26 운전 중 응시독 제거법. 운전 중 전방 주시를 하느라 쌓이는 응시독을 제거하기 위해서는 신호 대기 때마다 눈을 감고 신전 자세를 유지하는 것이 좋다(**목 지킴이 품새 1장**). 잠이 오면 신전자세로 잠 들어도 좋다. 신호가 바뀌면 뒤차가 친절하게 경적을 울려주기 때문이다. 시간이 허락하면 윗등 펴는 동작도 곁들여 주면 더 좋다(**목 지킴이 품새 2장**). 목 지킴이 품새의 구체적인 내용은 15장 '목 디스크가 운동을 만날 때 – 4마라 4하라'를 참조 하라.

업무 외 활동 중 척추위생 - 종교

종교 활동 중 목 디스크에 은근한 나쁜 힘을 받아 진료실을 찾는 분들을 보면 기도하는 자세와 성경 혹은 불경을 필사하는 자세가 문제가 된다. 기도는 고개를 숙여서 하는 굴곡 기도보다 고개를 젖혀 하늘을 쳐다 보는 신전 기도가 목 디스크에 좋다**14.27 왼쪽 참조**. '신전 기도가 굴곡 기도 보다 기도빨을

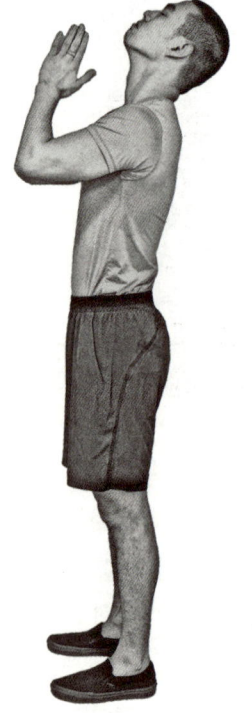
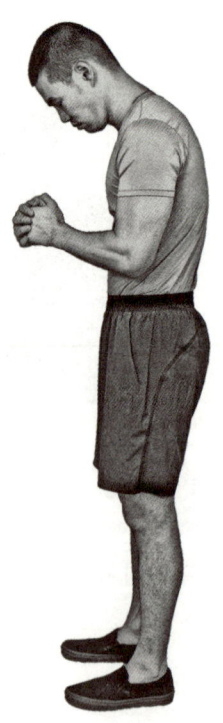

더 잘 받더라'는 증례도 있다.

불경이나 성경을 필사하면서 목 디스크 손상을 겪는 분들은 필사는 그만하고 경추전만을 갖춘 신전 자세나 목 지킴이 품새를 시전하면서 불경이나 성경 낭독을 듣는 것이 좋겠다. 그 정도로 **마음이 편치 않다면 헌금이나 시주를 평소보다 더 많이 하는 것이 도움이 될 수 있다**14.27 오른쪽 참조.

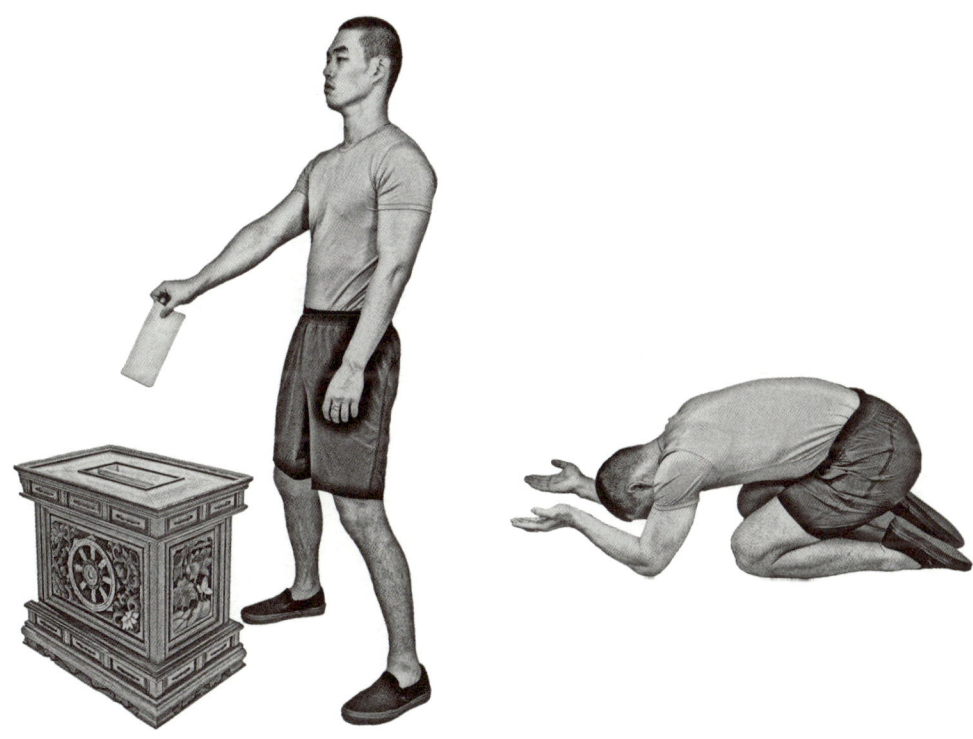

14.27 종교 생활 중 척추위생. 기도할 때 자세도 수그리는 것보다 펴는 것이 좋다. 척추와 관절이 튼튼한 사람은 108배를 해도 좋지만 척추 관절 통증으로 고생하는 사람들은 108배보다는 시주를 더 많이 하도록 한다.

업무 외 활동 중 척추위생 - 취미 생활

취미 생활은 풍요로운 삶을 위한 중요한 요소이다. 그러나 취미 생활에 몰두하다가 목 디스크에 은근힘을 가하여 고통을 받는 경우를 가끔씩 본다. 고개를 숙이고 오랜 시간을 보내야 하는 뜨개질, 자수, 붓글씨, 그림 그리기, 악기 연주 등은 목 디스크 손상의 원인이 되기도 한다. 그렇다고 좋아하는 취미 생활을 접을 수는 없는 노릇이다. 최대한 허리와 목을 꼿꼿하게, 신전 자세로 취미 생활을 즐기는 방법을 터득하는 것이 좋겠다. **목 디스크 증상이 있다면 취미 생활 중 자주자주 신전동작 하기를 강력히 추천한다**4.28 참조. 단순한 신전동작뿐만 아니라 때와 장소를 가려서 목 지킴이 품새 1장부터 4장까지 해 주면 더 좋겠다.

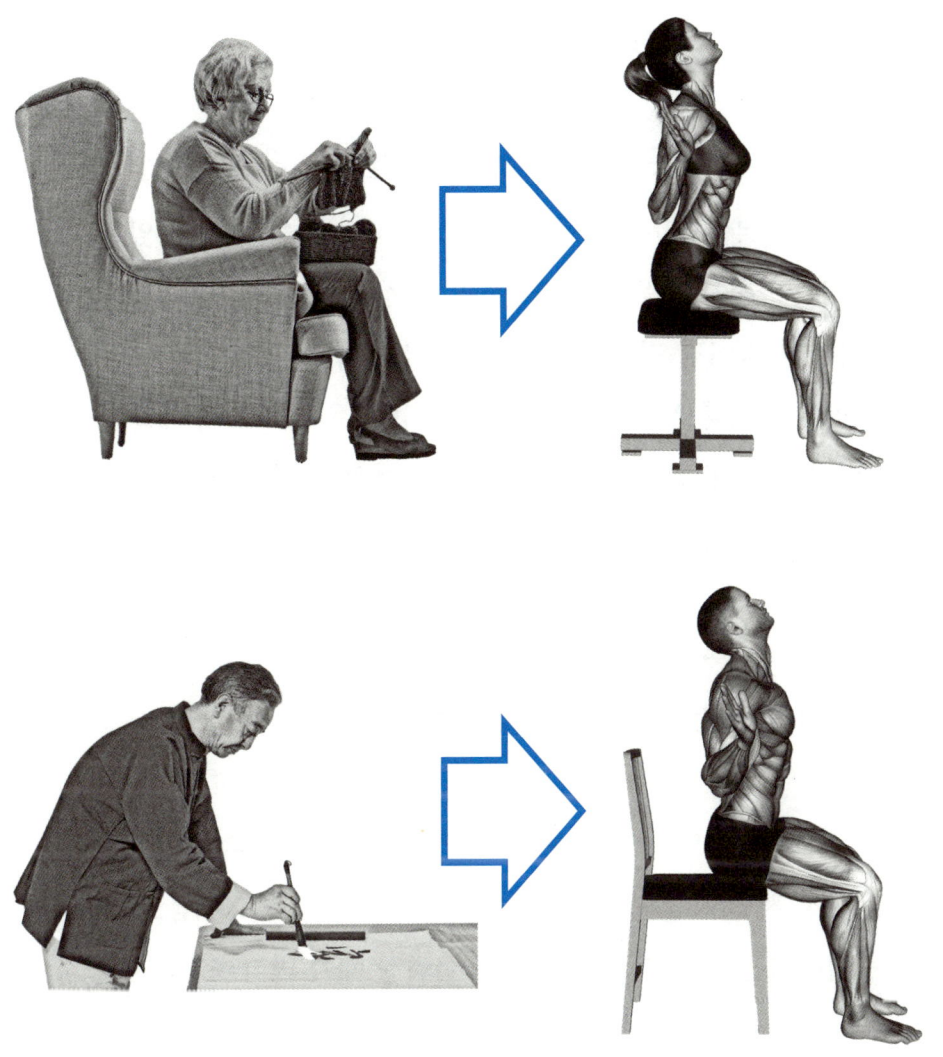

14.28 취미 생활 중 척추위생 목 디스크에 부담이 많은 취미 생활을 즐기기 위해서는 최대한 요추전만, 경추전만을 유지하려고 노력하는 것과 자주자주 신전동작을 시전하는 것이다.

업무 외 활동 중 척추위생 – 사교 활동

옆으로 나란히 앉아 대화를 하면 필연적으로 고개를 한쪽으로 돌려 오랜 시간을 보내게 된다. **목 디스크에 상처가 있는 사람은 이 정도의 돌리는 은근힘도 증상을 악화시킬 수 있다. 이야기가 길어질 것 같으면 가능한 서로 마주 보는 자세로 앉는 것이 좋겠다**14.29 참조. 옆으로 나란히 앉은 상태에서 대화가 길어지면 상대방에게 양해를 구하고 서로 의자를 바꿔 앉는 것도 좋은 방법이다.

업무 외 활동 중 척추위생 – 텔레비전 시청

아무리 노력해도 낫지 않는 목 디스크 증상이 있다면 텔레비전 시청 시 자세를 꼭 한번 확인해야 한다14.30 참조. **무심코 보는 텔레비전이 목 디스크 손상의 주범일 때가 많다**1권 진단편 85쪽 '내 텔레비전 보는 자세가 어때서?' 참조.

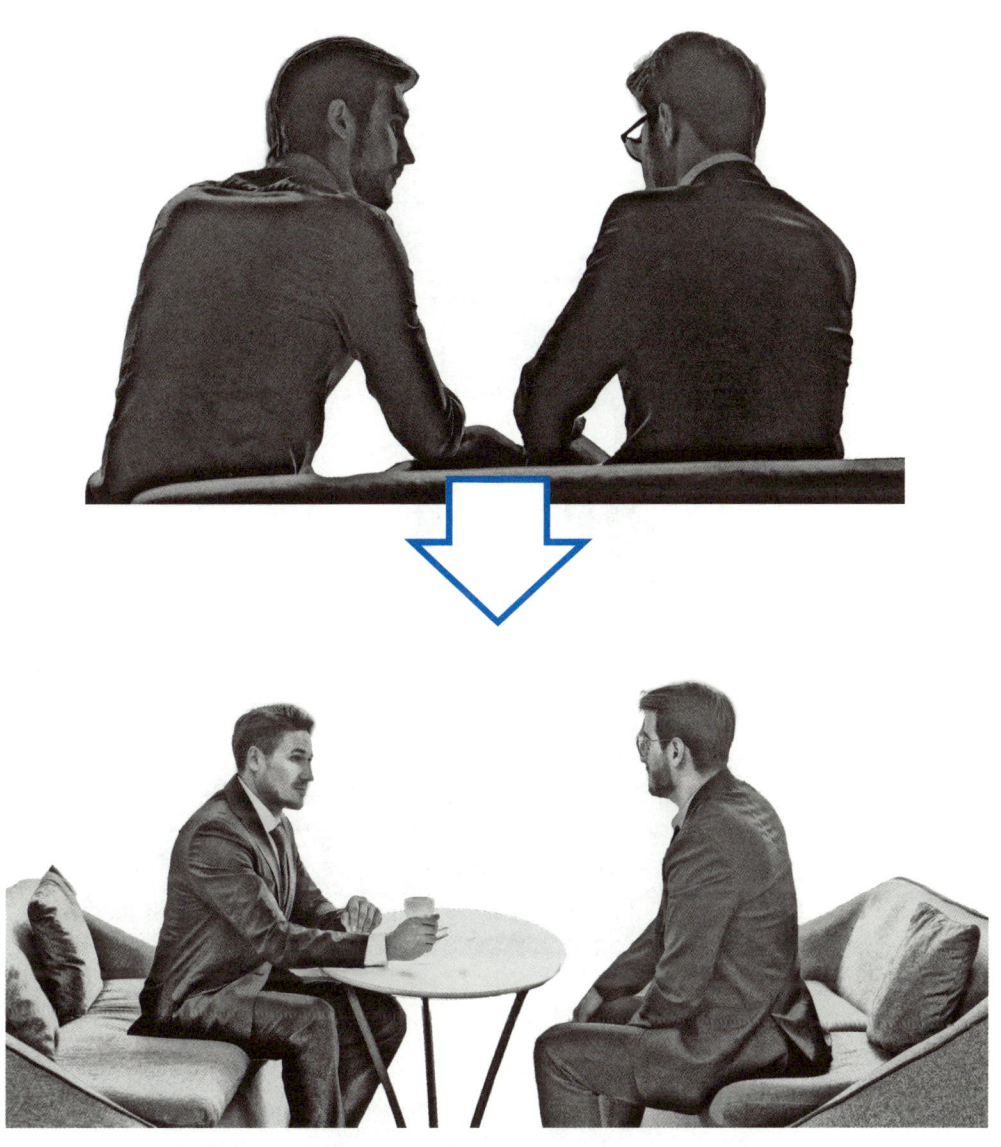

14.29 사교 활동 중 척추위생. 오랜만에 반가운 친구를 만나 장시간 대화를 나누면 고개를 한쪽으로 돌리는 은근힘이 오랫동안 작용할 수 있다. 대화가 길어진다면 자리를 자주 바꾸거나 아예 마주 보고 앉는 것도 도움이 된다.

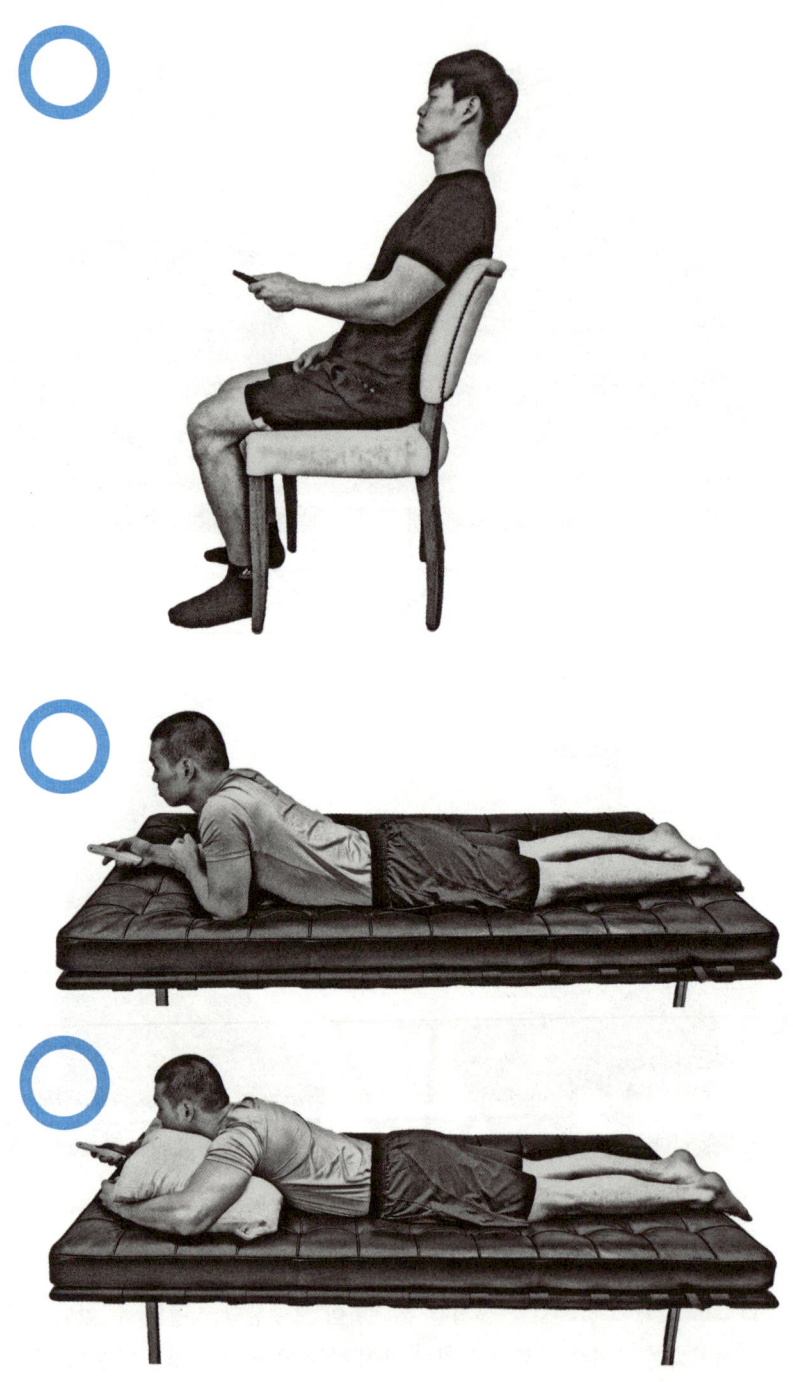

530　　　　　　　　　　　　　　　　　　2권 치료편: 내 목 사용설명서

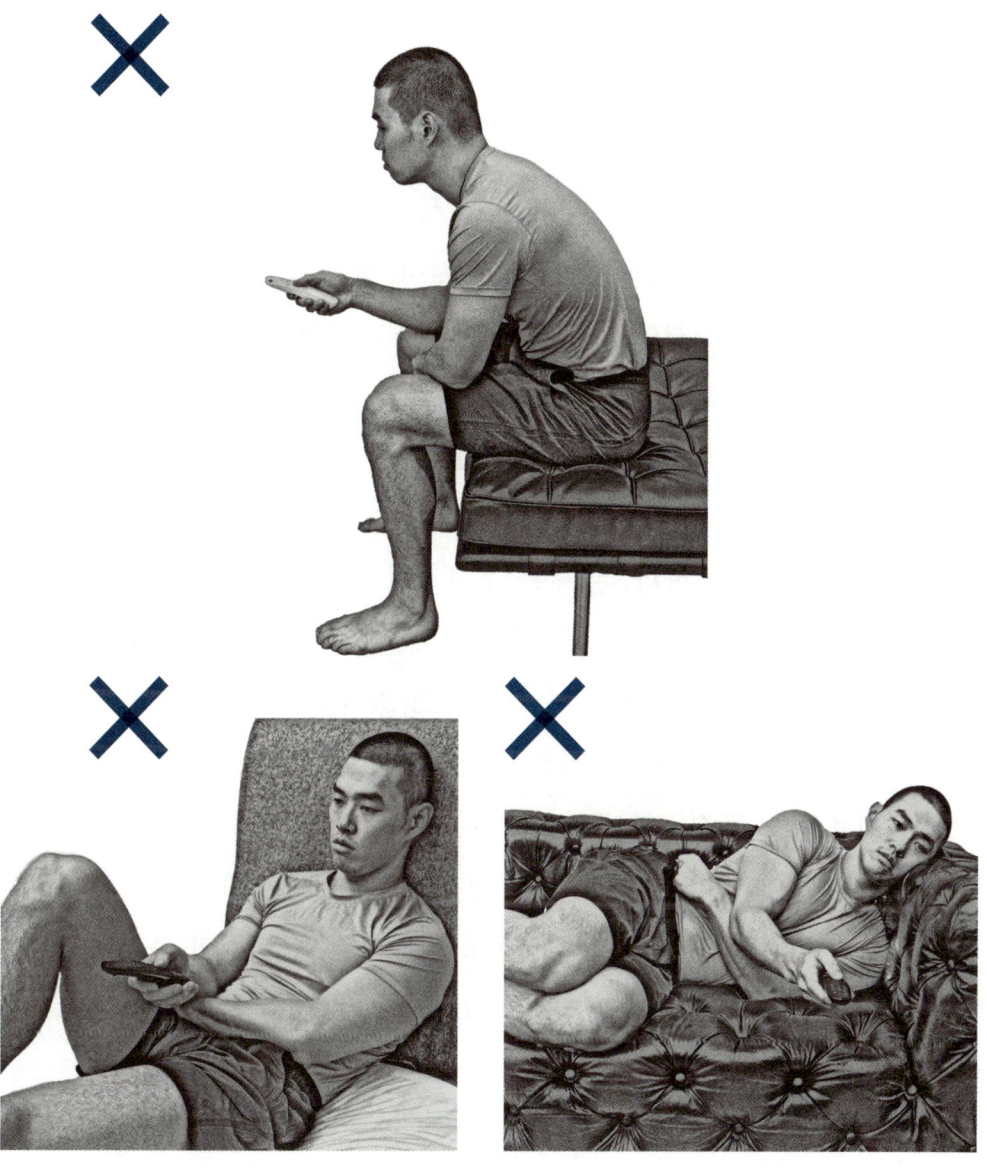

14.30 텔레비전을 볼 때 척추위생. 텔레비전을 보는 자세 때문에 목 디스크 손상을 겪는 경우를 자주 본다. **수그리거나 구부리는 은근힘, 돌리거나 꺾는 은근힘이 몇시간 동안 작용하기 때문이다.** 목 디스크가 계속 재발하는 사람들은 텔레비전 보는 자세를 꼭 챙겨 봐야 한다.

정서적 문제

정신적인 압박을 받는 스트레스 상태나 정서적으로 우울한 상황이 되면 승모근을 포함한 목덜미, 어깻죽지 근육이 수축하면서 목 디스크에 은근한 나쁜 힘을 가한다. **통상 정신적인 스트레스나 우울한 상황은 하루 종일, 24시간 내내 지속되며 하루 이틀에 끝나지 않는 경향이 있어 몇 시간 만에 끝나는 업무나 취미 생활보다 훨씬 더 오랫동안 나쁜 은근힘이 목 디스크에 작용한다.** 문제는 정신적인 스트레스와 우울감이 목 디스크에 나쁜 영향을 준다는 사실조차 모르고 하루하루를 보내며 목 디스크를 점점 더 찢고 있다는 것이다. 목 디스크로 고생하는 사람이 반드시 정신 건강에 신경을 써야 하는 이유다. 스트레스가 심하거나 우울한 상황에서는 신전동작을 자주 해야 한다. 목 지킴이 품새를 자주자주 시전해 보라. **사이가 나쁜 직장 상사가 백년목을 읽었다면 목 지킴이 품새를 시전하는 당신을 보고 정신적 스트레스로 겪는 목 디스크의 아픔을 이해할 것이다.**

    스트레스 상황이 지속되면 목이 앞으로 구부러져 오랫동안 움직이지 않을 가능성이 매우 높다. 또 목 주변 근육이 강하게 수축하여 디스크에 큰 힘이 걸린다. 만약 디스크가 사람이라면 누가 밧줄로 목을 꽉 조르는 상황이다. 신전동작은 목을 조이던 밧줄을 느슨하게 풀어 주는 것이다.

열 많이 받고 스트레스를 많이 받을 때일수록 허리를 꼿꼿이 펴고 가슴을 활짝 열고 몸을 가볍게 움직이는 유산소운동이 도움이 된다. **활기차게 걷거나 수영, 조깅 등으로 목 디스크에 가벼운 충격을 반복해서 줄 때, 디스크 속에 있는 노폐물이 배출되고 신선한 산소와 영양분이 공급된다. 더불어 디스크 주변에 잠자고 있는 줄기세포를 깨워 찢어진 디스크로 들어와 상처를 아물게 한다.**[23] **손상된 디스크를 치유하는 최대의 선물이다.**

정신적인 스트레스를 완화하기 위해서는 아무 생각 없이 시름을 잊을 수 있는 걷기, 달리기, 등산 같은 유산소운동, 테니스나 탁구 같은 구기 운동, 가슴을 뭉클하게 하는 영화, 음악회나 공연 관람 등 다양한 노력이 필요하다. 직장 상사나 부하 직원과의 불화가 스트레스의 원인이라면 퇴근 후 간단한 술자리라도 마련하여 허심탄회한 대화를 통해 불화를 해소하는 노력이 필요하다**14.31 참조**. **단, 음주가 과해 감정적으로 격해지면서 폭력적인 상황이 되는 것은 절대로 피해야 한다. 목 디스크를 낫게 하려다 외상성 뇌손상을 입을 수 있기 때문이다.**

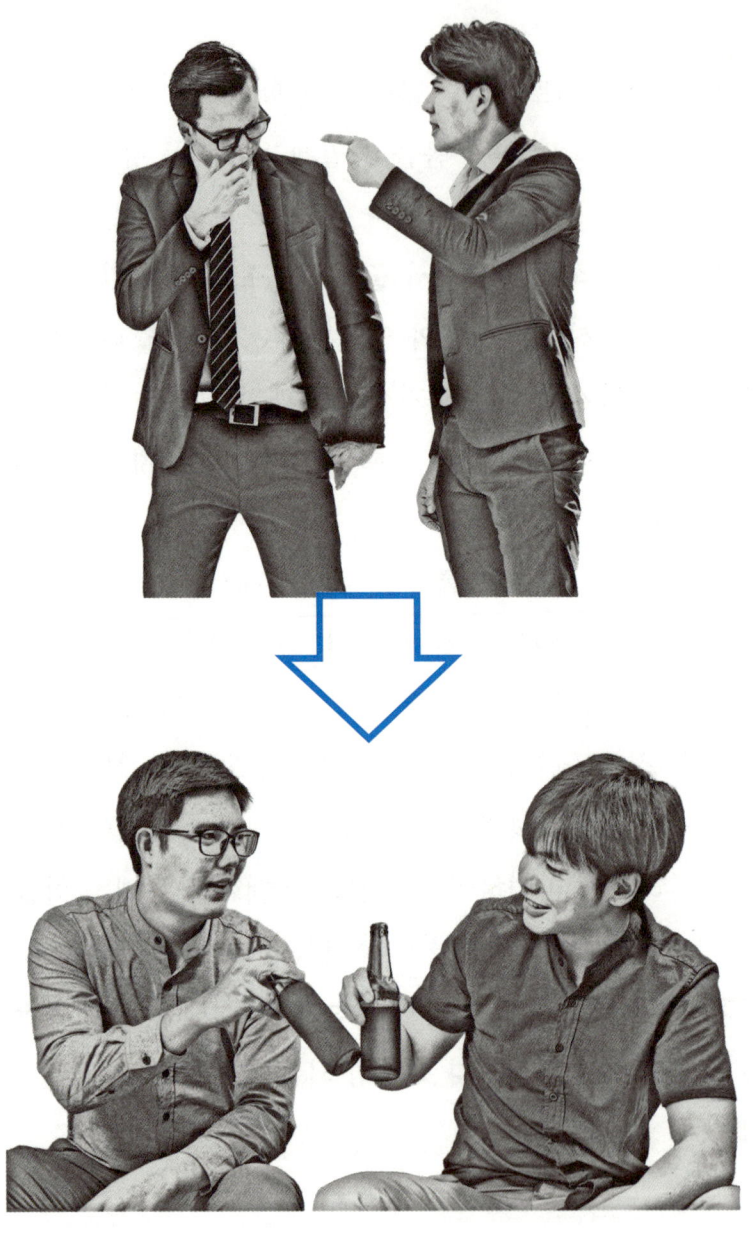

14.31 정신적 스트레스를 관리하는 척추위생. 직장 내 불화는 그때그때 풀어나가는 것이 목 디스크 건강에 좋다.

운동 중 척추위생

운동 중 척추위생은 또 하나의 큰 이슈이다. 새로운 챕터에서 설명한다. **15장 '목 디스크를 위한 운동: 4마라 4하라'**를 참조하라.

요점 정리

1   앉으나 서나 허리를 꼿꼿이 유지하고, 가슴을 활짝 펴고, 턱을 치켜 들어라. 당신의 자세가 목을 살린다.

2   잊혀진 척추, 흉추는 신전하면 안 된다는 오해를 버려라. 흉추를 신전해야 흉추 디스크도 살고 허리와 목 디스크도 살린다.

3   업무, 수면, 이동, 업무 외 활동, 정서적 문제, 운동 등 여섯 장의 스위스 치즈를 잘 관리해야 한다.

4   업무 영역에서는 컴퓨터 화면, 태블릿PC, 책, 공책 등의 높이가 중요하다. 요추전만, 경추전만에 흉추까지 쫙 펴진 상태에서 편안하게 화면이 눈에 들어오도록 높이를 조정해야 한다.

5   고개를 한쪽으로 돌려 오래 쳐다보면 목 디스크가 찢어진다. 컴퓨터 화면이나 대화의 상대방은 가능하면 정면으로 쳐다보는 것이 좋다.

6   아무리 좋은 자세라도 응시하는 시간이 길어지면 응시독이 쌓인다. 반드시 응시와 신전 휴식의 30:3의 원칙을 지켜라. 목 지킴이 품새를 자주 시전하면 더 좋다.

7   직업상 고개를 숙여야만 하는 작업을 한다면 작업이 허락하는 범위에서 최대한 자주자주 신전동작을 하라. 목 지킴이 품새를 자주 시전하면 더 좋겠다.

8   잠자는 동안에도 경추전만이 유지되도록 잠자는 자세, 베개, 침대를 최적화하라.

9   충분한 시간 꿀잠을 자는 것이 목 디스크 상처를 치유하는 가장 강력한 치료제이다.

10   좋은 자세로 걷는 것은 목 디스크 손상을 치유하는 최고의 명약이다.

11   운전 중 목 디스크를 찢지 않기 위해 신호 대기 때마다 신전동작을 하라. 신호등이 없는 고속도로에서는 자주 휴게실에 들러 목 지킴이 품새 시전하라.

12   자동차 의사의 적절한 위시에 적질한 쿠션을 사용하는 것은 목 디스크 치유에 도움이 된다.

13   장거리 여행 시 오래 고개를 숙이고 잠들지 말라. 가능하다면 목을 뒤로 젖히고 자라.

14   종교 활동, 취미 생활에도 가능하면 요추전만과 경추전만을 유지하라. 그것이 어려우면 자주자주 신전동작을 하라.

15   텔레비전 시청 습관을 살펴보라. 당신의 목 디스크를 당신 스스로 찢어 버리고 있을지 모른다.

16   정신적 스트레스와 정서적 우울감은 목 디스크 상처를 더욱더 깊게 만든다. 목 디스크 증상이 있는 사람은 어떤 방법을 쓰든 스트레스를 멀리하고 우울감을 극복하는 것이 필요하다. 충분한 유산소운동과 더불어 목 지킴이 품새를 자주자주 시전하라.

17   운동 영역의 척추위생은 15장 '4마라 4하라'를 참조하라.

15장
목 디스크가 운동을 만날 때 - 4마라 4하라

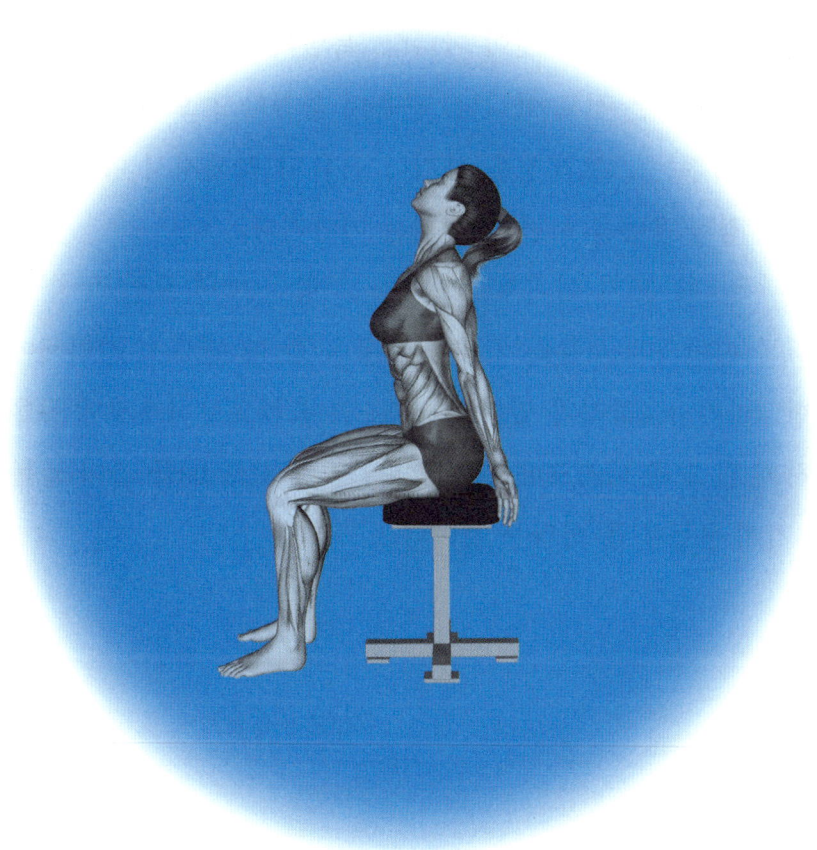

백년목 운동 4마라 4하라

목덜미나 어깻죽지 근육이 뻐근하고 뭉치고 짓눌리는 듯한 통증을 겪는 이유는 목 디스크에 상처가 생겼기 때문이다. 디스크성 통증이다. 목부터 어깻죽지를 지나 팔로, 손으로 뻗치는 통증, 즉 방사통은 목 디스크의 상처가 너무 커서, 섬유륜이 너무 크게 찢어져서, 속에 있던 수핵이 밀려나와 신경뿌리에 염증을 일으킨 것 때문이다. 목덜미나 어깻죽지 근육이 뭉치거나 놀라서 아픈 것이 아니다. **목덜미의 근육이나 인대가 약해져서 아픈 것도 아니다.** 근육이 뭉쳤다고 오해해서 근육을 풀어주는 스트레칭을 하거나 근육이 약해져서 아프다고 근력 강화 운동을 하면 안 된다는 이야기다.

  목 디스크가 찢어져 고생하는 사람이 백년 동안 목 디스크를 편안하게 사용하기 위해 운동을 할 때 **반드시 기억해야 할 4마라와 4하라가 있다.** 목 디스크에 해로운 4가지 운동을 하지 말고 목 디스크에 생기(生氣)와 활력(活力)을 불어 넣는 4가지 운동을 꼭 하라는 것이다.

마라 1 – 목 스트레칭 하지 마라

목덜미가 뻐근하면 제일 먼저 하는 운동이 손으로 머리를 잡고 목을 이리저리 비트는 스트레칭을 하는 것이다. 필자도 젊은 의사 시절 많이 처방하였던 운동이다. **스트레칭을 하면 당장은 시원한 느낌이 들지만 그 과정에서 목 디스크는 더 찢어질 수 있다.**[16] 목 디스크 손상이 있다면 목을 구부리거나 비트는 스트레칭은 하지 않는 것이 좋다. 목 스트레칭 하지 마라 **15.1, 15.2, 15.3 참조**!

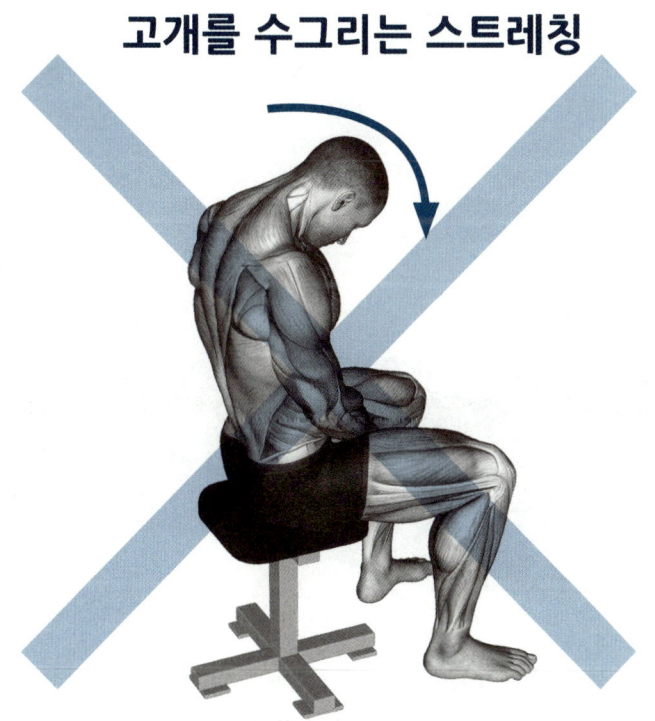

15.1 마라 1. 목 디스크 상처에 해로운 스트레칭 하지 마라! 고개를 앞으로 수그리는 스트레칭은 상처 난 디스크를 더 찢는다.

손으로 고개를 구부리는 스트레칭

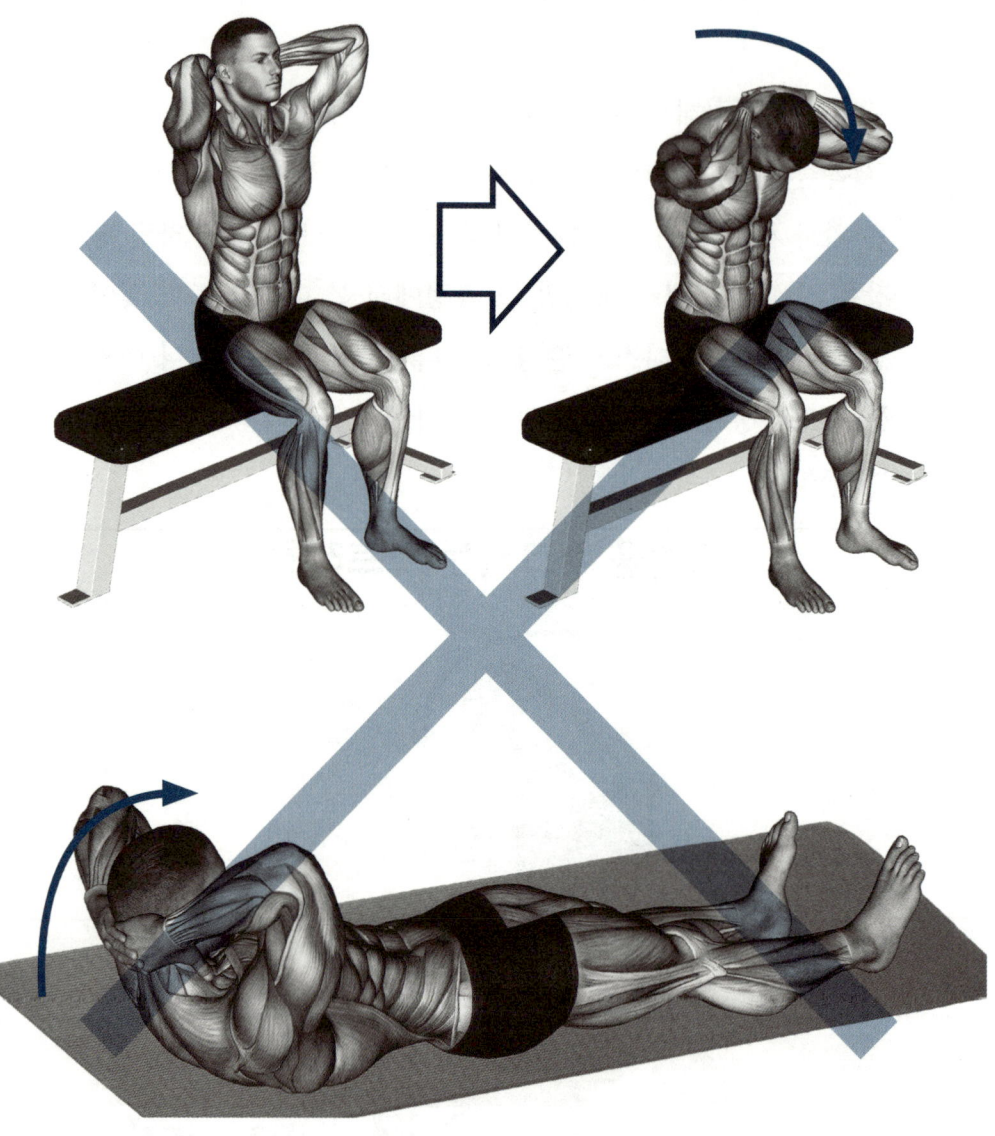

15.2 마라 1. 목 디스크 상처에 해로운 스트레칭 하지 마라! 손으로 고개를 앞으로 구부리는 스트레칭은 상처 난 디스크를 더 찢는다.

고개를 꺾는 스트레칭

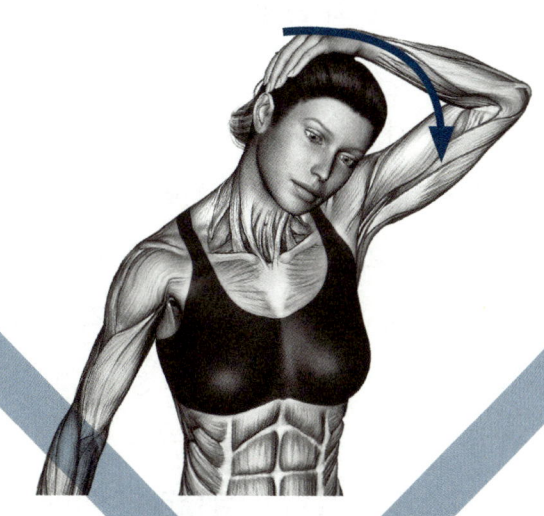

고개를 돌리는 스트레칭   고개를 돌려 꺾는 스트레칭

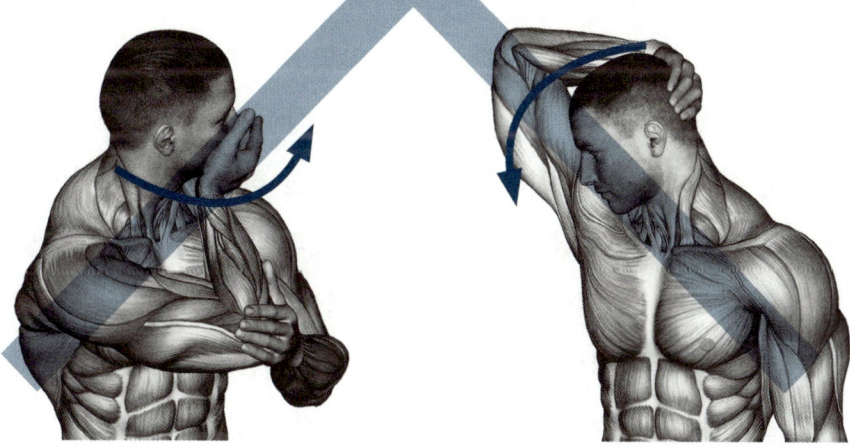

15.3 마라 1. 목 디스크 상처에 해로운 스트레칭 하지 마라! 고개를 옆으로 꺾거나 비트는 스트레칭도 상처 난 디스크에는 해롭다. 목 디스크 증상이 있을 때는 피하는 것이 좋다.

마라 2 – 목 주변 근육 강화 운동 하지 마라

목 디스크가 튼튼한 사람이라면 어떤 목 운동을 해도 무방하다. 목 디스크가 건강한 사람은 목 주변 근육을 강화하면 할수록 근육이 튼튼해지고 목 디스크 건강에 도움이 된다. 우리가 중고등학교 다닐 때 그토록 많은 원산폭격 기합을 받아도 큰 문제 없이 잘 자라나고 오히려 사고를 덜 치면서 훌륭한 성인으로 자랄 수 있었던 것도 그러한 이유 때문이다.

그러나 목 디스크가 찢어진 상태라면 이야기가 달라진다. 고개를 숙일 때 목 디스크에 20킬로그램 이상의 압박을 가하는 힘이 어디에서 나오는지를 생각해 보라. 바로 목덜미 근육이다 1권 진단편 57쪽 '고개를 숙일수록 머리는 더 무거워지네!' 참조. 목덜미 근육의 힘에 의해 목 디스크가 압박을 받아 찢어지는 것이다 438쪽, '목 디스크 병, 근력 강화 하면 나을까?' 참조. 따라서 **목 디스크가 손상된 상태에서 목 주변 근육 강화 운동을 하는 것은 타이어에 펑크가 나서 차가 잘 안 나가는데 액셀러레이터를 더 세게 밟는 것과 같은 행위이다.** 펑크가 난 타이어에는 더 큰 힘이 걸려 타이어가 너덜너덜해 질 것이 분명하다. **목 디스크 증상이 있을 때는 목 주변 근육 강화 운동 하지 마라!** 15.4 참조 평생 하지 말라는 것이 아니라 목 디스크 증상이 있을 때는 하지 않는 것이 좋다는 뜻이다.

손은 머리를 밀고, 머리는 손을 미는 목 근육 강화 운동

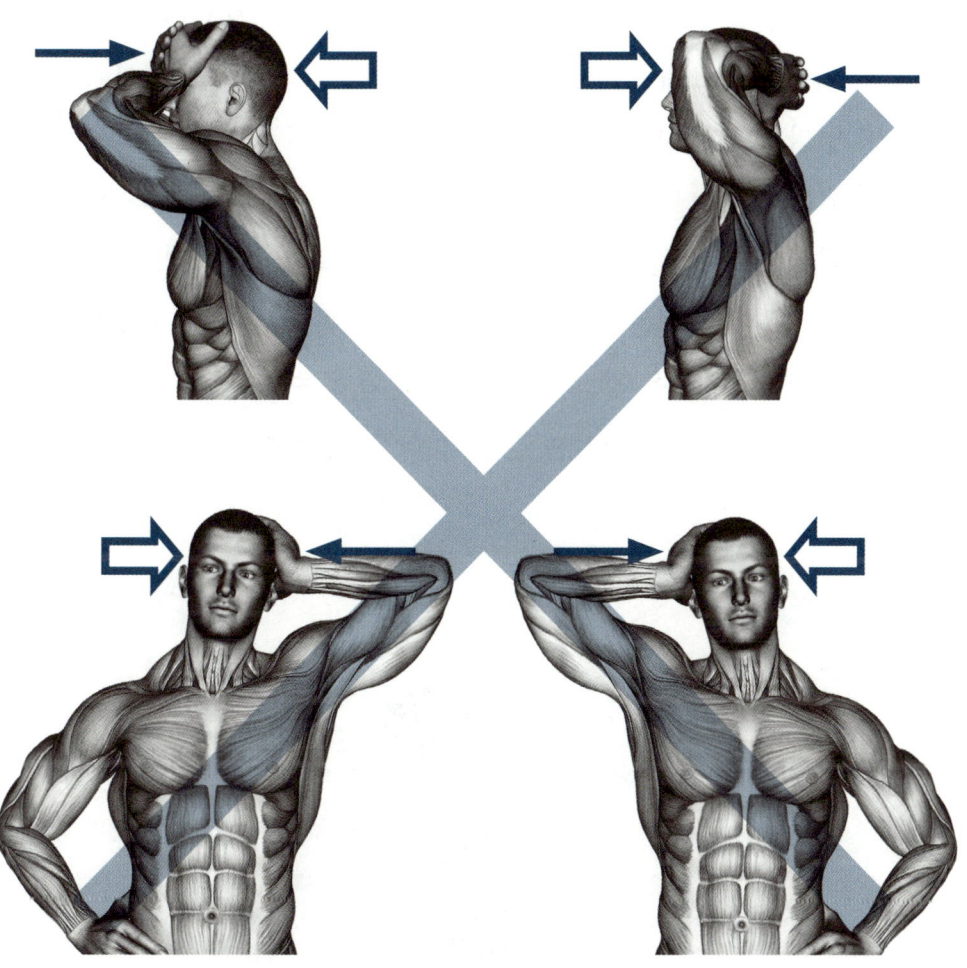

15.4 마라 2. 목 디스크를 더 손상시킬 수 있는 목 근육 강화 운동 하지 마라! 손으로 머리를 밀고(속이 찬 화살표), 머리로 손을 미는(속이 빈 화살표) 과정에서 목 근육을 강화하는 운동이다. 근육은 튼튼해지지만 그 과정에서 목 디스크 상처는 더 커질 위험성이 높다. 평생 하지 말라는 것이 아니라 목 디스크 증상이 있을 때는 하지 않는 것이 좋다는 것이다.

힘 좋은 젊은이들은 목 근육을 강화하기 위해 강력한 운동도 마다하지 않는다. 척추가 튼튼하다면 원산폭격이나 머리에 역기를 묶고 고개를 수그렸다 펴는 동작을 수십 번 해도 상관이 없다**15.5 참조**. 무적의 헤비급 챔피언이었던 타이슨처럼 조만간 머리보다 더 두꺼운 목을 가지게 될 것이다. 그러나 **평소 이런 운동을 즐기는 사람도 혹시나 뒷목이 뻐근하거나 윗등의 근육이 뭉치는 느낌 혹은 능형근이 콕콕 쑤시는 느낌을** 받는다면 당분간은 강력 목 근육 강화 운동은 피하는 것이 좋다. 목 디스크가 찢어지는 상황이 더 심해질 수 있기 때문이다.

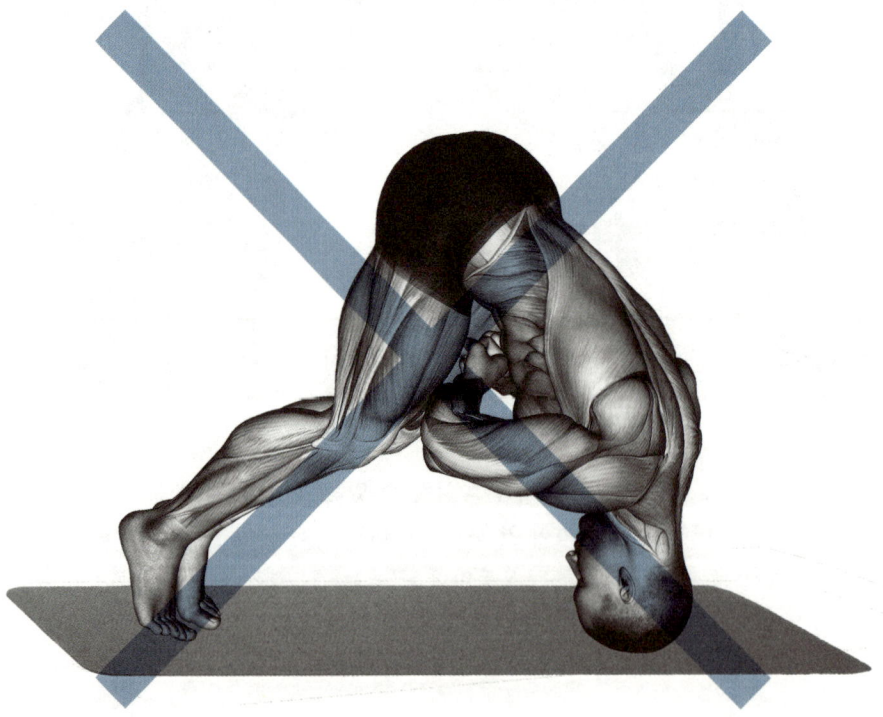

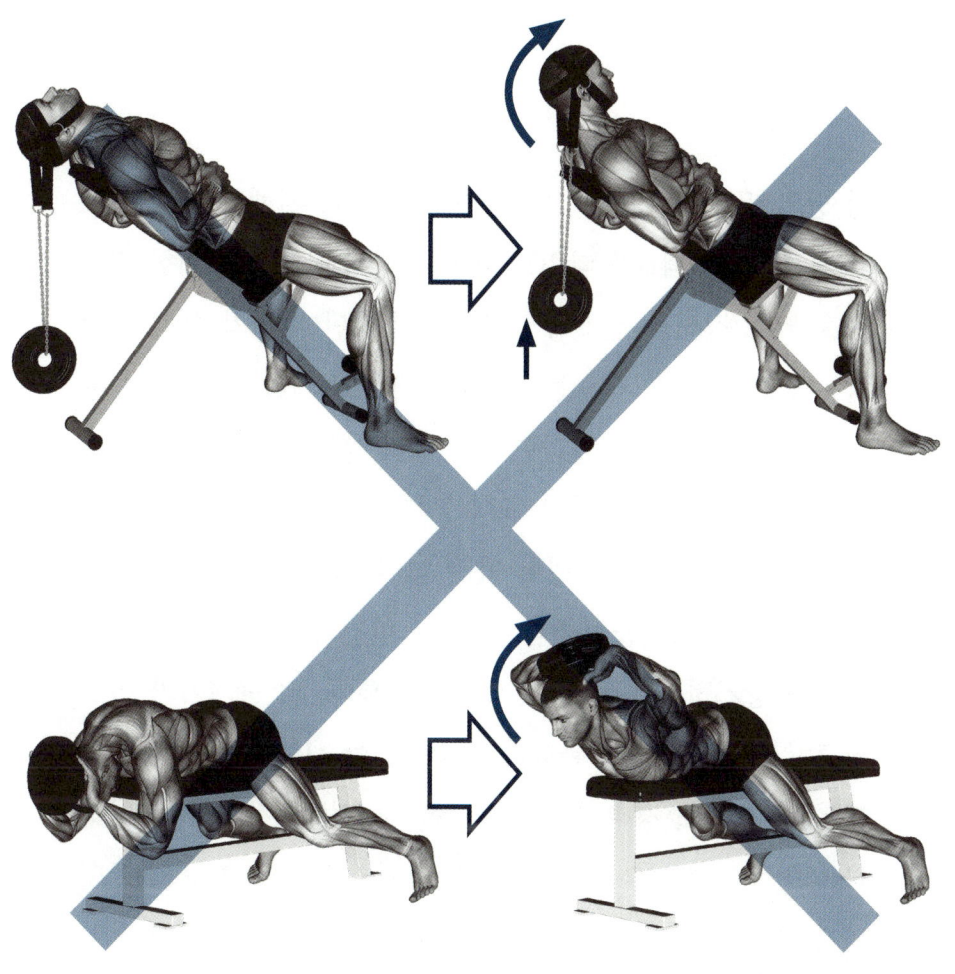

15.5 마라 2. 목 디스크에 **강한 충격을 줄 수 있는 강력한 목 근육 강화 운동** 하지 마라! 목 디스크 증상이 있는 사람이 이렇게 강한 목 근력 강화 운동을 하는 경우는 없을 것이다. 그러나 **평소 척추가 건강해서 이런 운동을 하는 사람 중에 목이 뻐근하거나 윗등에 근육통이 느껴지는 경우는 이런 운동이 그 통증의 원인이 될 수 있다는 사실을 반드시 기억해야 한다.** 목 디스크 증상이 살살 시작될 때 일찍 알아차리지 못하고 계속 강력한 목 근육 강화 운동을 하다가 눈물 나는 방사통으로 진료실을 찾는 젊은이들이 많다.

마라 3 – 턱 당기기 운동 하지 마라

턱 당기기 운동은 심한 방사통을 완화하기 위해 맥켄지가 고안한 운동법이다. 목 디스크 탈출이 커서 방사통이 심한 경우 목을 뒤로 젖히는 신전동작이나 경추전만 자세가 오히려 방사통을 더 심하게 만드는 경우가 있다. 고개를 뒤로 젖힐 때 디스크 탈출이 뒤로 밀리면서 염증이 생긴 신경뿌리를 누르기 때문이다. **턱을 당기면 고개가 신전되는 것을 막고 신경뿌리가 지나가는 신경 구멍이 약간 넓어지는 효과가 있어 방사통을 일시적으로 줄여준다. 그러나 신전과 경추전만을 막기 때문에 장기적으로는 목 디스크에 해롭다. 턱 당기기가 아닌 염증치료로 방사통을 완화하고 방사통이 심해지지 않는 범위에서 신전동작, 경추전만을 꾸준히 지속하는 것이 더 유리하다**435 쪽, '맥켄지의 실수 2: 턱 당김' 참조. 턱 당기기로 디스크 상처를 덧나게 하지 않으면 시간이 지날수록 탈출된 수핵 덩어리가 줄어들고 신경뿌리의 염증이 가라앉으면서 점차 고개를 더 많이 젖힐 수 있게 된다. **턱 당기기 운동 하지 마라**15.6 참조!

벽 앞에 서서 손으로 눌러 턱 당기기

앉아서 턱 당기기

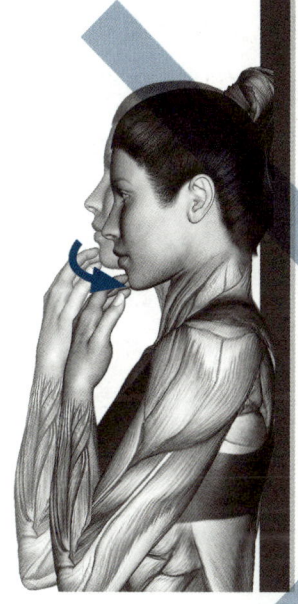
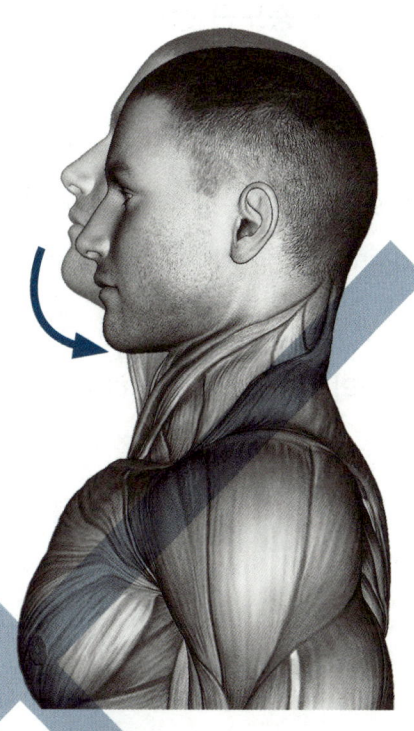

누워서 턱 당기기

15.6 마라 3. 잠시 방사통을 호전시키나 궁극적으로는 디스크 손상을 악화하는 턱 당김 자세. 누워서 턱을 당기고, 바로 서서 턱을 당기고, 벽에 기대어 손가락으로 눌러 턱을 당기는 등등, 턱을 당기는 방법은 제각기 달라도 '턱 당김'이 상처 난 목 디스크를 더 찢을 수 있다는 사실을 잊지 말자.

마라 4 – 승모근 강화 운동 하지 마라

승모근(Trapezius muscle)은 상체 근육 중 매우 넓은 근육으로 상체의 등판 대부분을 덮는다. 위로는 뒤통수뼈에서 시작되어 아래로는 하부 흉추까지, 좌우로는 한쪽 견갑골 끝에서 반대쪽 견갑골 끝까지, 윗등의 대부분을 덮는 승모근은 견갑골의 움직임을 관장하여 팔을 움직일 때 든든한 지지대 역할을 하고 서거나 걸을 때 상체를 똑바로 잡아준다. 무거운 물건을 들 때 활배근과 협력하여 강력한 힘을 발휘하기도 한다.[24]

승모근이 크고 강하면 겉으로 보기에도 강인한 인상을 심어줄 뿐만 아니라 실제로도 강력한 힘을 자랑할 수 있기에 근력 강화 운동의 타깃이 되는 중요한 근육이다. 그러나 **승모근에 강한 힘을 가하면 뒤통수뼈에 붙은 상부 승모근**15.7 참조**의 수축으로 목 디스크에 심한 압박을 가하여 목 디스크 상처가 재발할 우려가 있다.** 따라서, **목 디스크 증상이 있을 때는 승모근 강화 운동을 하지 마라**15.8, 15.9 참조**!**

승모근 강화 평생 하지 말라는 것이 아니다. 목 디스크 증상, 즉 디스크성 목 통증의 연관통이나 방사통이 완전히 사라지면 운동 강도를 조금씩 올려도 된다. **단, 운동을 할 때, 운동 직후, 운동 후 다음 날 아침에 목 디스크 증상이 없어야 한다.**

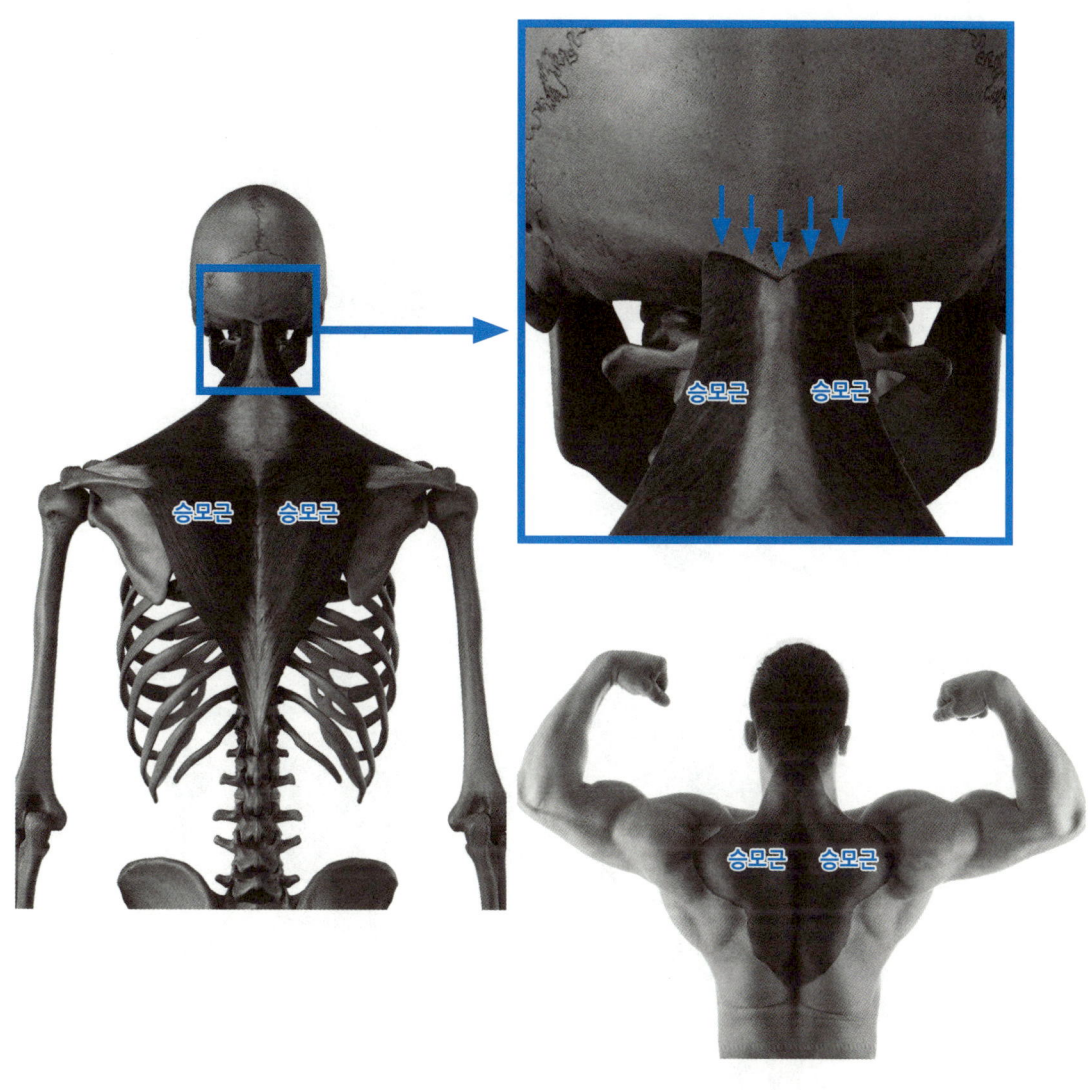

15.7 승모근의 해부학적 도해(왼쪽)와 승모근이 두개골의 뒤쪽에 부착된 모습(오른쪽 위, 화살표). 오른쪽 아래는 육체미 선수의 윗등에서 보이는 승모근.

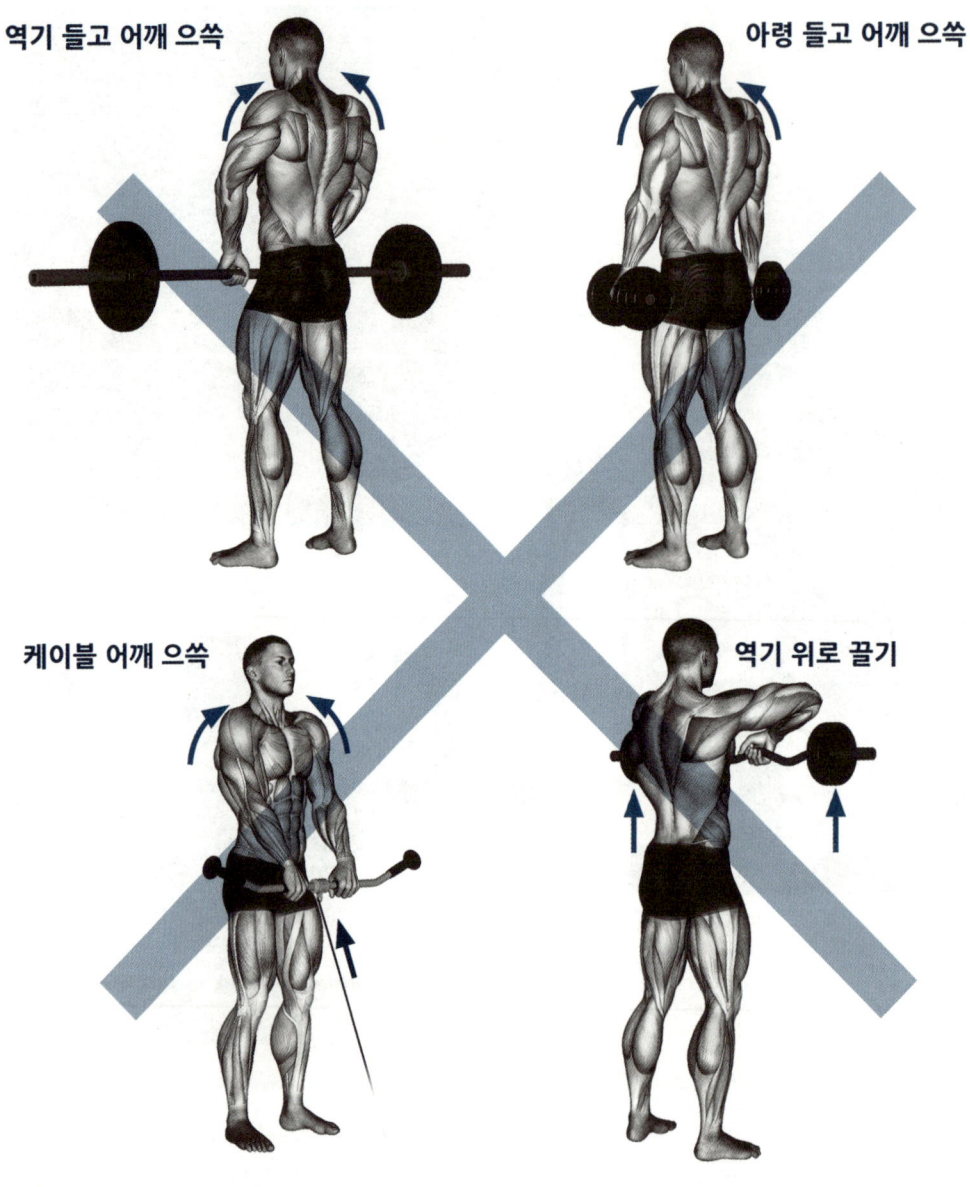

15.8 목 디스크 상처가 있는 사람은 피해야 할 **승모근 고립 근력 강화 운동**. 승모근이 강력히 수축하면 목 디스크의 압력이 심하게 올라간다. 목 디스크 손상이 있는 사람은 피하는 것이 좋다.

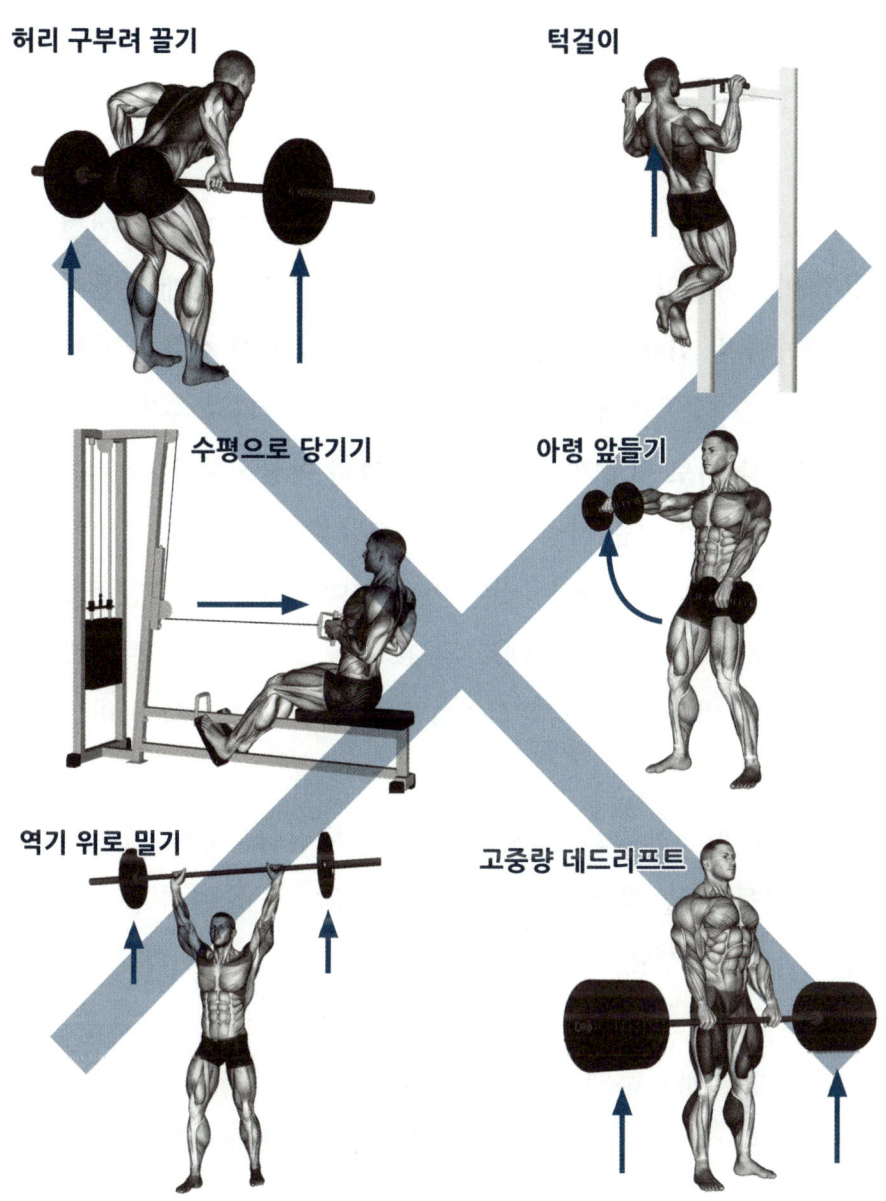

15.9 목 디스크 상처가 있는 사람은 피해야 할 **상하체 근력 강화 운동 중 승모근에 강한 긴장을 유발할 수 있는 운동**. 이런 운동은 승모근에 강한 수축을 유발하여 목 디스크를 압박한다. 목 디스크 손상이 있는 사람은 피하는 것이 좋다.

하라 1 – 경추 신전동작을 하라.

목 디스크 상처를 아물게 하는 가장 중요한 동작이 경추 신전동작이다. **목 디스크의 앞쪽은 넓혀주고 뒤쪽은 좁게 만들어 수핵이 후방 섬유륜을 찢는 것을 막아주고, 후방 섬유륜 자체의 두께를 더 두껍게 만들어 준다. 그뿐만 아니라 후방 섬유륜 상처를 서로 맞닿게 하여 상처가 빨리 아물도록 한다.**[18] 목 디스크 증상이 있는 사람은 반드시 통달해야 할 동작이다. 단순히 고개만 뒤로 젖히는 것이 아니라 아래의 중요 포인트들을 완전히 숙지해야만 제대로 된 효과를 볼 수 있다. **목 디스크 증상이 있는 사람들은 '하라 1'을 3회 이상 정독하기 바란다.**

　경추 신전동작은 크게 3단계로 이뤄진다. 첫째, 요추전만을 만들고, 둘째, 양쪽 견갑골을 등 뒤에서 붙여서 흉추를 최대한 편다. 셋째, 턱을 치켜들며 고개를 뒤로 젖힌다[15.10 참조].

　고개를 과도하게 뒤로 젖힐 필요는 없다. 많이 젖힐수록 좋은 것도 아니다. **너무 많이 젖히면 오히려 척추뼈에 둘러싸여 뇌로 올라가는 척추동맥(vertebral artery)이 눌릴 수도 있다. 이렇게 되면 어지러움을 느낄 수 있고 심하면 실신할 수도 있다.** 물론 극히 드물게 일어나는 일이다. 그렇지만 과도한 신전은 피하는 것이 좋다. 신전할 때 어지러움을 느낀다

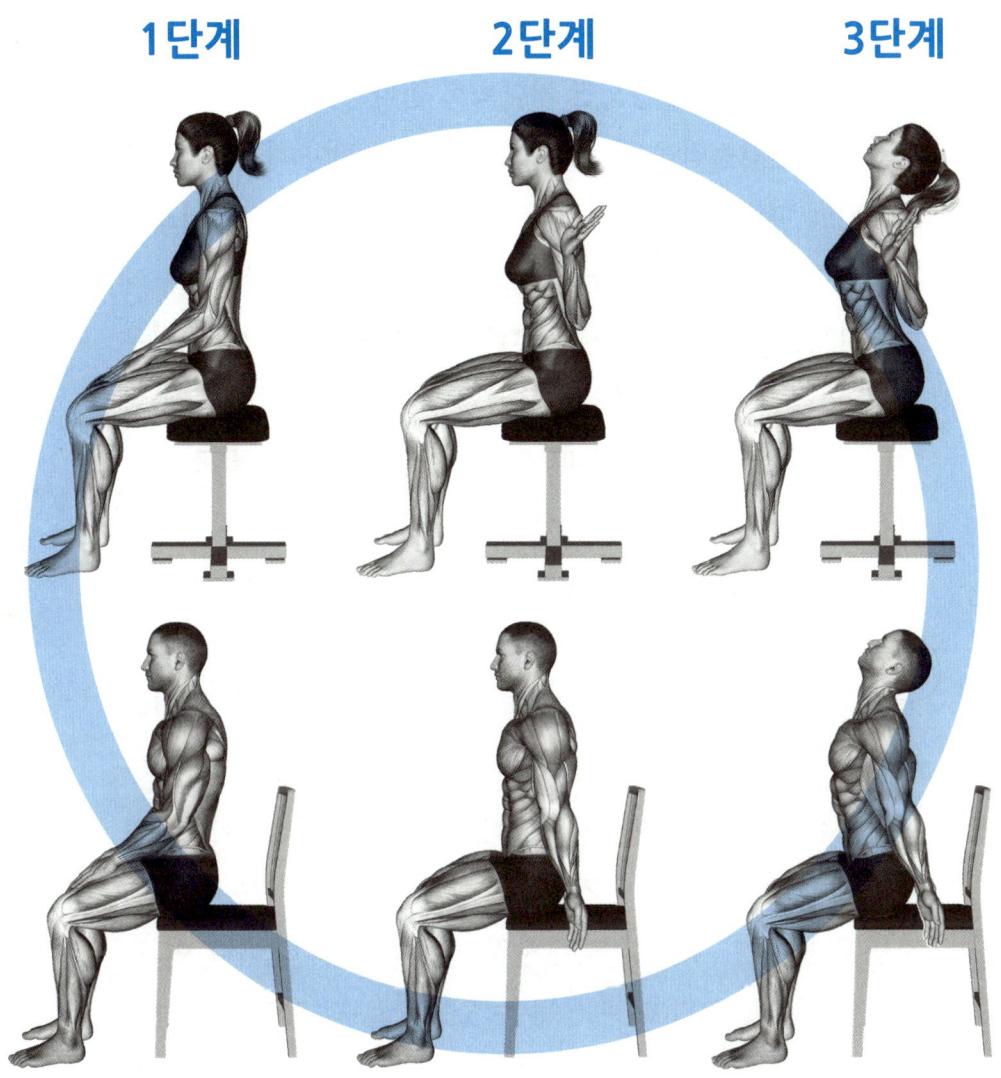

15.10 단계별 경추 신전동작. 1단계: 허리를 꼿꼿이 편다(요추전만 자세). 2단계: 가슴을 활짝 열고 양쪽 견갑골을 붙인다(흉추 신전 자세). 3단계: 턱을 치켜들면서 고개를 뒤로 젖힌다(경추전만 자세). 손을 옆으로 들면 견갑골 붙이기가 쉬워지나(위 그림) 주위 사람들의 눈치가 보일 때는 팔을 옆에 붙인 채(아래 그림) 시행해도 무방하다.

면 과도한 신전이다. **보통 크기의 사무실이나 방에서 천장과 벽이 만나는 모서리 정도만 쳐다봐도 된다.**

경추 신전동작을 할 때 아프면 어떻게 해야 하나? 어떻게 아픈지에 따라 대처가 완전히 달라진다. **신전동작 때 디스크성 통증이 생기는지, 방사통이 생기는지가 중요하다.**

신전동작을 할 때 **목 가운데 혹은 어깻죽지가 아픈 경우는 참고 계속 해도 된다.** 시간이 지나면서 차츰 좋아지게 된다. 그러나 신전동작을 할 때 **통증이 어깻죽지에서 팔로 뻗쳐 나가는, 즉 방사통이 생긴다면 고개를 뒤로 젖히다가 방사통이 느껴지는 범위 직전에 신전을 중지해야 한다**15.11 참조. 방사통을 느끼면서 고개를 더 뒤로 젖히면 염증이 생긴 배측신경절에 기계적인 자극을 가하여 염증이 더 심하게 된다. 신전동작으로 방사통이 더 심하고 오래가게 된다는 뜻이다.

경추 신전동작을 할 때 방사통이 생기면 턱을 먼저 당겨야 한다고 가르치는 경우가 있다. 신전동작 때 방사통이 심해지는 것을 줄이기 위한 맥켄지의 가르침이다. 그러나 이 과정에서 목 디스크가 더 손상될 수 있으므로 **턱 당김은 피하는 것이 좋다**435쪽 '맥켄지의 실수 2: 턱 당김' 참조.

신전동작 때 방사통이 심해지는 경우를 공략하는 방법은 다음과 같다. 먼저 방사통이 생기기 직전까지만 신전하면서 며칠을 기다려 본다. **이때 하루가 다르게 방사통이 생기지 않는 신전의 범위가 늘어나면 더할 나위 없이 좋은 현상이다.**

신전 때 디스크성 통증이 느껴지면 그대로
지속하면 통증이 차츰 줄어들게 된다!

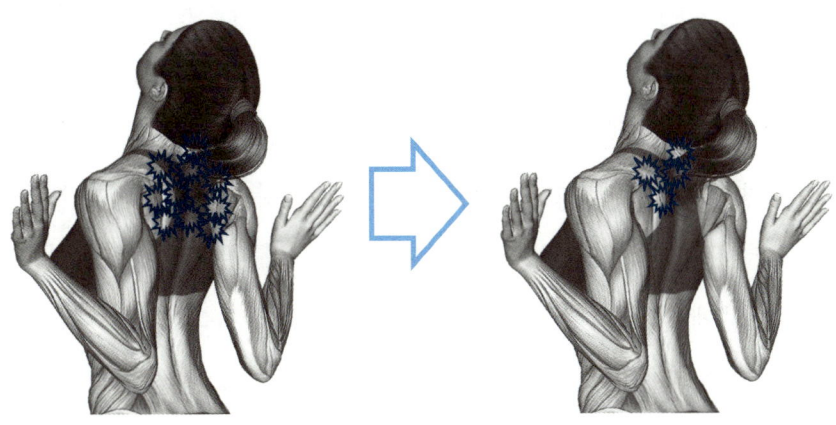

신전 때 방사통이 느껴지면 방사통이 없어질
때까지 신전을 줄인다!

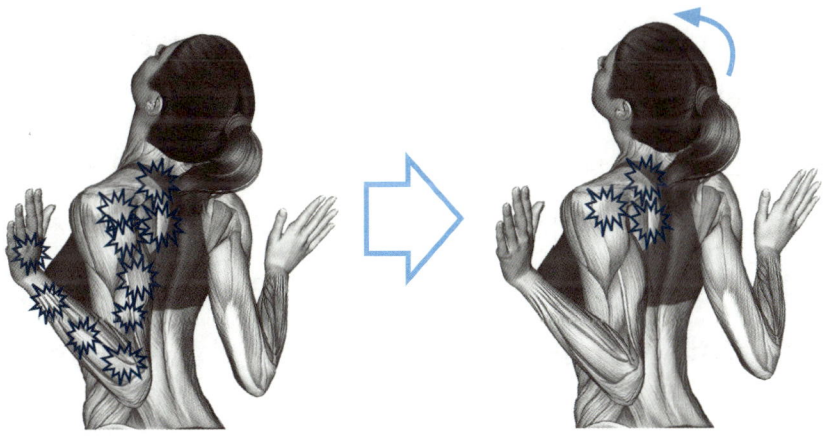

15.11 경추 신전동작 시 통증이 동반될 때 대처 방법. 목 가운데나 어깻죽지 통증, 즉 디스크성 통증이 있다면 그대로 신전해도 된다. 그러나 방사통이 생기면 방사통 발생 직전까지만 신전한다. 자세한 내용은 본문을 참조하기 바란다.

목 디스크 탈출증이 점점 좋아지고 있다는 뜻이다. 방사통을 일으키는 배측신경절의 염증이 줄고 있거나, 아니면 탈출된 수핵 덩어리가 줄어들고 있다는 뜻이다. 그대로 계속하면 조만간 지긋지긋한 방사통에서 벗어날 수 있다.

　방사통이 생기기 직전까지만 신전동작 하기를 며칠 계속해도 신전의 범위가 늘어나는 기미가 전혀 보이지 않고, 방사통 때문에 일상생활에 지장을 받는 상황이 지속된다면 그 다음 조치를 취하는 것이 필요하다. **배측신경절의 염증을 줄이기 위해 소염제를 복용하는 것이다. 더불어 스위스 치즈 척추위생(14장 참조)을 철저히 챙겨서 따라 한다.** 소염제를 복용하고 척추위생을 챙기면서 "방사통 직전까지 신전동작"을 반복하면 대부분의 경우 차츰 신전의 범위가 늘어나고 방사통이 잦아들게 된다.

　소염제와 척추위생에도 신전의 범위가 늘지 않고 극심한 방사통으로 잠을 이루기 힘든 밤이 계속된다면 **염증이 심한 배측신경절에 스테로이드 주사를 맞는 방법이 있다. 바로 경막외 스테로이드 주사이다.** 방사통이 아주 심할 때 시행하는 척추 시술로 **경험이 많은 전문의가 시술의 필요성을 판단하고 시술하는 것이 좋다.** 물론 경막외 스테로이드 주사를 맞는 경우에도 시술 후 철저한 척추위생은 필수적이다.

　요추 신전에 관해서는 『백년허리 치료편』 12장 '깨알 같은 척추위생'을 참조하기 바란다. 흉추를 펴는 동작은 하라

2에서 자세히 설명한다.

허리가 안 좋은 사람은 서서 하는 요추 신전동작과 경추 신전동작을 같이 하면 일석이조(一石二鳥)의 효과를 볼 수 있다 15.12 참조.

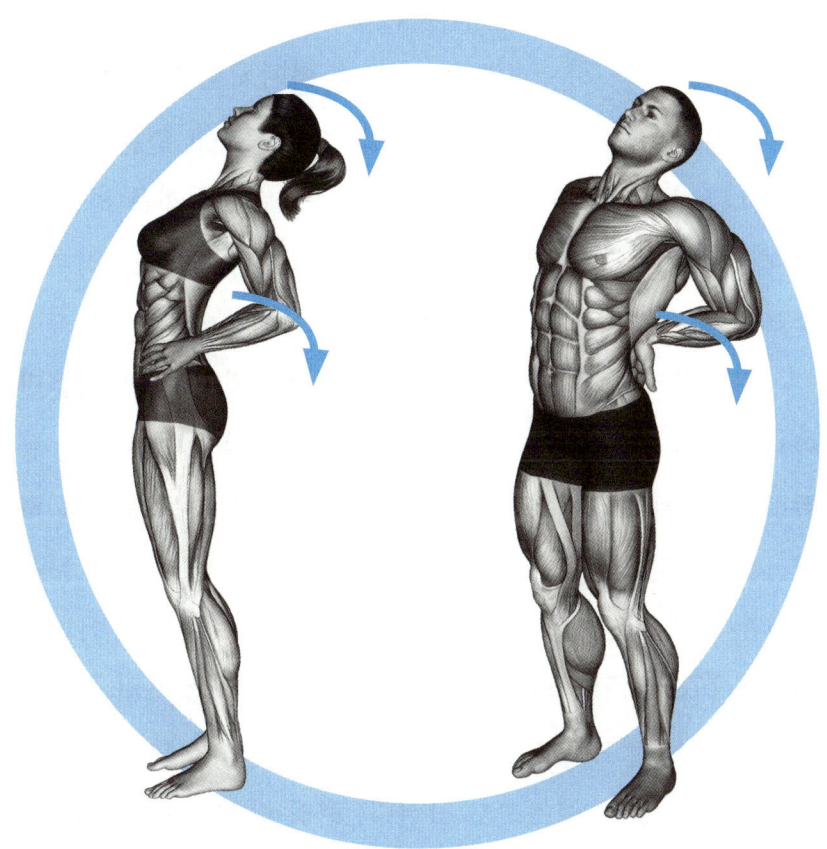

15.12 경추-요추 일석이조 신전 동작. 허리 디스크와 목 디스크 손상을 동시에 치료하는 서서 하는 요추, 경추 신전동작. 요추 신전동작에서 턱만 살짝 더 치켜들면 된다.

하라 2 – 굽은 윗등을 펴는 운동을 하라

정상인의 척추를 옆에서 보면 요추와 경추는 척추뼈가 앞으로 휘어지는 전만(前彎) 곡선을, 흉추는 뒤로 휘어지는 후만(後彎) 곡선을 가진다. 흉추는 뒤로 휘어지는 것이 정상이라는 뜻이다. 이런 이유로 **흉추는 뒤로 휘어지도록, 즉 앞으로 구부러지도록 하는 것이 척추 건강에 더 좋다고 믿는 사람들이 많다. 이는 심각한 오해이다.** 흉추도 펴서 신전을 하는 것이 더 좋다. 흉추를 펴야 하는 이유는 459쪽 '잊혀진 척추 – 흉추에 관한 심각한 오해'를 참조하라.

　　흉추를 신전하면 흉추 디스크의 건강에 도움이 될뿐만 아니라 경추와 요추의 신전동작도 더 잘 된다. 경추 신전 운동을 하기 전에 흉추를 펴는 운동, 즉 윗등을 펴는 운동을 하라. 맨손으로 할 수도 있고**15.13, 15.14, 15.15 참조**, 벽이나 문을 이용하는 방법도 있다**15.16, 15.17 참조**. 상황이 허락하면 가벼운 아령을 이용하거나**15.18, 15.19 참조**, 아예 체육관에 가서 제대로 운동하는 방법도 있다**15.20, 15,21 참조**. **경추 디스크 건강에도 도움이 되고 흉추 디스크도 살린다. 허리 디스크에도 좋다.**

견갑골 뒤로 돌려 붙이기

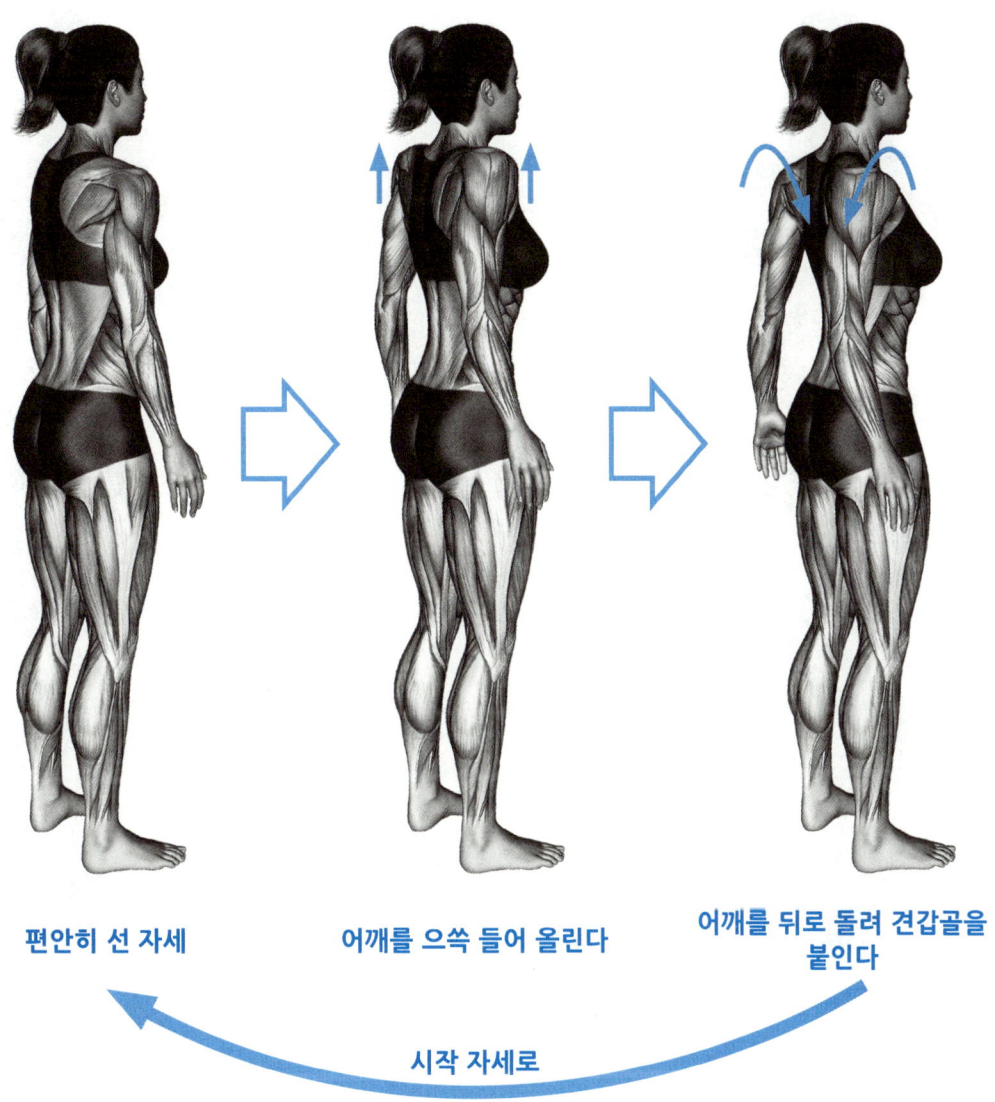

편안히 선 자세 → 어깨를 으쓱 들어 올린다 → 어깨를 뒤로 돌려 견갑골을 붙인다 → 시작 자세로

15.13 맨손으로 하는 윗등(흉추) 펴기 운동 1. 견갑골 뒤로 돌려 붙이기. 근력 강화 운동이 아니므로 반복 불능까지 반복할 필요는 없다. 5회 이상 원하는 숫자만큼 하면 된다.

양팔 뻗어 벌리기

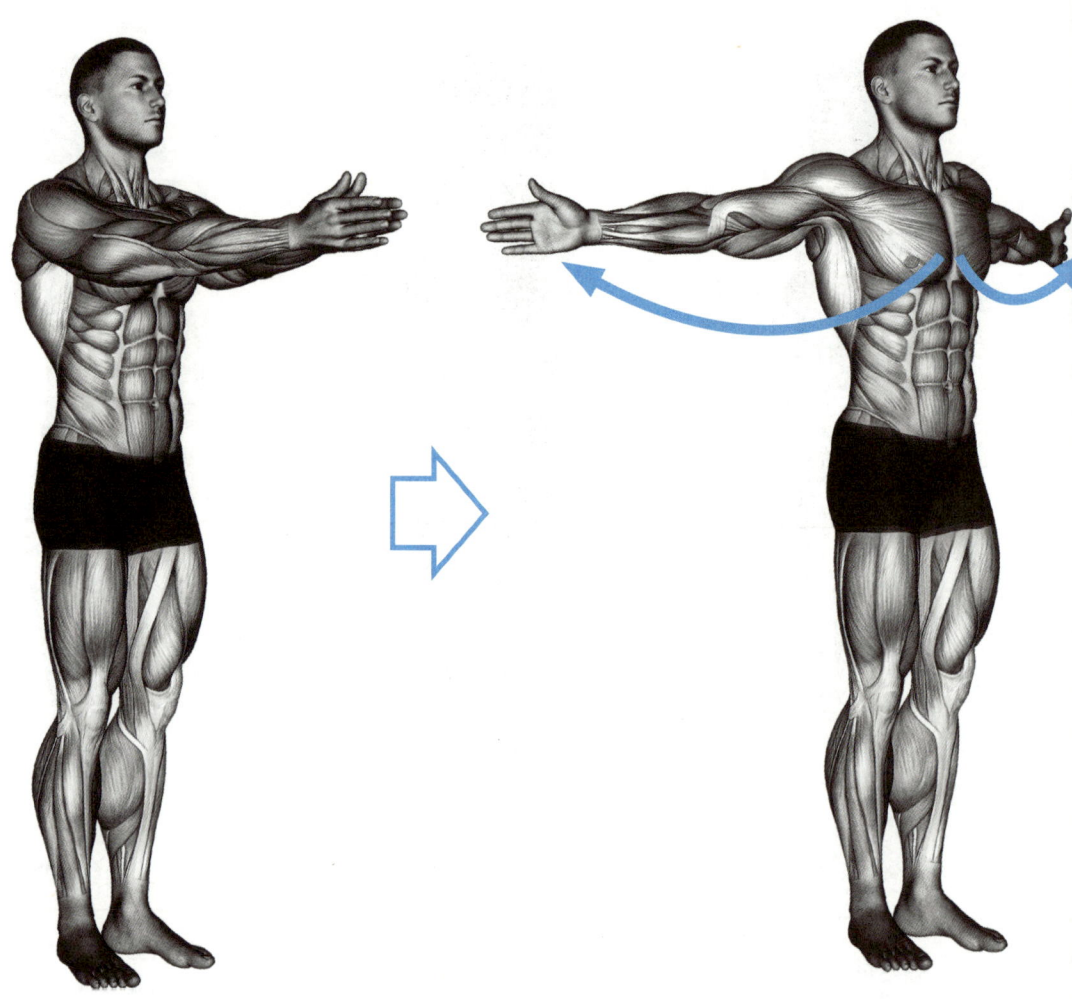

양팔을 앞으로 뻗는다 **가슴을 내밀며 양팔을 옆으로 크게 벌린다**

15.14 맨손으로 하는 윗등(흉추) 펴기 운동 2. 양팔 뻗어 벌리기. 근력 강화 운동이 아니므로 반복 불능까지 반복할 필요는 없다. 5회 이상 원하는 숫자만큼 하면 된다.

양손 깍지 끼고 뒤로 젖히기

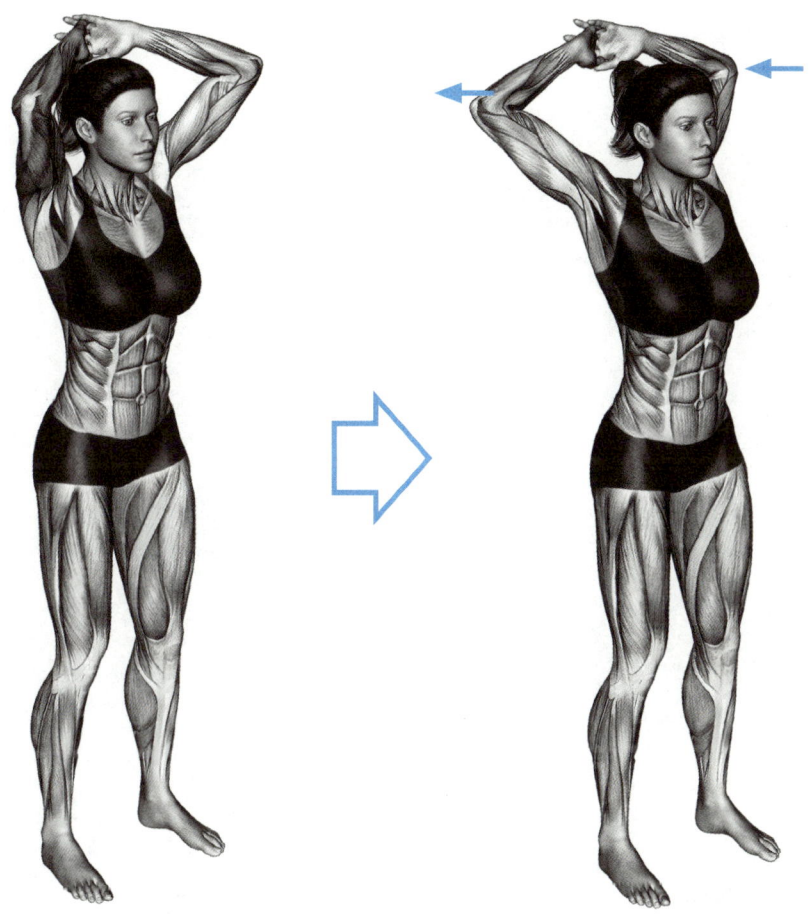

양손을 깍지 켜서 머리 위로 올린다

팔꿈치를 뒤로 젖히며 가슴을 편다

15.15 맨손으로 하는 윗등(흉추) 펴기 운동 3. 양손 깍지 끼고 뒤로 젖히기. 근력 강화 운동이 아니므로 반복 불능까지 반복할 필요는 없다. 5회 이상 원하는 숫자만큼 하면 된다.

벽 천사(Wall Angel)

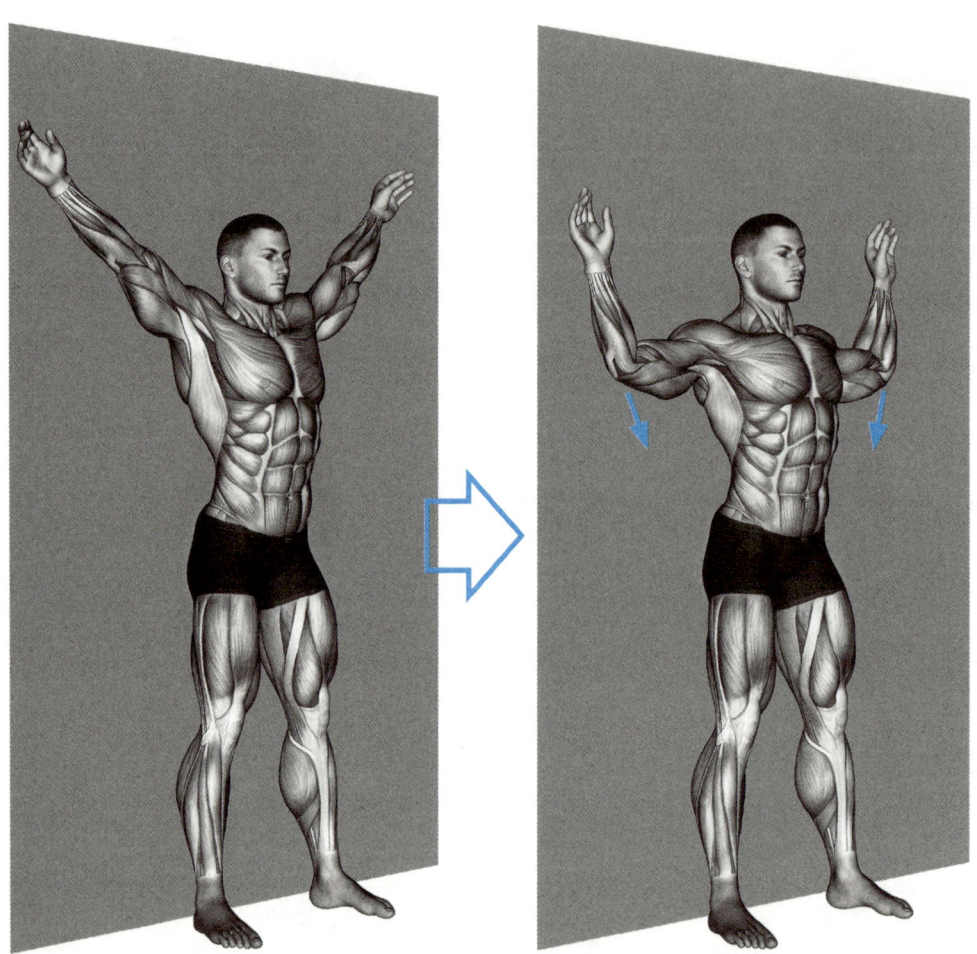

벽을 등지고 서서 팔을 펴 손을 높이 쳐든다

견갑골을 서로 붙이면서 팔꿈치를 천천히 내린다

15.16 벽이나 문을 이용하는 윗등(흉추) 펴기 운동 1. 벽 천사(wall angel) 동작. 근력 강화 운동이 아니므로 반복 불능까지 반복할 필요는 없다. 5회 이상 원하는 횟수만큼 하면 된다.

문에 서서 가슴 스트레칭

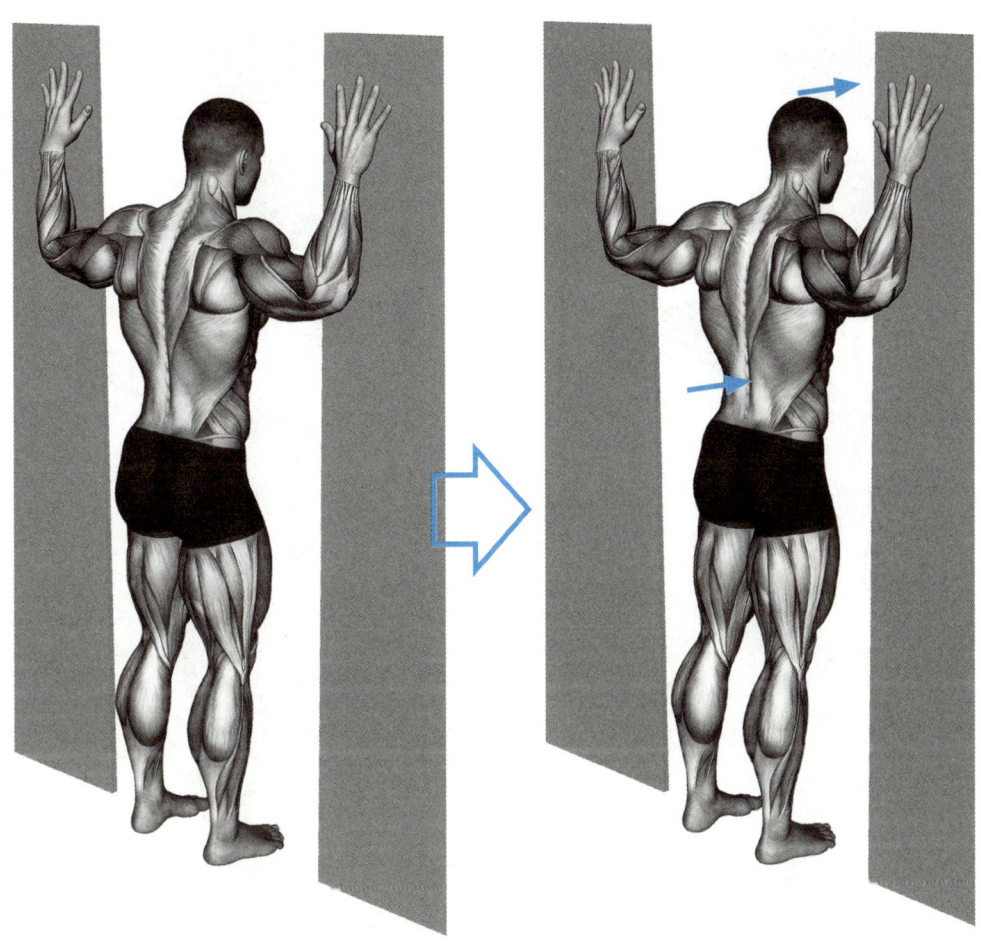

양팔을 문의 양쪽 벽에 고정하고 선다

팔을 고정한 채 몸을 앞으로 움직여 가슴을 활짝 편다

15.17 벽이나 문을 이용하는 윗등(흉추) 펴기 운동 2. 문에 서서 가슴 스트레칭. 근력 강화 운동이 아니므로 반복 불능까지 반복할 필요는 없다. 5회 이상 원하는 횟수만큼 하면 된다.

아령 밖으로 돌리기

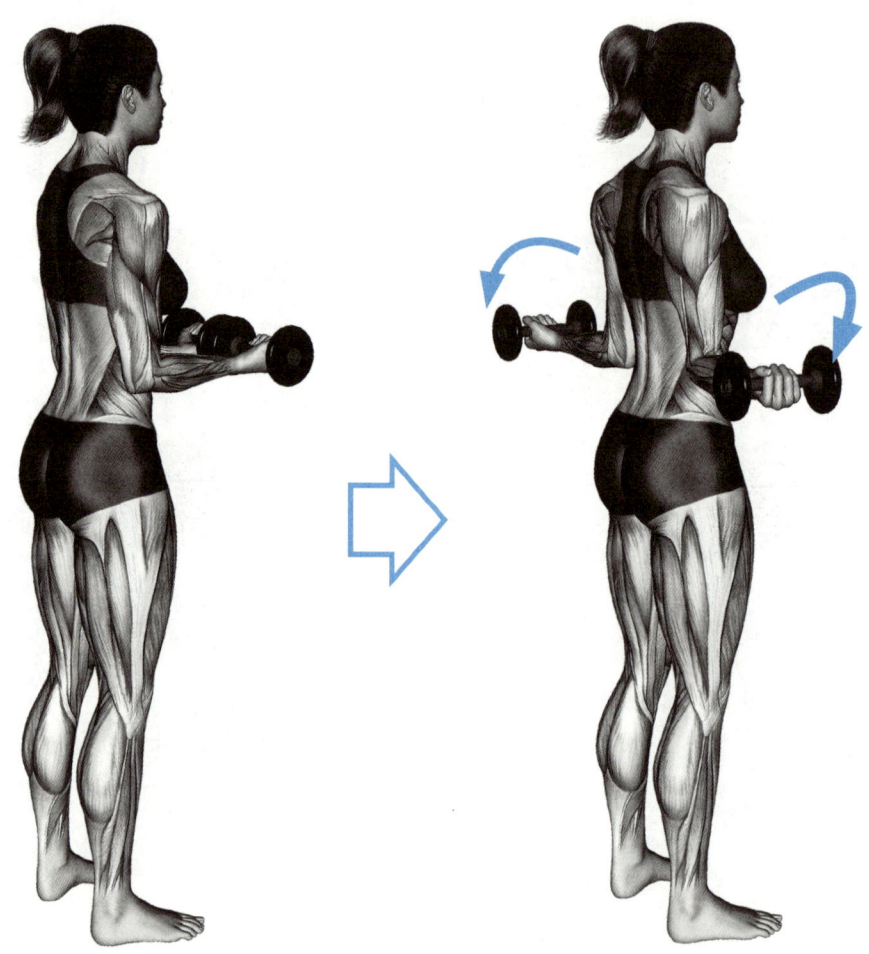

**가벼운 아령을 들고 팔꿈치를
90°로 구부려 몸에 붙인다**

**팔을 몸에 붙인 채 아령을
바깥으로 돌린다**

15.18 가벼운 아령을 이용한 윗등(흉추) 펴기 운동 1. 아령 밖으로 돌리기. 1~2킬로그램의 가벼운 아령을 들고 약간의 반동이 느껴질 정도로 경쾌하게 움직인다. 아령 없이 맨손으로 해도 된다. 579쪽 **목 지킴이 품새 2장**의 '**양손 밖으로 돌리기**'가 맨손으로 하는 동일한 동작이다.

아령 머리 위로 튕기기

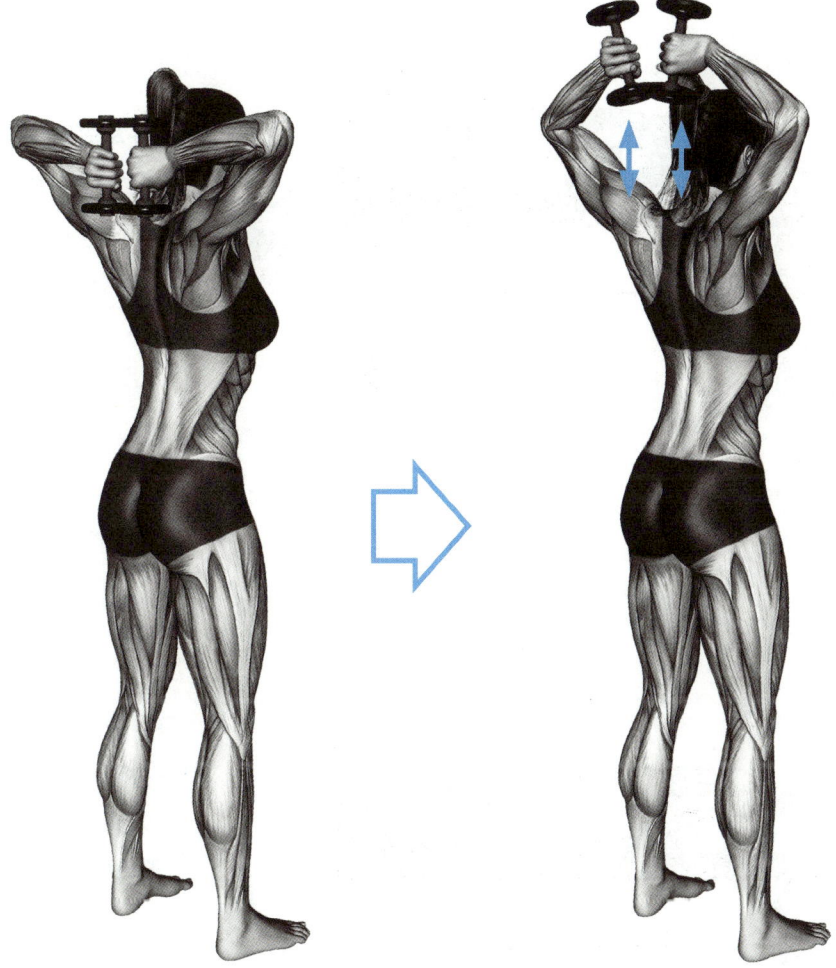

가벼운 아령을 머리 뒤에
든다

아령을 위로 튕기듯 팔꿈치를
조금만 편 다음 다시 내린다

15.19 가벼운 아령을 이용한 윗등(흉추) 펴기 운동 2. 아령 머리 위로 튕기기. 1~2킬로그램의 가벼운 아령을 들고 약간의 반동이 느껴질 정도로 경쾌하게 움직인다.

누워 역기 끌어당기기(Pullover)

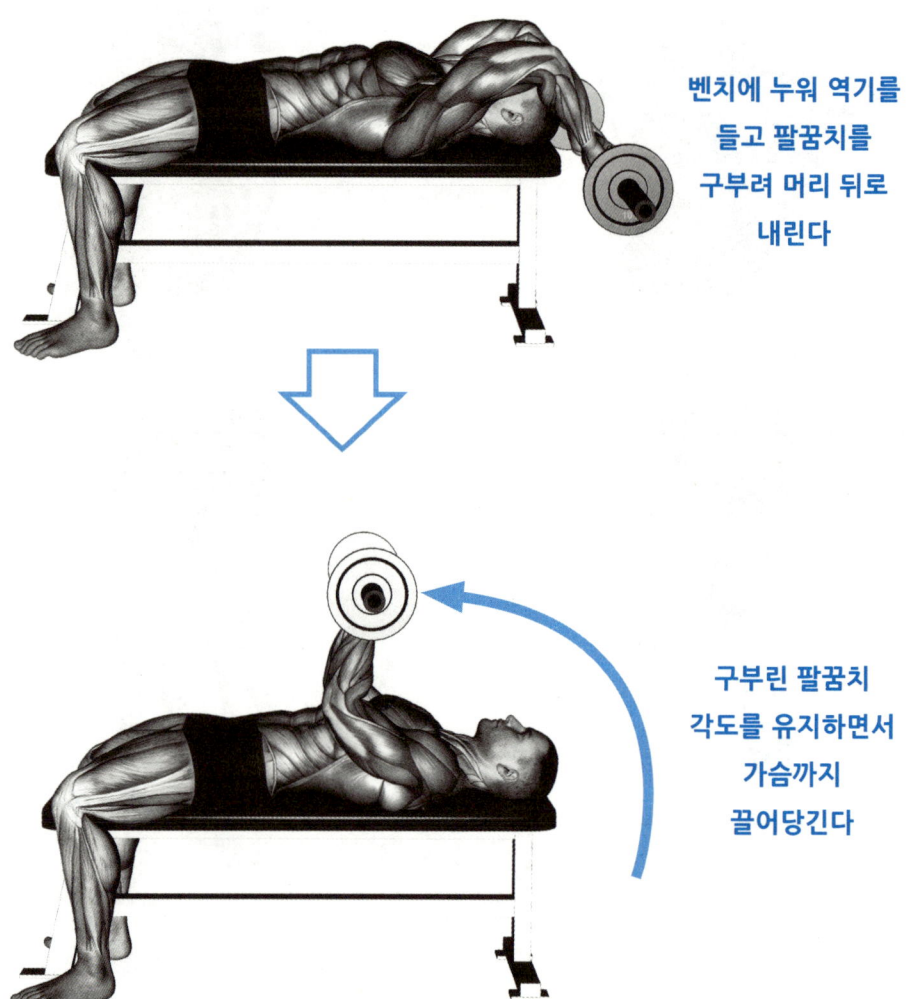

벤치에 누워 역기를 들고 팔꿈치를 구부려 머리 뒤로 내린다

구부린 팔꿈치 각도를 유지하면서 가슴까지 끌어당긴다

15.20 역기를 이용한 윗등(흉추) 펴기 운동. 누워 역기 끌어당기기 (pullover) 운동이다. 근력운동을 좋아하는 사람들에게 적합하다. 반복 불능까지 횟수를 지속하면 된다.

기구 끌어당기기(Pullover)

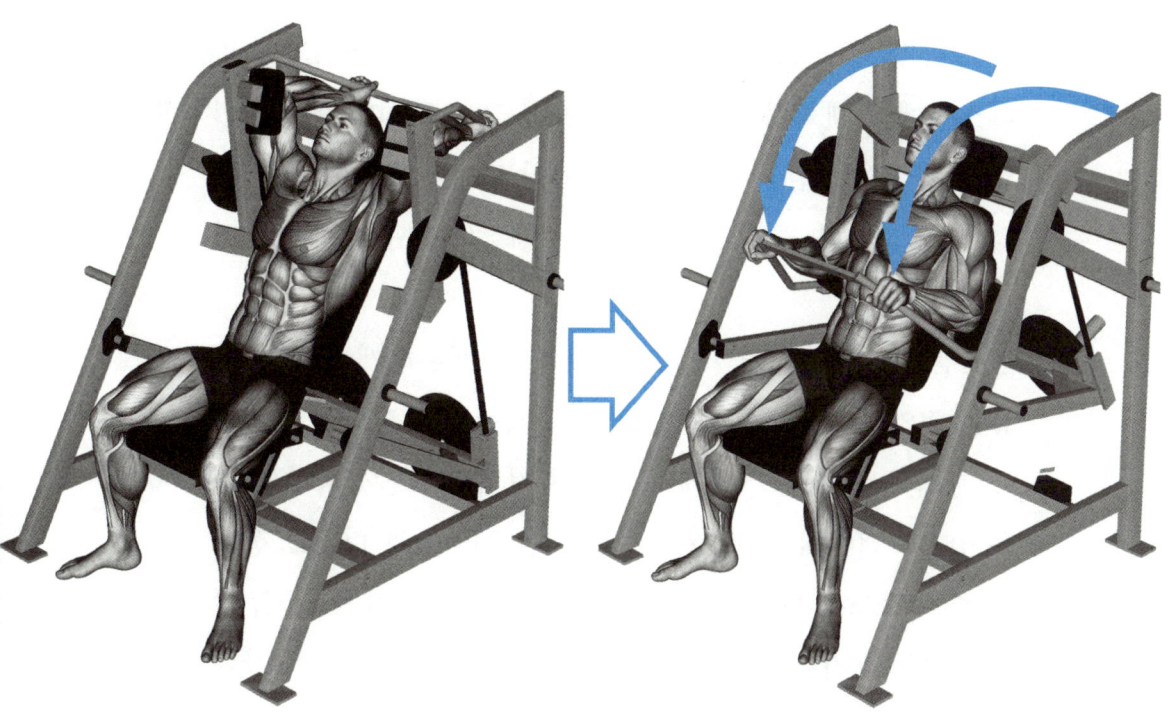

끌어 당기기 기구에 앉아
손잡이를 잡는다

손잡이를 천천히 아래로
끌어당긴다

15.21 기구를 이용한 윗등(흉추) 펴기 운동. 기구를 이용한 끌어당기기 (pullover) 운동이다. 근력운동을 좋아하는 사람들에게 적합하다. 반복 불능까지 횟수를 지속하면 된다.

하라 3 – 걷기, 달리기 운동을 하라

걷기나 달리기로 척추 디스크를 더 튼튼하게 만든 과학적 연구 결과가 있다. 트레드밀에서 달리기를 시킨 실험쥐의 척추 디스크에는 세포가 더 많아지고 디스크를 구성하는 물질이 더 많아졌다는 연구 결과[25]도 있고 달리기를 많이 하는 사람의 디스크가 더 튼튼하더라는 인체 대상의 연구 결과[26]도 있다.

걷기나 달리기가 척추 디스크를 더 튼튼하게 만드는 이유는 걷기나 달리기를 할 때 작은 충격이 반복적으로 디스크에 가해져서 디스크 주변에 있는 줄기세포를 활성화하기 때문이다.[23] 척추에 좋은 자세로 걷거나 달리면 목 디스크 상처를 잘 아물도록 한다는 것이다. **목 디스크 환자라면 걷기, 달리기 운동을 자주 하라.** 야외에서 걷기 달리기가 어려운 상황이라면 실내에서 트레드밀이나 크로스 트레이너를 이용하는 것도 도움이 된다. 무릎이 아파 걷기가 어려운 경우 물속에서 걷는 운동도 도움이 된다. 수영도 나쁘지 않다**15.22 참조**.

걷기와 달리기가 심심하다면 걷기, 달리기가 포함된 스포츠 활동도 목 디스크에 도움이 된다. 테니스, 탁구, 축구, 농구, 골프 등의 스포츠를 즐기는 것도 목 디스크 건강에 도움이 된다. 목 디스크도 낫고 스트레스도 풀게 된다. 목 디스크 손상이 아주 심하지 않다면 주 1회 정도 골프 라운딩은 큰 무리가 되지 않는다. 그렇지만 골프 연습은 매우 조심해야 한다. 짧은 시간에 높은 강도의 충격이 목 디스크에 집중될 수 있기 때문이다.

경쾌하게 걷기   달리기

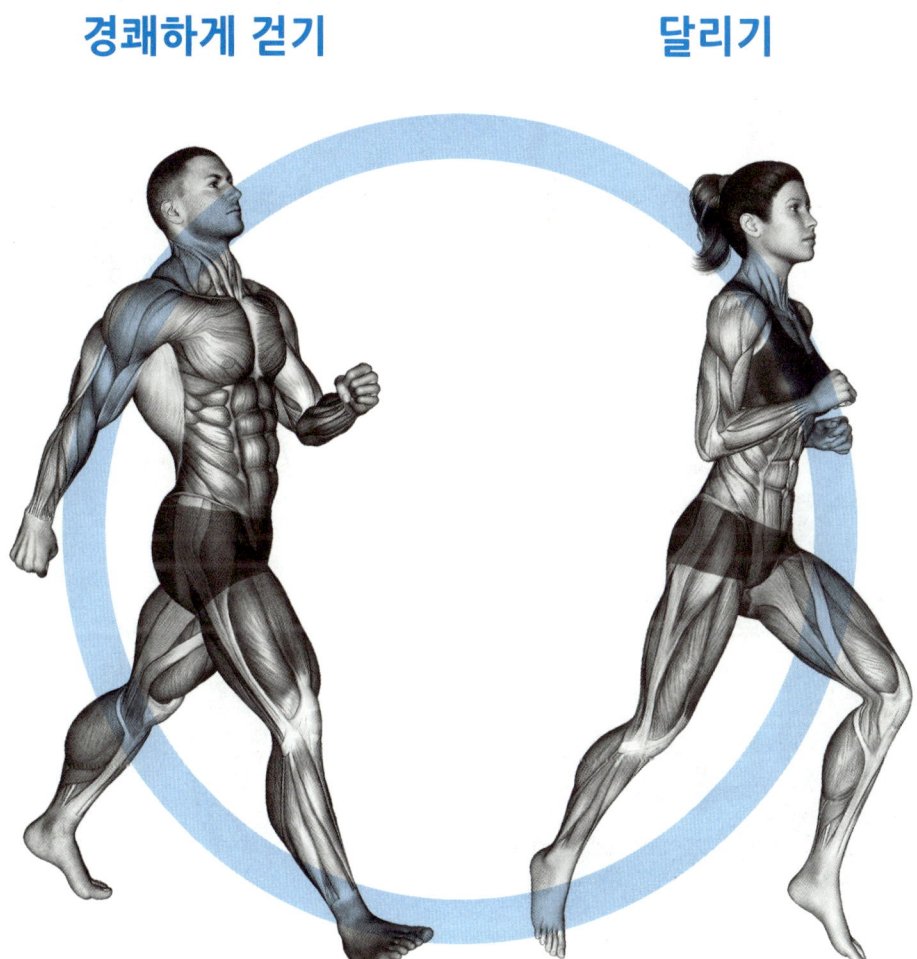

15.22 목 디스크 상처를 아물게 하는 걷기와 달리기.

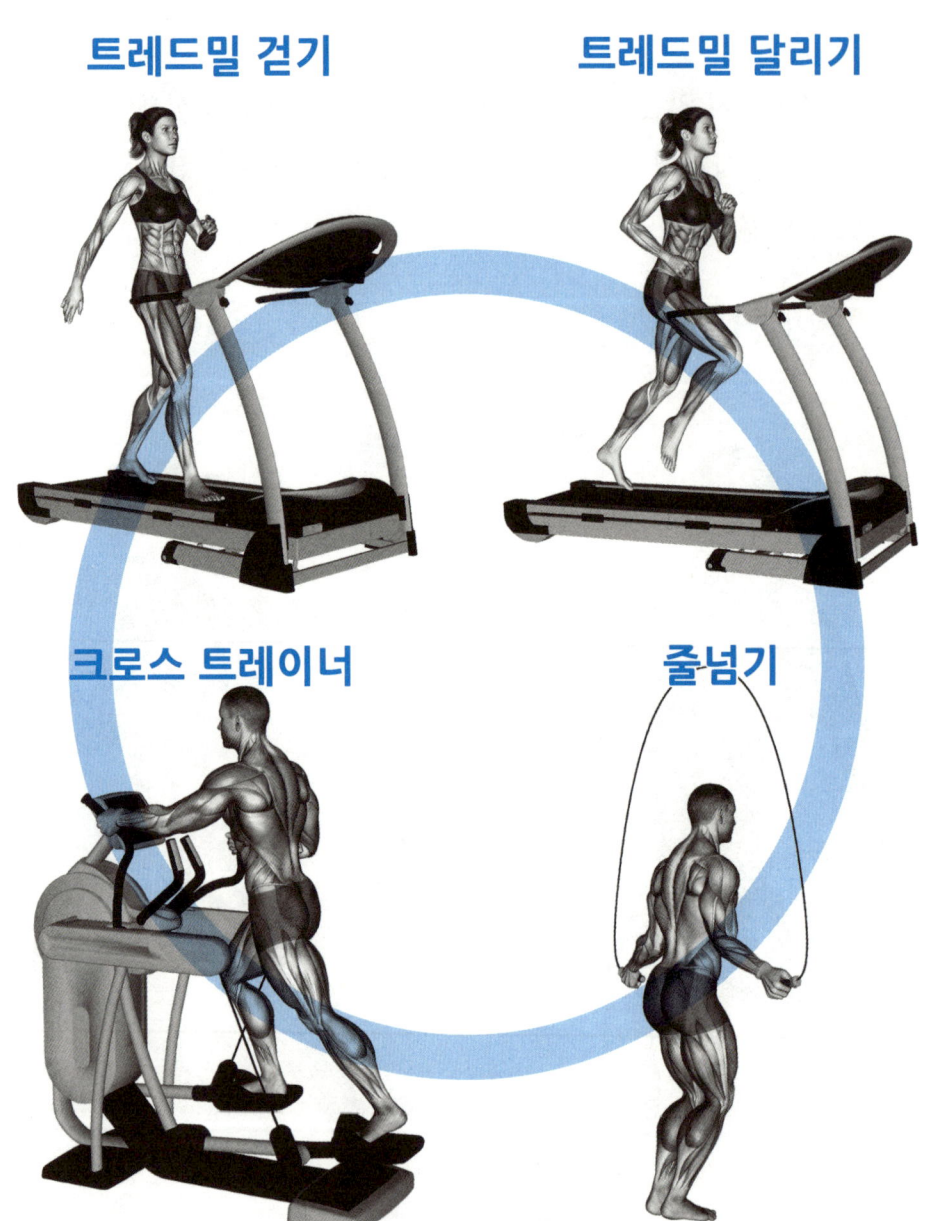

15.23 목 디스크 상처를 아물게 하기 위해 실내에서 트레드밀에서 걷거나 달리기도 좋고, 크로스 트레이너를 이용해도 좋다. 허리나 무릎, 발목 관절에 큰 문제가 없다면 줄넘기도 좋은 유산소 운동이다.

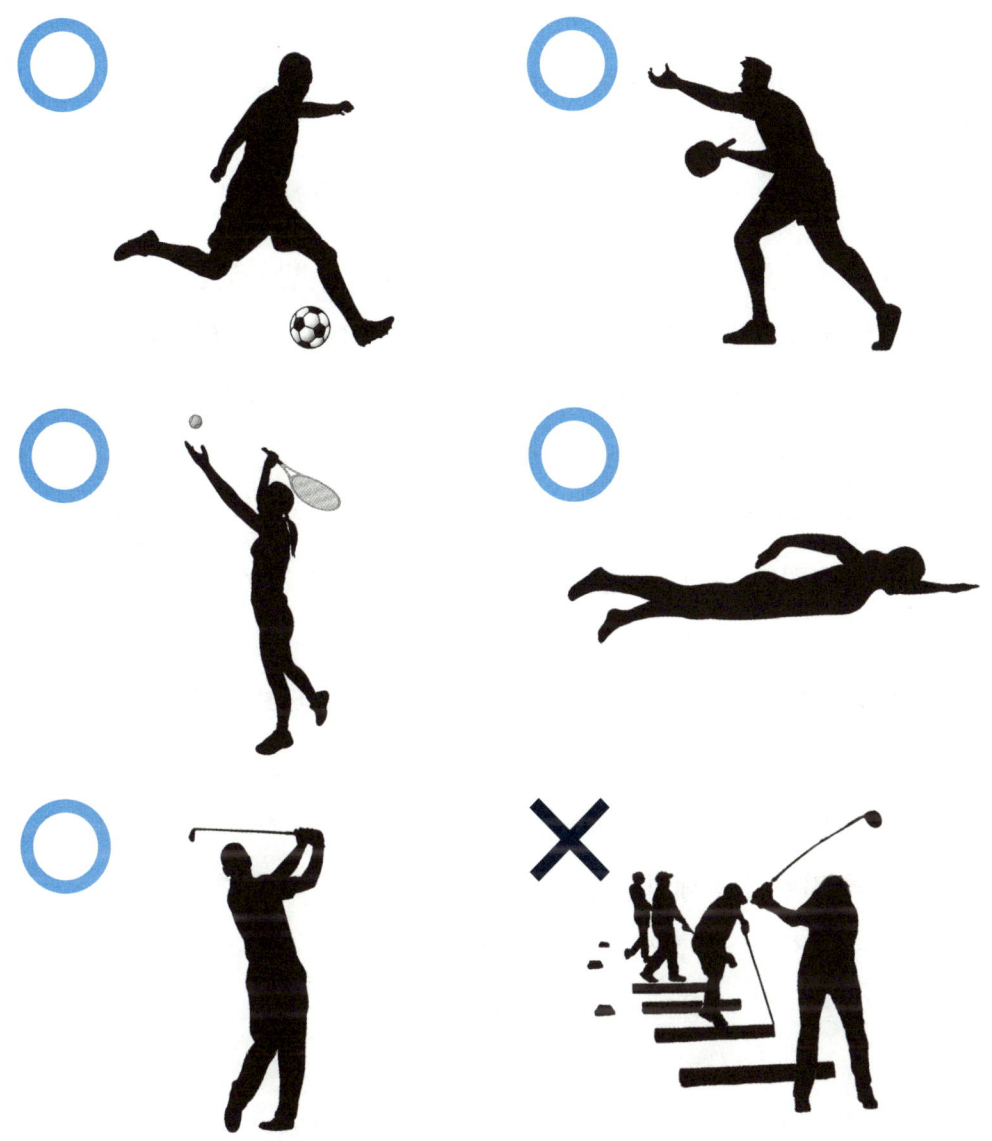

15.24 각종 구기 운동은 걷기와 달리기를 포함하며 재미도 좋아 목 디스크 건강과 스트레스 해소를 위해 권장하는 운동이다. 무릎이 약한 분들은 물속 걷기나 수영도 좋은 운동이 된다. 골프 라운딩은 큰 부담이 없으나 골프 연습은 목 디스크 손상을 유발할 수 있으니 조심해야 한다.

하라 4 – 때와 장소를 가려 최적의 목 지킴이 품새를 시전하라!

목 디스크를 찢는 힘은 한 번의 강한 힘이나 반복되는 작은 힘보다 **오랫동안 지긋이 작용하는 은근한 나쁜 힘이다.** **몰두 본능**이 그러하고, **고개를 돌리거나 꺾는 나쁜 자세**와 **응시독**이 그러하며, **정신적 스트레스**가 그러하다. 목 디스크를 찢는 네 가지 은근힘의 압박을 오래 받으면 목 디스크는 양념에 절은 파김치가 된다. 시들어가는 목 디스크에 생기(生氣)를 불어넣고, 찢어져 가는 섬유륜을 다시 붙이는 노력이 필요하다. 바로 **허리와 흉추를 세우고 목을 뒤로 젖히는 동작을 해 주는 것이다.**

백년목 하라 4는 때와 장소에 따라 적절히 시전할 수 있는 **목 지킴이 품새 4종**을 제시한다. 태권도를 배울 때 태극 1장부터 8장까지 품새를 단련하며 실력을 쌓는다. 목 디스크 환자들은 목 지킴이 품새 1장부터 4장까지를 제대로 단련하면 목 디스크 상처 쉽게 붙일 수 있다. 자신이 처해 있는 상황에 따라, 때와 장소를 가려가며, **목 지킴이 품새를 자주자주 시전하라!**

목 지킴이 품새 1장은 얌전하게 앉아 경추 신전 자세를 취하는 것이다**15.25 참조**. 세미나나 회의, 공청회, 영화관, 진료실, 버스나 지하철 등 공적인 장소에서, 사람들의 시선이 가득하여 큰 동작을 취하기 힘들 때 혹은 사적인 공간이라도 자동차나 화장실과 같이 **일어서는 것이 불가능할 때, 앉은 상태에서 허리를 펴고 가슴을 활짝 열고 머리를 뒤로 젖히는 간단하면서도 눈에 띄지 않는 동작만으로 은근힘을 차단하는 품새, 즉 경추 신전동작이다.**

목 지킴이 품새 2장은 경추 신전 자세뿐만 아니라 흉추 신전을 좀 더 적극적으로 시전하는 품새이다[15.26 참조]. 앉은 자리에서 팔을 좀 활발하게 움직여도 되는 상황에 적합하다. **예를 들면 자동차 운전 중 신호 대기나 차량 정체가 심할 때, 도서관이나 독서실에서 장시간 공부를 할 때, 회사에서 오랫동안 컴퓨터 작업을 할 때 등, 머리를 고정하여 오랫동안 응시하면서 생기는 응시독**[1권 진단편 100쪽 '호환, 마마보다 무서운 응시독(凝視毒)' 참조]**을 해독하는 데 큰 도움이 된다.**

목 지킴이 품새 3장은 경추 신전동작에 덧붙여 가벼운 유산소운동과 좀 더 적극적인 흉추 신전동작이 추가된 품새이다. **장시간 작업 중 잠시라도 일어서서 왔다갔다 할 수 있는 상황에 적합하다**[15.27 참조]**. 고속도로 운전 중 잠시 휴게소에 들러 급한 일을 해결한 다음 시전하거나, 회사 사무실에서 잠시 일어나 화장실을 다녀오면서 가볍게 시전할 수 있는 목 지킴이 품새이다.** 평소에 물을 많이 마시면 건강에 도움이 된다고 하는데, 화장실에 자주 다니면서 목 지킴이 품새 3장을 자주 할 수 있기 때문일 가능성이 높다.

목 지킴이 품새 4장은 허리와 목에 대한 신전동작에 당당한 가슴으로 걷기 운동과 아령/역기/기구를 이용한 흉추 신전 운동이 추가된 품새이다 **15.28 참조**. **일과 후 체육관을 이용하여 시전하면 좋을 법한 방법이다. 목 디스크 증상이 더 나으면 유산소운동의 범위를 더 넓혀 달리기나 수영을 추가해도 좋고 각종 구기 운동을 추가해도 좋겠다.** 단, 목 디스크 통증이 심해지지 않는 범위에서 운동의 종류나 강도를 높이는 것이 중요하다 『백년허리 치료편』 305쪽 '너무나도 소중한 내 허리 통증' 참조.

목 디스크 상처 나은 후 운동 다시 시작하는 방법

목 디스크 상처로 고생하는 사람들은 나쁜 운동으로 목 디스크 상처가 덧나지 않도록 하는 것이 매우 중요하다. 그래서 강조하는 것이 '4마라 4하라'이다.

그렇다면 한번 목 디스크 손상을 받은 사람은 하고 싶은 운동을 팽생 할 수 없는 것일까? 그렇지는 않다!

경추 척추위생과 '4마라 4하라'를 열심히 지켜 목 디스크 상처가 완전히 나으면 '4마라'에 해당되는 운동을 해도 된다. 방사통은 물론이고 연관통이나 목 통증이 전혀 없어진 상태에서는 하고 싶은 운동을 조금씩 시작해 봐도 된다는 뜻이다.

이때 중요한 두 가지 원칙이 있다. 하나는 **낮은 강도의**

운동으로 시작하여 차츰 강도를 높이는 '점진적 운동강도 증가'의 원칙이고, 다른 하나는 **운동을 하는 중, 그 직후, 혹은 그 다음 날 아침까지 목 디스크로 인한 통증이 심해지는 운동은 피하는 '통증 유발 운동 회피'**의 원칙이다.

목 디스크 상처에서 완전히 회복된 다음 **새로운 운동을 시도할 때는 목 디스크를 손상시킬 가능성이 낮은 운동부터 시작한다. 그리고, 새로운 운동을 시도한 다음 날 아침까지 목 통증, 즉 방사통, 디스크성 통증과 연관통이 전혀 생기지 않는다면 그 운동은 내 몸에 맞는 운동이다.** 당연히 그 운동은 계속해도 된다는 뜻이다.

새로 시작한 낮은 강도의 운동을 통증 없이 익숙하게 할 수 있는 상태가 되면 좀 더 높은 강도의 운동을 시도해도 된다. 이때도 반드시 **'통증 유발 운동 회피'**의 원칙을 철저히 지켜야 한다. 운동 중, 운동 직후, 운동한 다음 날, 내 목 디스크가 보내는 통증에 민감하게 귀를 기울이면 내 목 디스크가 허락하는 최강의 운동을 모두 할 수 있을 것이다 『백년허리 치료편』

308쪽 '척추 통증시스템의 에러 메시지 운동 후(後) 허리 통증의 해석' 참조.

목 지킴이 품새 1장

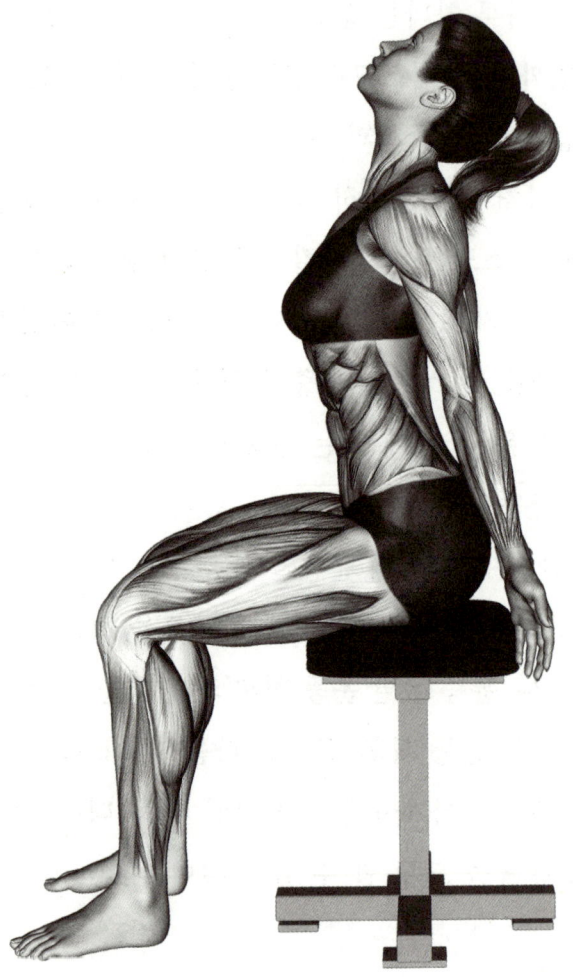

15.25 목 지킴이 품새 1장. 얌전하게 앉아 경추 신전동작. 세미나나 회의, 공청회 등등 공적인 장소에서 다른 사람의 시선이 가득할 때 은근한 나쁜 힘을 차단하는 품새이다. 마치 중요한 생각을 하는 것처럼 눈을 감으면 더 효과가 좋다. 컴퓨터 작업을 오래 할 때 30분에 한 번씩 3분간 눈을 감고 이 품새를 시전해 주면 응시독을 예방할 수 있다.

목 지킴이 품새 2장

견갑골 뒤로 돌려 붙이기 × 10회

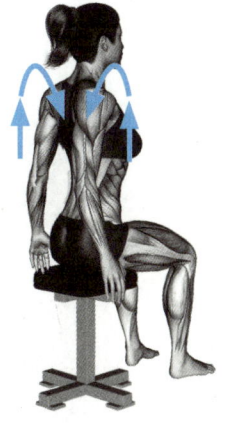

양손 깍지 끼고 뒤로 젖히기 × 10회

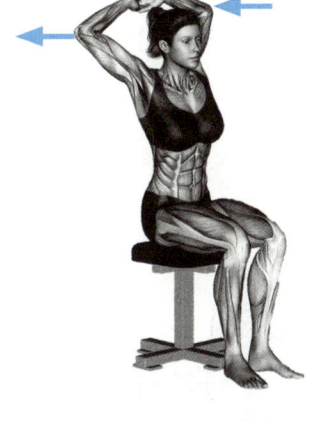

양손 밖으로 돌리기 × 10회

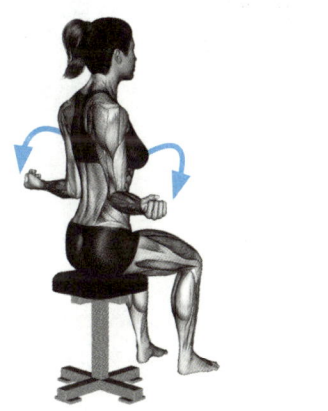

팔 벌려 경추신전 5초간 유지 × 5회

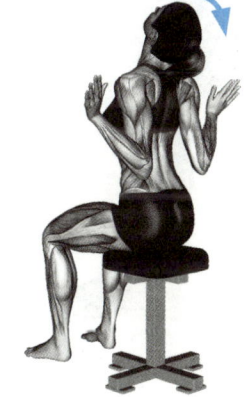

15.26 목 지킴이 품새 2장. 개인공간에 앉아 있지만 일어서서 운동할 수 없는 상황에서 시전할 수 있는 목 지킴이 동작이다. 공용 사무실에서 컴퓨터 작업을 하느라 몰두 자세와 응시독으로 목 디스크가 찢어지는 것이 걱정될 때 혹은 자동차 운전을 오래 하다가 신호 대기할 때 혹은 차가 막혀 정차될 때 의자에 앉은 채 할 수 있는 목 지킴이 품새이다. **각 동작의 자세한 방법은 '하라 1~2'를 참조하라.**

목 지킴이 품새 3장

당당한 가슴으로 경쾌하게 걷기

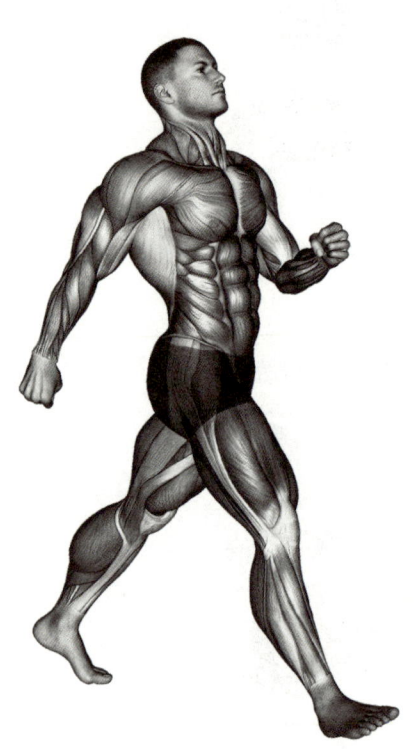

양팔 뻗어 벌리기 × 10회

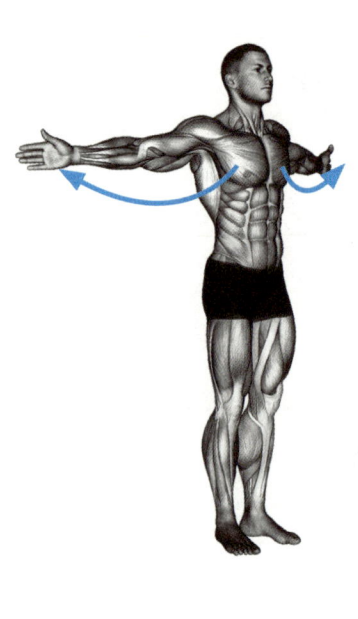

벽 천사(Wall Angel) × 10회

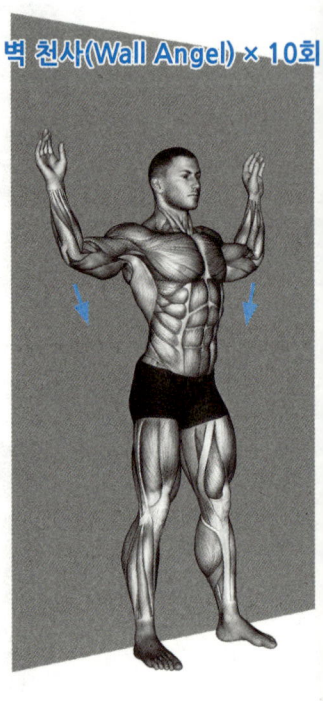

15.27 목 지킴이 품새 3장. 오랜 시간 목 디스크를 괴롭히는 상황에서 잠시라도 벗어날 수 있을 때 시전하는 품새이다. 장시간 고속도로 운전을 하다가 휴게소에서 쉴 때 혹은 오랫동안 컴퓨터 작업을 하다가 식사나 간식을 먹기 위해 일어설 때 잊지 말고 시전해야 할 동작들이다.
(다음 쪽 그림 설명으로 계속됨 →)

문 열고 가슴 스트레칭 × 10회

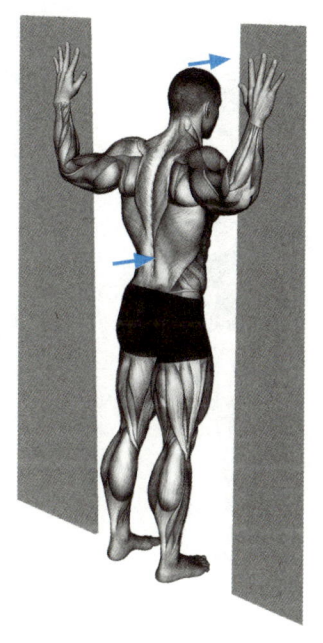

**경추-요추 일석이조 신전 동작
5초 × 5회**

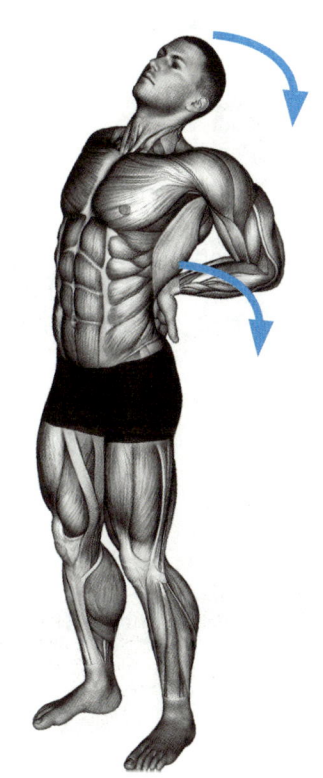

(→ 그림 설명 계속)

그림에 나온 것과 같이 당당한 가슴으로 가볍게 걷고, 흉추를 펴기 위한 세 가지 동작을 한 다음, 경추-요추 동시 패션 신전동작을 하면 된다. 회사의 복도나 문, 휴게소의 공간을 잘 이용하면 얼마든지 가능한 동작들이다. 단, 동작은 **상기 그림을 그대로 따라 하되 복장은 따라 하면 안 된다. 공연음란죄의 소지가 있기 때문이다.** 각 동작의 자세한 방법은 '하라1~3'을 참조하라.

목 지킴이 품새 4장

당당한 가슴으로 트레드밀 걷기

**아령 밖으로 돌리기
× 20~30회**

**아령 머리 위로 튕기기
× 20~30회**

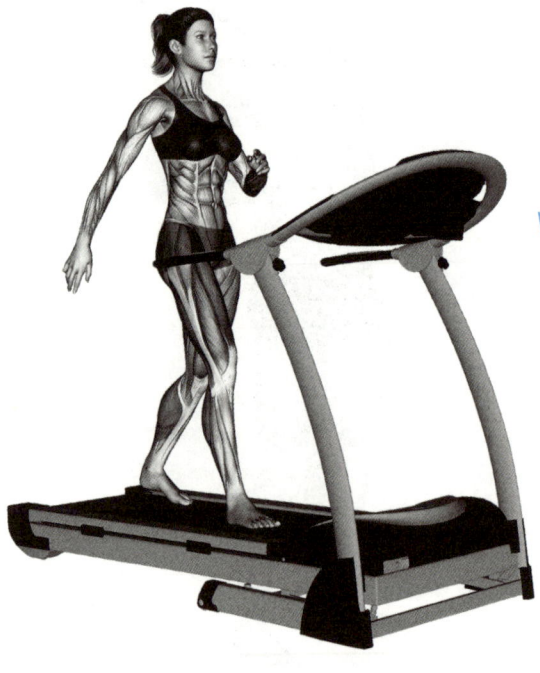
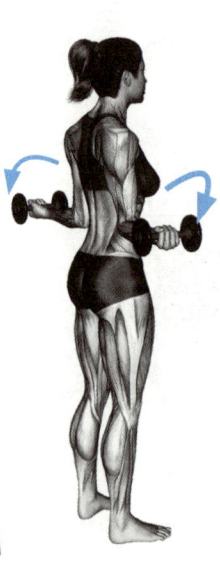
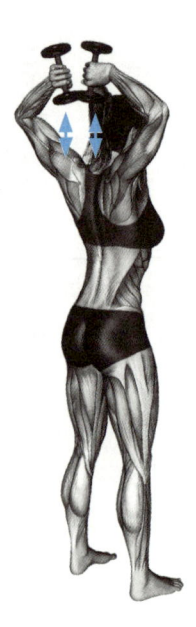

15.28 목 지킴이 품새 4장. 체육관 혹은 헬스클럽을 가는 사람을 위한 품새이다. 처음에 걷기 운동으로 몸도 풀면서 목 디스크 줄기세포도 활성화한다. 가벼운 아령을 들고 흉추 세우기 동작을 시전한다. 20~30회 하면 된다.
(다음 쪽 그림 설명으로 계속됨 →)

**누워 역기 끌어당기기 (Pullover)
반복불능까지**

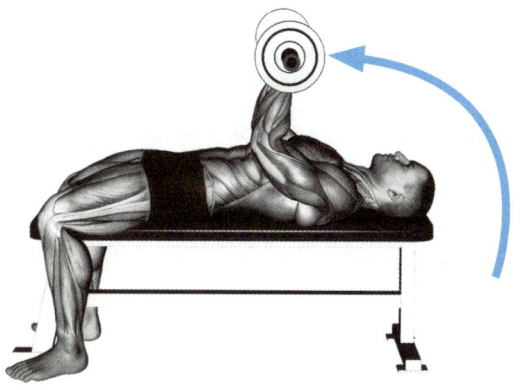

**경추-요추 일석이조 신전 동작
5초 × 5회**

기구 끌어당기기 (Pullover) 반복불능까지

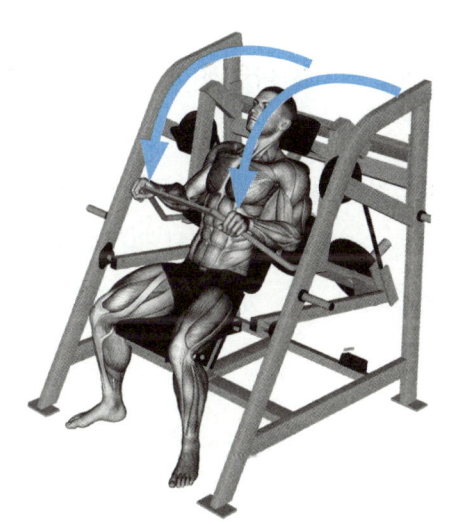

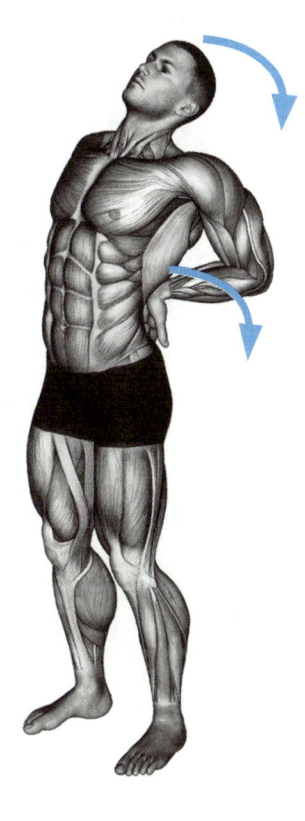

(→ 그림 설명 계속)

그다음으로 "누워 역기 끌어당기기" 혹은 "기구 끌어당기기" 운동을 한다. 근력이 어느 정도 되면 무게를 조금씩 올리면서 반복불능까지 반복한다. 이후 경/요추 일석이조 신전동작으로 마무리 한다. 이후에 다른 근력운동, 수영 혹은 구기 운동 등을 하면 된다. **각 동작의 자세한 방법은 '하라1~3'을 참조하라.**

요점 정리

1 **목 디스크 증상이 있는 사람이라면 4가지 나쁜 운동을 하지 말아야 한다.** 목을 꺾는 스트레칭, 목 주변 근육 근력 강화 운동, 턱 당기기, 승모근 근력 강화 운동은 목 디스크 상처를 더 도지게 한다. 그것이 4마라 이다.

2 **목 디스크 증상이 있는 사람이라면 목 디스크를 지키기 위한 네 가지 운동을 해야 한다.** 경추 신전동작, 윗등 펴기 운동, 걷기나 달리기를 자주 한다. 이들을 조합한 목 지킴이 품새를 때와 장소에 맞게 자주 시전한다. 이것이 4하라이다. 목 디스크 상처를 아물게 하는 지름길이다.

3 **목 디스크 손상을 겼었다고 평생 운동 제대로 못 하는 것 아니다.** '점진적 운동강도 증가'의 원칙과 '통증 유발 운동 회피'의 원칙을 철저히 지키면 내 목 디스크가 허락하는 최강의 운동까지 아프지 않게 할 수 있다!

16장
백년목 상담실 – 목 디스크 증상, 스스로 해석해서 날려 버리기

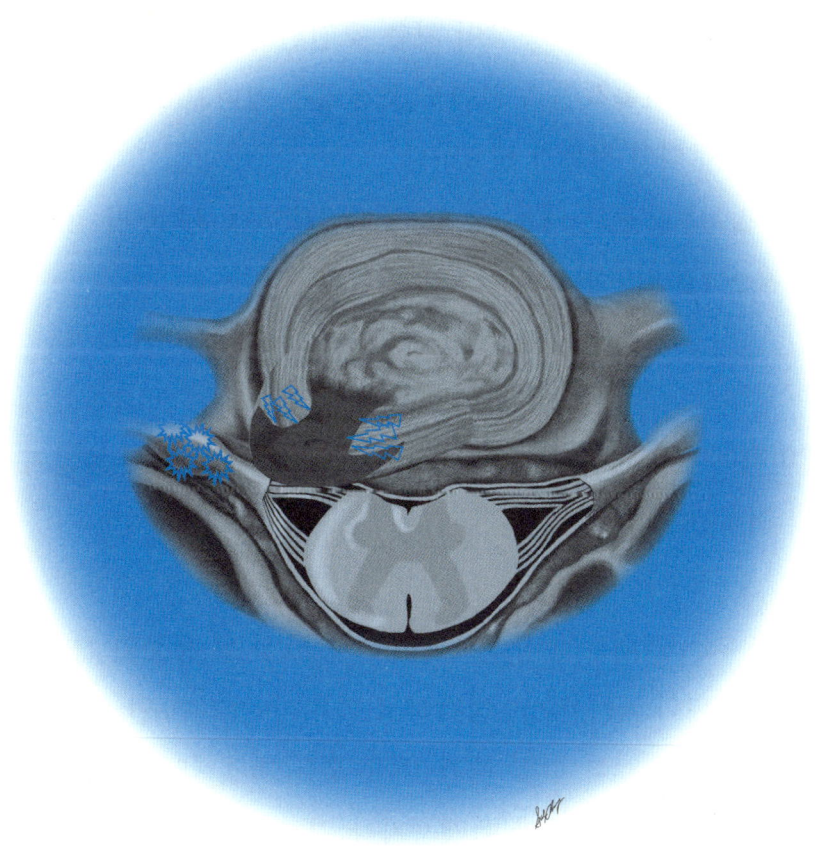

백년목 상담실 문을 열면서…

살면서 한두 번 목 통증으로 고생하지 않을 수는 없다. 일에 깊이 몰두하거나 잠을 잘못 자서, 혹은 정신적 스트레스를 심하게 받거나 교통사고 같은 충격으로 어쩔 도리 없이 목 통증을 겪게 된다. 각각의 구체적인 상황에 따른 원인과 최선의 대책을 알아본다. **반드시 기억해야 할 것은 전문의의 도움을 받을 시점을 놓치지 말아야 한다는 것이다.** 아래 대책에 따라 스스로의 노력으로 증상이 차츰 호전된다면 다행이지만 한 달 정도의 지속적인 노력에도 호전되는 기미가 보이지 않는다면 전문의의 진료가 필요하다.

참고로, '관련 내용' 중 1장부터 9장까지, 1쪽부터 306쪽까지는 1권 진단편에 실린 내용이다.

"아침에 일어났더니 목이 뻐근하고 고개를 한쪽으로 돌리기가 어려워요."

해석: 디스크 내부 손상으로 인한 디스크성 목 통증일 가능성이 높습니다. 담이라고 생각하고 가벼이 여기면 안 됩니다. 손상이 깊지 않다면 몇 시간 내로 혹은 며칠 내로 말짱하게 낫겠지만, 목의 통증이 어깻죽지나 견갑골로 퍼져 나간다면

디스크 내부 손상이 깊어진다는 뜻입니다. 손상이 깊어지면 상당 기간 통증이 지속될 것입니다. 디스크 탈출로 진행할 수도 있습니다.

대책: 일상생활 중 목을 수그리지 않도록 노력하고 신전동작을 자주자주 하십시오. 잠자는 동안 나쁜 자세 때문에 목 디스크가 손상되는 것은 아닌지 잠자는 자세를 확인해야 합니다. 바로 누울 때 베개가 너무 높지 않은지, 모로 누울 때 베개가 너무 낮지 않은지 확인할 필요가 있습니다.

관련 내용: 246쪽 "'담'이란 대체 무엇인가?', 189쪽 '찬물에도 순서가 있듯 연관통에도 순서가 있다?', 506~510쪽 '수면 중 척추위생' 관련 내용 참조

"아침에 일어났더니 목이 뻐근하고 어깻죽지가 아파요."

해석: 디스크 내부 손상으로 인한 디스크성 목 통증일 가능성이 높습니다. 어깻죽지까지 아픈 경우라면 손상이 상당하다고 봐야 합니다. 목 디스크 탈출증으로 발전될 수도 있습니다. 어깻죽지만 아프다가 팔 쪽으로 통증이 뻗치게 되면 탈출증이 생긴 것입니다. 목 디스크 탈출증은 디스크성 목 통증보다 더 심각한 손상입니다.

대책: 일상생활 중 목을 구부리지 않도록 노력하고 신전동작

을 자주자주 하십시오. 신전동작을 할 때 팔 쪽으로 통증이 뻗친다면(방사통) 디스크가 탈출된 것으로 간주하고, 그 통증(방사통)이 유발되지 않는 범위에서만 신전동작을 해야 합니다. 잠을 잘 때 나쁜 자세 때문에 목 디스크가 손상을 받았을 수도 있고 잠자기 전의 활동 중 디스크를 손상시키는 원인이 있을 수도 있습니다. 나쁜 운동, 동작, 자세를 하지 않는지 확인이 필요합니다. 14장의 '수면 중 척추위생'에 관한 내용을 잘 챙겨 보시기 바랍니다.

관련 내용: 240쪽 '담 결렸다고 찾아온 외과 전임의', 5장 '목 디스크 찢어지는 통증 - 디스크성 목 통증과 연관통', 554쪽 '하라 1 – 경추 신전동작을 하라' 참조

"늘 양쪽 어깻죽지 근육이 뭉칩니다. 곰 한 마리가 목덜미에 올라탄 것처럼 목과 어깻죽지를 꽉 누르는 느낌이에요. 스트레스를 받으면 더 심해지는 것 같아요."

해석: 목 디스크 내부 손상이 만성화된 상황입니다. 만성화란 디스크 내부 손상으로 어깨 근육이 많이 뭉치다가 디스크가 아물면서 좀 낫고 그러다가 또 내부 손상을 겪어서 아프게 되는 상황입니다. '손상⇒회복⇒재손상'의 악순환이 계속 반복된다는 뜻입니다. 이런 상황이 수년간 지속되는 사람은 디스

크가 비교적 튼튼한 체질입니다. 왜냐하면 보통사람의 경우 이런 상황이 수개월 정도 지속되면 디스크가 견디지 못해 탈출증으로 진행하기 때문입니다.

대책: 철저한 척추위생이 필요합니다. 스트레스를 멀리 하십시오. 어쩔 수 없이 스트레스를 받게 되면 자주 신전동작을 하면서 하루 30분 이상의 유산소운동, 즉 걷기, 달리기, 수영 등을 하는 것이 좋습니다. 14장의 '척추위생' 관련 내용과 15장의 '4마라 4하라' 관련 내용을 잘 챙겨 보시기 바랍니다.

관련 내용: 184쪽 '승모근을 뭉치게 하는 승모근 연관통', 14장 '스위스 치즈 척추위생: 목 디스크 100년 동안 사용하는 방법', 15장 '목 디스크가 운동을 만날 때 – 4마라 4하라' 참조

"몇 달 동안 견갑골(날갯죽지뼈) 혹은 견갑골과 척추 사이가 욱신거립니다. 좀 나아지는 듯하다가 다시 심해지니 대책이 없어요."

해석: 디스크 내부 손상으로 인한 디스크성 목 통증일 가능성이 높습니다. 수개월 동안 좋아졌다 나빠졌다를 반복하므로 디스크 탈출로 진행하는 상황은 아닐 가능성이 높고요. 그렇지만 목 디스크 탈출 때 견갑골 주변만 아픈 경우도 많으므로

탈출을 완전히 배제할 수는 없습니다. 통증의 정도가 아주 심하다면 탈출일 가능성이 높아집니다.

대책: 일상생활 중 목을 구부리지 않도록 노력하고 신전동작을 자주자주 하십시오. 이때 견갑골 통증이 심해진다면 그 통증이 유발되지 않는 범위에서만 신전동작을 해야 합니다. 한동안 통증이 좋아졌다가 다시 심해지는 경우가 반복된다면 **무엇 때문에 더 심해지는지를 찾아내 그 요인을 제거해야만 합니다.** 통증이 심해지기 바로 전날 무엇을 했는지가 관건입니다. **14장에 나오는 여섯 장의 스위스 치즈 - 업무, 수면, 이동, 업무 외 활동, 정서적 문제, 운동- 중 어느 분야에 문제가 있는지 잘 따져봐야 합니다.** 통상 **컴퓨터 작업, 스마트폰 사용, 잠자는 자세, 근력 운동, 골프 연습, 스트레스, 나쁜 목 운동 중 하나일 가능성이 높습니다.** 한 달 정도 철저한 '척추위생'과 '4마라 4하라'를 지켰는데도 차도가 없거나 오히려 통증이 팔 쪽으로 뻗쳐 내려오면 전문의의 진찰을 받는 것이 좋습니다.

관련 내용: 186쪽 '견갑골 사이가 썩어 들어가는 느낌의 윗등 연관통', 189쪽 '견갑골에 대못이 꽂히는 견갑골 연관통', 3장 '생활 속 목 디스크 파괴자들', 14장 '스위스 치즈 척추위생: 목 디스크 100년 동안 사용하는 방법', 15장 '목 디스크가 운동을 만날 때 – 4마라 4하라' 참조

"체육관에서 역기를 들고 나면 윗등 - 능형근이 콕콕 쑤셔요."

해석: 역기를 들 때 양쪽 팔을 견고하게 고정하는 역할을 하는 '승모근'이라는 커다란 상체 근육이 있습니다. 승모근의 아래쪽은 흉추에 붙고 위쪽은 두개골의 뒤쪽에 붙습니다. 팔로 무거운 역기를 들 때 승모근이 강하게 수축하고, 승모근이 수축하면 두개골을 아래로 잡아당겨 목 디스크 압력을 높입니다. 역기를 들어 목 디스크 압력이 높아져도 목 디스크가 건강한 사람은 아무 문제가 없습니다. 그러나 목 디스크에 상처가 있는 사람은 역기를 들 때 높아진 디스크 압력에 상처가 좀 더 찢어집니다. 그래서 윗등과 능형근에서 디스크성 통증의 연관통을 느끼는 것입니다. **스마트폰이나 컴퓨터 작업으로 목을 오랫동안 구부리고 있어 디스크가 어느 정도 손상된 상태에서는 가벼운 무게에도 큰 손상이 생길 수 있습니다. 디스크가 이미 찢어질 준비가 되어 있었기 때문입니다.**

대책: 체육관에서 근력 운동을 한 다음 윗등과 능형근 통증이 심해진다면 **승모근 근력 강화 운동은 당분간 피하고 상체 근력 운동의 무게를 좀 줄이는 것이 좋습니다.**

관련 내용: 186쪽 '견갑골 사이가 썩어 들어가는 느낌의 윗등 연관통', 550쪽 '마라 4 - 승모근 강화 운동 하지 마라' 참조.

"기획안을 만드느라 며칠간 컴퓨터 작업을 하고 나면 편두통이 심해져요. 고개를 움직일 때마다 더 심해지는 양상입니다. 편히 쉬고 나면 좀 낫지만 컴퓨터 앞에만 앉으면 더 아파요."

해석: 디스크 내부 손상으로 인한 디스크성 목 통증이 머리 쪽에서 느껴지는 연관통, 즉 경추성 두통입니다. 컴퓨터 화면에 집중하여 작업하는 자세 때문에 목 디스크가 손상이 되는 것이지요.

대책: 컴퓨터 작업할 때 몰두 자세_{1권 진단편 66쪽 '거부할 수 없는 거북목의 유혹, 몰두 본능' 참조}가 심해지는 것을 최소화해야 합니다. 허리를 기대면 자연스럽게 요추전만이 생기는 의자를 사용하고 컴퓨터 화면을 충분히 높게 올리면 도움이 됩니다. 그렇지만 아무리 자세가 좋아도 오랫동안 모니터를 쳐다보고 있으면 응시독이 쌓입니다_{1권 진단편 100쪽 '호환, 마마보다 무서운 응시독(凝視毒)' 참조}. 이를 막기 위해 작업 중 목 지킴이 품새를 시전하면 도움이 됩니다. 이런 대책을 한 달 정도 정확히 시행했는데도 차도가 없다면 전문의의 진찰을 받는 것이 좋습니다. 목의 문제가 아니라 머리(뇌)의 문제일 가능성도 있습니다.

관련 내용: 198쪽 '머리가 아픈데 목 디스크 때문이라고? 경추성 두통 – 특수 부위 연관통!', 498쪽 '업무 중 척추위생 – 모니터 응시독 해독을 위한 30:3 원칙', 574쪽 '하라 4 – 때와

장소를 가려 최적의 목 지킴이 품새를 시전하라!' 참조

"머리를 한쪽으로 기울이면 통증이 목 뒤를 타고 올라가 뒤통수와 어금니가 아프고 턱관절도 아파요."

해석: 목을 움직일 때 통증이 심해지므로 디스크성 목 통증의 연관통이 턱관절과 어금니에서 느껴지는 것일 가능성이 높습니다. 전형적인 특수 부위 연관통입니다. 턱관절이나 어금니에는 전혀 문제가 없을 가능성이 높습니다.

대책: '척추위생'과 '4마라 4하라'를 철저히 지켜야 합니다. 고개를 돌리거나 숙이는 작업을 최소화해야 합니다. 운전이나 컴퓨터 작업 중 목 지킴이 품새를 시전하는 것이 좋습니다. '척추위생'과 '4마라 4하라'를 철저히 지켜도 호전이 전혀 없다면 치과 진료를 받아보는 것이 좋습니다.

관련 내용: 203쪽 '귓구멍이 아프고 어금니가 아픈 디스크성 목 통증 - 특수 부위 연관통', 574쪽 '하라 4 – 때와 장소를 가려 최적의 목 지킴이 품새를 시전하라!' 참조

"귀에서 이명이 들려요. 고개를 한쪽으로 돌리면 더 심해져요."

해석: 고개 돌릴 때 이명이 심해진다면 경추성 이명일 가능성이 높습니다. 목 디스크에 생긴 상처 때문에 고개를 돌려 그 상처에 자극이 가해지면 이명이 들리는 것입니다. 어지러움증이 동반될 수도 있습니다.

대책: '척추위생'과 '4마라 4하라'를 철저히 지켜야 합니다. 고개를 돌리거나 숙이는 작업을 최소화해야 합니다. 운전이나 컴퓨터 작업 중 목 지킴이 품새를 시전하는 것이 좋습니다. '척추위생'과 '4마라 4하라'를 철저히 지켜도 호전이 전혀 없다면 이비인후과 진료를 받아보는 것이 좋습니다.

관련 내용: 209쪽 '칠흑 같은 한여름 밤에 발생한 경추성 이명(耳鳴) – 특수 부위 연관통', 574쪽 '하라 4 – 때와 장소를 가려 최적의 목 지킴이 품새를 시전하라!' 참조

"언제부터인가 앞가슴에 대못이 하나 박힌 것 같아요. 더 심할 때가 있고 좀 나을 때가 있지만 몇 달째 이래요."

해석: 디스크 내부 손상으로 인한 디스크성 목 통증이 가슴 쪽에서 느껴지는 특수 부위 연관통입니다. 고개를 숙이고 오랜 시간 작업하는 자세 때문일 가능성이 큽니다. 높은 베개, 스마트폰 등도 원인이 될 수 있습니다.

대책: 고개를 숙이는 작업을 최소화하십시오. 그게 어려우면

작업 중 목 지킴이 품새를 자주 시전하고 평소 척추위생을 철저히 지키십시오. **왼쪽 앞가슴이라면 심장 문제가 아닌지 심장 전문의의 진료가 반드시 필요합니다.**

관련 내용: 207쪽 '앞 가슴이 아픈 디스크성 목 통증 - 특수 부위 연관통', 574쪽 '하라 4 – 때와 장소를 가려 최적의 목 지킴이 품새를 시전하라!' 참조

"한동안 목과 어깻죽지가 뻐근하더니 언제부터인가 팔이 저려요."

해석: 목 디스크 탈출증입니다.

대책: 일상생활 중에 목을 보호하는 '척추위생'과 '4마라 4하라'를 잘 지키십시오. 신전동작을 자주자주 하되, 팔 쪽으로 통증이 뻗친다면(방사통) 그 통증이 유발되지 않는 범위에서만 신전동작을 합니다. 통증의 강도가 10점 만점에 5점이 넘어가는 상태로 2주 이상 지속된다면 전문의의 진찰을 받을 필요가 있습니다.

관련 내용: 4장 '목 디스크 탈출증과 방사통', 554쪽 '하라 1 – 경추 신전동작을 하라'. 참조

"목, 어깻죽지, 팔로 뻗치는 통증이 꽤 심해서 업무에 지장이 있을 정도예요."

해석: 목 디스크 탈출증으로 신경뿌리 염증이 꽤 심한 상태입니다.

대책: 목 디스크 탈출증을 확인하기 위한 전문의의 진료가 필요합니다. 대상포진, 상완신경총염 등 다른 병일수도 있습니다. 전문의의 진찰 결과에 따라 **소염제를 3~6주 복용할 수도 있고, 경막외 스테로이드 주사가 필요할 수도 있습니다.** 물론, 통증이 심하지 않고 약간 성가실 정도라면 염증 치료 없이 방사통이 시키는 대로 목 관리를 하는 것이 가장 좋습니다. 그것이 진화의 축복인 방사통을 제대로 사용하는 것입니다. 평소 '척추위생'과 '4마라 4하라'를 철저히 지키십시오. 방사통이 유발되지 않는 범위에서 신전동작을 자주자주 해주시는 것이 좋습니다. **방사통 때문에 신전동작을 제대로 할 수 없다면 약이나 주사 등으로 적극적인 염증 치료를 하는 것이 유리합니다.**

관련 내용: 4장 '목 디스크 탈출증과 방사통', 554쪽 '하라 1 – 경추 신전동작을 하라' 참조

"목, 어깻죽지, 팔로 뻗치는 통증이 매우 심해 잠들기 힘들어요."

해석: 목 디스크 탈출증으로 신경뿌리 염증이 매우 심한 상태입니다. 대상포진이나 상완신경총염 때도 비슷한 정도의 통증이 올 수 있으니 전문의의 정확한 진단이 필요합니다.

대책: 목 디스크 탈출증이 맞는지 정확하게 진단하고 어느 정도 심한지를 확인하기 위한 전문의의 진료가 필요합니다. 필요할 경우 강력한 염증 치료가 처방됩니다. '척추위생'과 '4마라 4하라'를 철저히 지키고 방사통이 유발되지 않는 범위에서 자주자주 신전동작을 하십시오. 많은 경우 목을 바로 세우기만 해도 극심한 방사통이 생깁니다. 이럴 때는 더욱더 강력한 염증 치료가 필요합니다. **염증 치료란 소염제 복용 혹은 경막외 스테로이드 주사 치료를 뜻합니다.**

관련 내용: 4장 '목 디스크 탈출증과 방사통', 554쪽 '하라 1 - 경추 신전동작을 하라', 『백년허리 진단편』 120쪽 '신경뿌리 스테로이드 주사, 질문과 대답(FAQ)' 참조

"심한 목, 어깻죽지, 팔 통증은 줄었는데 손가락이 저려요. 특히 마우스를 잡으면 더 심해져요."

해석: 목 디스크 탈출증으로 생겼던 신경뿌리 염증이 많이 줄었으나 아직 조금 남은 상태입니다. 탈출된 디스크 덩어리는 아직 남아 있는 상태로 보입니다. **컴퓨터를 볼 때 몰두 자세가 되거나, 자세가 좋아도 화면을 보는 시간이 너무 길어지면서 응시독이 쌓여, 탈출된 디스크 덩어리가 더 밀려나와 신경뿌리를 압박하는 것입니다.**

대책: 더 이상의 염증 치료는 필요 없습니다. 철저한 척추위생, 특히 컴퓨터로 작업하는 환경을 최적화해야 합니다. 의자, 책상, 컴퓨터의 높이 등을 다시 확인하고 원시인 시절의 몰두 본능 때문에 생기는 자세를 철저히 배격하십시오. 아무리 자세가 좋아도 응시독이 쌓이면 목 디스크 탈출 증상이 심해지므로 응시독 해소를 위해 때와 장소를 잘 가려서 목 지킴이 품새 1~4장을 시행하세요.

관련 내용: 4장 '목 디스크 탈출증과 방사통', 66쪽 '거부할 수 없는 거북목의 유혹, 몰두 본능', 574쪽 '하라 4 - 때와 장소를 가려 최적의 목 지킴이 품새를 시전하라!' 참조

"목 디스크 탈출증으로 치료를 받고서 목, 어깻죽지, 팔의 심한 통증은 없어졌지만, 하루 종일 손가락에 전기가 오듯이 저린 느낌이 있습니다. **그런데 저린 느낌이 심해졌다 좋아졌다 해요. 일을 많이 하거나 고개를 한쪽으로 돌리면 더 심해져**

요"

해석: 목 디스크 탈출증으로 생긴 방사통이 아직 조금 남은 것입니다.
대책: 저린 느낌이 좋아졌다 나빠졌다 하므로 '척추위생'과 '4마라 4하라'를 철저히 지키면 저린 느낌이 서서히 없어질 것입니다.
관련 내용: 4장 '목 디스크 탈출증과 방사통', 14장 '스위스 치즈 척추위생: 목 디스크 100년 동안 사용하는 방법', 15장 '목 디스크가 운동을 만날 때 – 4마라 4하라' 참조

"목 디스크 탈출증으로 치료를 받고서 목, 어깻죽지, 팔의 심한 통증은 없어졌지만, 하루 종일 손가락에 전기가 오듯이 저린 느낌이 있습니다. 그런데 저린 느낌은 늘 똑 같아요. 편히 쉬어도 저린 느낌은 그대로 있어요"

해석: 목 디스크 탈출증을 앓으면서 감각 신경뿌리의 일부가 손상된 상태입니다.
대책: 손상된 감각 신경이 회복될 때까지 시간이 필요합니다. 수개월 혹은 수년이 걸릴 수도 있습니다. 이 과정에서 다시 손상을 받지 않는 것이 중요합니다. 철저한 '척추위생'과 '4마

라 4하라'를 고집해야 합니다.

관련 내용: 4장 '목 디스크 탈출증과 방사통', 14장 '스위스 치즈 척추위생: 목 디스크 100년 동안 사용하는 방법' 참조

"목 디스크 탈출증으로 치료를 받고서 목, 어깻죽지, 팔의 심한 통증은 없어졌는데 손가락 감각이 좀 둔해요. 손끝에 얇은 비닐(랩 같은 것)을 씌워 놓은 것 같아요."

해석: 목 디스크 탈출증을 앓으면서 감각 신경뿌리의 일부가 손상된 상태입니다.

대책: 손상된 감각 신경이 회복될 때까지는 시간이 필요합니다. 수개월에서 수년이 걸릴 수도 있습니다. 이 과정에서 다시 손상을 받지 않는 것이 중요하므로 철저한 '척추위생'과 '4마라 4하라'를 지켜야 합니다.

관련 내용: 4장 '목 디스크 탈출증과 방사통', 14장 '스위스 치즈 척추위생: 목 디스크 100년 동안 사용하는 방법' 참조

"목, 어깻죽지, 팔 통증이 아주 심했다가 차츰 나아지고 있습니다. 그러고 나서 보니 팔 힘이 빠져 팔을 들어 올리기 어렵습니다."

해석: 목 디스크 탈출증으로 신경뿌리 염증과 함께 운동 신경 마비가 같이 생긴 상태일 가능성이 높습니다. 그렇지만 디스크 탈출 때문이 아니라, 자가면역질환으로 신경뿌리와 팔로 가는 신경에 심한 염증(예: 상완신경총염 등)으로 마비가 온 상태일 수도 있습니다.

대책: **정확한 원인을 찾기 위한 전문의의 진료가 반드시 필요합니다.** 진단에 따라 적절한 치료가 결정될 것입니다. **디스크 탈출로 인한 신경뿌리의 압박이 심한 경우라면 수술이 필요할 수 있습니다.** 이때는 운동 기능의 마비가 어느 정도인지, 마비가 점점 더 심해지는지를 기준으로 판단하게 됩니다. 신경뿌리나 상완신경총의 염증이라면 강력한 소염치료를 받게 됩니다. 다시 한번 더 강조하자면 **근육의 마비가 있을 때는 절대로 혼자 판단하지 마시고 디스크 병변과 신경손상의 진단과 치료 경험이 많은 전문의의 진료를 받아야 합니다.**

관련 내용: 380쪽 '힘이 빠져 팔을 못 들어요!' 참조

"양쪽 다리에 힘이 약해지는 듯하면서 걷기가 좀 불편해요. 소변이 마려우면 참기가 힘들고요."

해석: 척수에 문제가 생긴 것입니다. 목 디스크가 아주 크게 탈출되었거나 후종인대골화증이 있거나 혹은 다른 이유로 목

(경추)을 지나가는 척수(경수)가 압박되었을 가능성이 높습니다. 그렇지만 종양이 생겼거나, 감염, 자가면역질환, 유전적 문제 등으로 척수에 질병 혹은 퇴행이 진행되는 상황일 수도 있습니다.

대책: **빨리 경험이 많은 전문의에게 진료받고 여러 가지 정밀 검사를 통해 원인을 정확히 찾아낸 다음 적절한 수술 혹은 약물치료 등의 조치를 취해야** 합니다.

관련 내용: 384쪽 '손 힘도 약해지고 다리 힘도 빠져요!' 참조

"신전동작을 할 때 목이 뻐근해요."

해석: 두 가지 가능성이 있습니다. 목을 뒤로 젖힐 때 디스크 내부의 손상된 부분, 즉 후방 섬유륜의 상처가 다시 붙는 통증일 가능성이 가장 높습니다. 드물게 손상된 후관절에 자극을 받기 때문일 수도 있습니다.

대책: 목 디스크의 후방 섬유륜의 **상처가 다시 붙는 통증은 반가운 통증입니다.** 디스크 상처가 아물어 가는 데 도움이 됩니다. 따라서 그 통증은 참고 신전 운동과 신전 자세를 지속해야 합니다. 후관절 통증은 매우 드물고 디스크성 통증과 동반된 경우가 대부분입니다. 따라서 **신전 자세 때 목덜미 통증이 점점 더 심해지지만 않는다면 통증을 참고 신전 운동을 지**

속해도 됩니다. 반복할수록 차츰 호전되는 양상을 느낄 수 있습니다.

관련 내용: 554쪽 '하라 1 - 경추 신전동작을 하라' 참조

"신전동작을 할 때 손이 저려요. 계속 해도 되나요?"

해석: 신전동작을 하면 수핵은 앞으로 이동하지만 후방 섬유륜과 탈출된 부분은 뒤로 좀 더 밀리게 됩니다. 신전동작 때 뒤로 밀리는 부분이 신경뿌리를 누르는 상황입니다.

대책: 통증이 유발되기 직전까지만 신전동작을 해야 합니다. 목이 뒤로 젖혀지지 않아도 상관없습니다. **신전동작 중에 방사통이 생기는 것은 절대로 피해야 합니다.** 필요할 경우 염증 치료 — 약물 혹은 주사 —를 같이 합니다.

관련 내용: 4장 '목 디스크 탈출증과 방사통', 554쪽 '하라 1 - 경추 신전동작을 하라' 참조

"신전동작을 하니 어깻죽지와 팔 저림이 더 심해졌어요."

해석: 목 디스크 탈출이 너무 크거나, 신경뿌리 염증이 너무 심한 상태에서 목을 너무 뒤로 젖혔기 때문입니다. 신경뿌리

염증이 심한 상태에서는 신전동작을 할 때 후방 섬유륜이 두꺼워지면서 신경뿌리를 눌러 염증과 통증을 더 심하게 만듭니다.

대책: **방사통이 유발되기 직전까지만 신전동작을 해야 합니다. 목이 뒤로 젖혀지지 않아도 상관없습니다. 신전동작 중에 방사통이 생기는 것은 절대로 피해야 합니다.** 필요할 경우 염증 치료 — 약물 혹은 주사 —를 같이 합니다. 방사통이 심하면 신전은 고사하고 고개를 똑바로 들기조차 힘들 수도 있습니다. 이럴 때는 반드시 경험 많은 전문의의 진료를 받고 경막외 스테로이드 주사 치료를 고려하는 것이 필요합니다.

관련 내용: 431쪽 '양날의 칼, 목 신전동작', 554쪽 '하라 1 - 경추 신전동작을 하라' 『백년허리 진단편』 120쪽 '신경뿌리 스테로이드 주사, 질문과 대답(FAQ)' 참조

"신전동작 할 때 한쪽 어깻죽지가 아파요. 계속 해도 되나요?"

해석: 어깻죽지 통증은 디스크성 통증의 연관통일수도 있고 방사통일수도 있습니다. 따라서 이런 경우는 신전동작 때 디스크 상처가 다시 붙어서 생기는 반가운 연관통일 가능성도 있고 탈출된 덩어리가 염증이 생긴 신경뿌리를 밀어서 생기

는 방사통일 가능성도 있습니다.

대책: 신전동작 때 연관통이 생기면 이는 디스크의 상처가 붙는 반가운 통증이므로 신전동작을 계속하는 것이 좋지만 방사통이 생기거나 심해지는 것은 피하는 것이 좋습니다. **어깻죽지 통증만으로 연관통인지 방사통인지를 구분하는 것은 불가능합니다.** MRI 영상을 같이 보면 감별에 도움이 될 수 있으나 그래도 100퍼센트 확신하기 어려운 경우가 드물지 않습니다. 이럴 때 가장 좋은 방법은 **신전동작을 지속하면서 어깻죽지 통증이 좋아지는지 아니면 더 악화되는지를 살펴보는 것입니다. 전자라면 연관통, 후자라면 방사통입니다.** 전자라면 신전동작을 지속하고, 후자라면 어깻죽지의 통증이 생기지 않도록 신전의 범위를 줄여야 합니다. **경추 신전동작 자세로 1~2분 유지할 때 어깻죽지 통증이 줄거나 더 심해지지 않으면 디스크성 통증의 연관통일 가능성이 높습니다.**

관련 내용: 431쪽 '양날의 칼, 목 신전동작', 554쪽 '하라 1 - 경추 신전동작을 하라' 『백년허리 진단편』 120쪽 '신경뿌리 스테로이드 주사, 질문과 대답(FAQ)' 참조

"신전동작을 할 때 다리가 저려요."

해석: 목을 신전할 때 다리가 저린 것은 목을 뒤로 젖힐 때 척

수가 압박된다는 뜻으로 좋지 않은 상태입니다. 아주 큰 디스크 탈출증, 후종인대골화, 종양, 감염, 퇴행성 척수증, 다발성 경화증 등일 가능성이 높습니다.

대책: **신전동작을 절대로 하지 말고 빨리 전문의의 진료를 받고 정밀검사를 해야 합니다.**

관련 내용: 384쪽 '손 힘도 약해지고 다리 힘도 빠져요!' 참조

"경추 신전동작을 열심히 하는데 통증이 낫지 않아요."

해석: 경추 신전동작 때 턱 당김을 하기 때문일 가능성이 높습니다. 맥켄지가 주창한 경추 신전동작은 신전 직전에 턱을 강하게 당기는 턱 당김을 강조합니다. 심한 신경뿌리 염증이 있는 경우에 턱 당김으로 방사통이 일시적으로 좋아질 수는 있지만 장기적으로는 디스크 손상을 유발하여 회복에 걸림돌이 됩니다.

대책: **절대로 턱 당김을 따라하지 말아야 합니다.** 신전동작 때 팔로 뻗치는 방사통이 유발되면 이를 턱 당김으로 해결하지 말고 신전의 범위를 줄여 방사통이 발생되기 직전까지만 신전해야 합니다. 필요할 경우 염증 치료 — 약물 혹은 주사 — 를 같이 시행하는 것도 방법입니다.

관련 내용: 435쪽 '맥켄지의 실수 2: 턱 당김', 548쪽 '마라 3

- 턱 당기기 운동 하지 마라' 참조

"전문가한테서 치료를 오랫동안 잘 받고 있는데도 목 디스크 통증이 낫지를 않아요."

해석: 나쁜 운동을 지속하고 있는지 반드시 확인해 보십시오. 목 통증이 생기는 원인과 목 통증 치료에 도움이 되는 운동에 대한 오해가 널리 퍼져 있기 때문에 목에 나쁜 운동을 지속적으로 하고 있어 통증이 낫지 않을 수 있습니다.

대책: **목 근육을 늘리는 스트레칭, 목 근육 강화 운동, 턱 당기기 동작 등은 목 디스크 통증이 있을 때는 절대로 하면 안 됩니다.** 디스크의 손상을 더 깊게 할 수 있기 때문입니다. 나쁜 운동을 반복하고 있다면 바로 중지하는 것이 좋습니다.

관련 내용: 541쪽 '마라 1 - 목 스트레칭 하지 마라', 544쪽 '마라 2 - 목 주변 근육 강화 운동 하지 마라', 548쪽 '마라 3 - 턱 당기기 운동 하지 마라' 참조

"전문가한테서 치료를 오랫동안 잘 받고 나쁜 운동도 전혀 하지 않는 데도 목 디스크 통증이 낫지를 않아요."

해석: 일상의 업무, 취미 생활, 여행, 운전 자세 등으로 목 디스크 손상이 반복되고 있는 경우입니다. 고개를 숙이고 오래

집중을 해야 하는 자세, 혹은 스트레스, 우울증 등으로 목에 힘이 들어가면서 움직이지 않는 상황이 지속되어 목 디스크가 반복적으로 손상되는 것일 수 있습니다. 디스크가 아물 만하면 손상이 반복되어 디스크가 점점 더 예민해진 것입니다. 디스크가 예민하다는 것은 작은 충격이나 부담으로도 심한 통증이 유발되는 상황을 뜻합니다. '손상⇒회복⇒재손상'의 악순환이 계속되어 목 디스크 통증이 지속되는 것입니다.

대책: 목 디스크를 찢는 은근한 나쁜 힘을 내 생활 속에서 찾아내어 없애야 합니다. **업무, 수면, 이동, 업무 외 활동, 정서적 문제, 운동 등 여섯 분야에서 목 디스크를 찢을 수 있는 상황이 있는지 찬찬히 살펴봐야 합니다.** 여섯 장의 스위스 치즈 중 한두 개만이라도 살짝 움직여주면 '손상⇒회복⇒재손상'의 악순환의 고리를 끊을 수 있습니다. 14장의 '스위스 치즈 척추위생'을 잘 챙겨보십시오.

관련 내용: 14장 '스위스 치즈 척추위생: 목 디스크 100년 동안 사용하는 방법' 참조

"웨이트트레이닝을 하다 목 디스크 통증이 생겼어요. 근력 운동을 완전히 중단해야 하나요?"

해석: 웨이트트레이닝 중 상체 근력 강화 운동은 승모근의 강

한 수축을 초래하여 목 디스크 손상을 유발할 수 있습니다.

대책: 목 디스크 손상의 증상, 즉 연관통과 방사통이 있다면 승모근 근력 강화 운동은 피하는 것이 좋습니다. 그 외의 상체 운동도 조심하는 것이 좋습니다. 특히, 평소에는 통증이 경미하거나 거의 없고 특정 운동에서만 통증이 심해진다면 그 운동 동작을 피하고 나머지 운동은 해도 됩니다. **통증이 생기지 않는 운동은 하면 할수록 좋습니다. 단, 통증이 생기지 않는다는 것은 아래 세 가지 조건을 모두 만족해야 합니다. 어떤 운동 중에도 통증이 없어야 하고, 운동 직후에도 통증이 없어야 하며, 운동한 다음 날도 통증이 더 심해지지 않아야 합니다. 이 세 가지 조건을 모두 만족해야만 '안전한 운동'입니다.**

관련 내용: 550쪽 '마라 4 - 승모근 강화 운동 하지 마라', 『백년허리 치료편』 306쪽부터, '척추 통증시스템의 에러 메시지' 관련 내용 참조.

"웨이트트레이닝을 하다 목 디스크 탈출증이 생겨 몇 달을 고생했어요. 이제 평생 근력 운동을 하면 안 되나요?"

해석: 얼핏 보면 과도한 근력 운동 때문에 목 디스크가 터진 것 같지만 그렇지 않을 수도 있습니다. 근력 운동으로 목 디

스크를 터뜨리기 전부터 이미 몇 주 동안 컴퓨터 작업을 오래 하였거나, 장거리 운전을 자주 하였거나, 어쩔 수 없이 불편한 잠자리를 오래 사용하였거나 등등 은근한 나쁜 힘으로 목 디스크를 약화시켰을 가능성이 높습니다. 즉, 목 디스크가 터질 당시의 근력 운동은 목 디스크 손상의 원인이 모여 있는 큰 빙산의 일각이었을 가능성이 높습니다.

대책: 목 디스크가 탈출되었을 당시에는 몇 장의 스위스 치즈의 구멍이 우연히 일치하는 상황이었을 것입니다. 디스크 탈출로 고생하는 동안 여러 가지 상황이 변했을 것이므로 근력 운동을 다시 시작해도 됩니다. **단, 여섯 장의 스위스 치즈 -업무, 수면, 이동, 업무 외 활동, 정서적 문제, 운동-를 찬찬히 확인하여 일상생활에서 목 디스크 손상을 최소화하는 노력이 선행되어야 합니다. 또한, 다시 운동을 할 때 통증이 생기지 않는 범위에서 운동 종류와 강도를 차츰 올려 나가야 합니다.** 통증이 생기지 않는 범위란 아래 세 가지 조건을 모두 만족해야 합니다. 어떤 운동 중에도 통증이 없어야 하고, 운동 직후에도 통증이 없어야 하며, 운동 한 다음날도 통증이 더 심해지지 않아야 합니다. 이 세 가지 조건을 모두 만족해야만 '안전한 운동' 입니다.

관련 내용: 117쪽 '스위스 치즈 효과에서 찾아내는 희망', 『백년허리 치료편』 306쪽부터, '척추 통증시스템의 에러 메시지' 관련 내용 참조.

"골프를 치고 나면 어깻죽지가 뻐근해져요. 골프를 끊어야 하나요?"

해석: 주말 골퍼가 라운딩 자체로 목 디스크 손상을 겪는 경우는 흔치 않습니다. 한 번의 샷으로도 클럽 헤드의 충격이 팔을 통해 목 디스크로 전달되지만 그 강도가 크지는 않기 때문입니다. 그러나 낮은 강도의 충격이라도 짧은 시간 동안 무수히 반복된다면 목 디스크 손상의 원인이 됩니다. 예를 들면 매일같이 짧은 시간 연습구를 수백 개 타격한다면 디스크 손상이 생길 수 있습니다. 라운딩을 할 때는 타격과 타격 사이에 충분한 시간 여유가 있으나 연습장에서는 목 디스크가 충격을 받은 직후 다시 충격을 받는 상황이 반복되고 누적되어, 낙숫물이 바위를 뚫듯이 목 디스크가 찢어집니다. 소위 '인도어 연습장'이라고 하는 드라이빙 레인지에서의 연습구 타격이 **'짧은 시간 동안 반복적 충격'의 전형적인 활동입니다.**

대책: 다른 운동과 마찬가지로 통증이 유발되지 않는 범위에서 골프를 즐겨야 합니다. 연습구 타격은 당분간 피하는 것이 좋습니다. 라운딩을 해도 통증이 없는 범위에서 해야 합니다. 이때 앞에서 이야기한 '안전한 운동'의 조건을 반드시 충족해야 합니다.

관련 내용: 108쪽 '반복되는 작은 힘으로 손상되는 목디스크 – 스포츠 손상', 『백년허리 치료편』 306쪽부터, '척추 통증

시스템의 에러 메시지' 관련 내용 참조.

"목 디스크 탈출증 증상이 좋아졌다 나빠졌다 하는데 방사통이 항상 한쪽 팔로만 와요!"

해석: 목 디스크의 탈출이 한쪽 방향으로 집중된다는 뜻입니다. 방사통이 느껴지는 팔 반대 방향으로 고개를 돌리고 있거나 목을 꺾고 있는 시간이 길기 때문입니다. 예를 들면, 왼팔로만 방사통이 반복되면 고개를 늘 오른쪽으로 돌리거나 꺾고 있기 때문인 것입니다. 바로 **돌리거나 꺾는 은근힘으로 목 디스크가 반대편으로 찢어진 것 입니다.**

대책: 업무 혹은 텔레비전을 보는 자세를 다시 확인하여 가능하면 고개를 정면으로 향하도록 해야 합니다. 컴퓨터나 텔레비전 화면의 위치, 회의나 상담을 할 때 상대방을 바라보는 방향 등을 잘 챙겨보시기 바랍니다.

관련 내용: 92쪽 '당신 책상에는 컴퓨터 모니터가 오른쪽에 있는 것이 분명해!', 98쪽 '고개를 한 쪽으로 꺾는 것도 은근한 나쁜 힘!', 454쪽 '목 디스크를 찢는 네 가지의 은근한 나쁜 힘', 14장 '스위스 치즈 척추위생: 목 디스크 100년 동안 사용하는 방법' 참조

"컴퓨터 모니터를 늘 왼쪽에 두고 쳐다봤더니 오른팔이 저려요. 이제부터 모니터를 항상 오른쪽에 놓고 보면 낫겠지요?"

해석: 고개를 왼쪽으로 돌린 상태를 오래 유지하여 **돌리는 은근힘** 때문에 목 디스크가 뒤/오른쪽으로 찢어진 것입니다. 그런데 이를 해결하기 위해 고개를 반대쪽으로 오랫동안 돌리고 있으면 당장 찢어진 디스크의 오른쪽은 잘 붙을 수 있으나 반대쪽 즉 왼쪽으로 또 찢어질 수 있습니다. 집 앞의 좁은 골목길을 운전할 때 왼쪽으로 너무 붙어 운전하여 왼쪽 범퍼가 부서졌으니 이제는 오른쪽으로 바짝 붙어 운전하려는 것과 같은 상황입니다. 오른쪽 범퍼가 찌그러질 것입니다.

대책: 고개를 한쪽으로 돌리지 않고 정면을 향하여 업무를 볼 수 있도록 해야 합니다. 고개를 인위적으로, 억지로, 스스로의 힘 혹은 다른 사람의 힘으로, 이러저리 돌리거나 꺾는 것은 해롭습니다. 요추와 흉추를 신전한 상태에서, 즉 허리를 쭉 펴고 가슴을 당당하게 쳐든 상태에서 목을 뒤로 젖히는 신전 자세로 찢어진 디스크를 붙이는 것이 가장 안전합니다. 좁은 골목길의 오른쪽 왼쪽으로 치우치지 않고 한가운데로 운전하는 방법입니다.

관련 내용: 92쪽 '당신 책상에는 컴퓨터 모니터가 오른쪽에 있는 것이 분명해!', 98쪽 '고개를 한 쪽으로 꺾는 것도 은근한 나쁜 힘!', 454쪽 '목 디스크를 찢는 네 가지의 은근한 나

쁜 힘', 14장 '스위스 치즈 척추위생: 목 디스크 100년 동안 사용하는 방법' 참조

"척추위생을 철저히 지키는 데도 목 디스크 탈출증 증상이 좋아지기는커녕 점점 더 심해지고 있어요!"

해석: 아무리 경추전만과 요추전만의 좋은 자세를 유지해도 화면을 오랫동안 응시하고 있으면 목 디스크에 은근한 압박이 쌓여 응시독이 발생하기 때문입니다. 혹은 정신적 스트레스가 심하여 하루 24시간 승모근과 목 주변 근육이 긴장하여 목 디스크를 압박하기 때문입니다.

대책: 응시독이 조금씩 쌓였을 때 빨리 털어버려야 합니다. 운전하면서 전방 주시를 하거나 컴퓨터 작업을 위해 화면을 오랫동안 바라봐야 하는 상황이라면 응시하는 시간을 자주 중단하여 응시독 해독 체조를 해 주는 것이 좋습니다. **응시독 해독 체조로는 하라 4의 목 지킴이 품새를 추천합니다.** 증상이 심하면 15분마다, 증상이 보통이면 30분마다, 더 좋아지면 1시간 혹은 2시간마다 한 번씩 품새를 해 주면 좋습니다. **정신적 스트레스가 심한 상태라면 목 지킴이 품새 4장을 하루 1회 이상 하는 것이 좋습니다.**

관련 내용: 78쪽 '미국 경제가 기침하니 한국 경제는 목 디스

크 생기네', 100쪽 '호환, 마마보다 무서운 응시독(凝視毒)', 574쪽 '하라 4 – 때와 장소를 가려 최적의 목 지킴이 품새를 시전하라!' 참조

백년목 상담실 문을 닫으면서...

목 디스크가 손상되어 문제를 일으키는 경우는 수백 혹은 수천 가지로 많으나 이에 대응하는 원칙은 손가락을 꼽을 정도로 단순하다. 눈치가 빠른 독자들은 이미 알아차렸으리라. **아직도 감이 잡히지 않는 분들은 본문을 몇 번 더 정독하시기 바란다. 왜냐하면 원칙을 알아야 근본적인 해결이 되기 때문이다.**

특히 **통증이 심하여 수술이나 시술을 앞두고 있는 분들, 이미 수술이나 시술을 받았는데도 완전히 해결되지 않은 분들은 1권 진단편과 2권 치료편을 3회씩 정독하기 바란다. 분명히 해결책이 나올 것이다.**

통증으로 고생하는 경우와는 반대로, **근육마비가 있는 분들은 책에만 의존하지 말고 반드시 전문의의 진찰을 받기를 권유드린다.** 경험 많은 전문의의 판단이 필요하기 때문이다.

나의 목 디스크 탈출기

백년목 초판 뒷이야기

마지막으로 필자가 겪었던 목 디스크 병의 경험을 공개한다. 의사들 중에 간혹 자신이 병을 앓고 치료했던 과정을 대중 앞에 내보이는 경우가 있다. 마치 자기 고백이나 신앙 간증을 하듯이. 얼핏 보면 의학적 전문 지식을 가진 사람이 겪은 내용이라 그 정확성이나 신빙성이 높아 보여 많은 사람들의 공감을 산다. 그런데 필자는 그런 식의 '의사들 투병기'에 상당히 회의적인 입장이다. '그건 당신 개인적인 경험일 뿐이다. 일반적인 상황에까지 적용될 거라는 보장이 있나?' 하는 생각이 들기 때문이다.

똑같은 병이라도 사람마다 증상, 자연경과, 치료 과정이 다른 법인데 의사 자신이 겪은 주관적인 상황을 자신이 의사라는 이유만으로 무책임하게 일반화하는 것은 옳지 않다고 본다. 의학은 엄정한 자연 과학의 기반 위에서 냉철하고 객관적인 판단 하에 수행되어야만 의미가 있다. 의미가 있다는 것은 많은 아픈 사람들에게 실제적인 도움이 될 수 있다는 뜻이다. 비록 의학 전문가라고 하더라도 자신의 주관적인 경험을 섣불리 일반화하는 순간 과학적 기반은 무너질 것이 분명하다. 진단과 치료의 정곡을 향하던 활시위가 흔들리게 되는 것이다.

필자는 대학 때부터 강도 높은 웨이트트레이닝을 하면서 척추와 관절에 손상을 많이 겪었다. 남부럽지 않은 허리와 목 디스크 손상과 탈출도 가지고 있다. 가벼운 디스크 탈출로 아프다고 호들갑을 떠는 지인들을 보면 '엄살 떨지 마라. 내 디스크 한번 볼래?' 하면서 야코를 죽인다. 필자가 『백년허리』를 출판하고 또 이번 『백년목』을 집필하게 된 것도 스스로가 고통을 겪어 봤기 때문에 디스크로 고생하는 사람들에게 정확한 정보가 필요함을 느낀 이유가 크다.

그렇지만 지난해 출판되었던 『백년허리』의 서문에 필자 자신이 겪었던 허리 통증에 대해서 좀 써 보라는 출판사 편집장의 권유가 그리 달갑지는 않았다. 공영 방송에서 『백년허리』를 주제로 특강을 했을 때 담당 피디도 같은 주문을 했다. 물론 내키지 않았다. 혹시 내가 주장하는 이론들이 '주관적 경험의 섣부른 일반화로 비춰지지 않을까?' 하는 걱정 때문이었다.

작년에 『백년허리』가 출판되고 나서 독자들의 반응을 보기 위해 인터넷을 들여다봤다. 책에 소개된 운동을 해서 큰 도움을 받았다는 댓글 바로 다음에 '악플'이 달린다.

"순 엉터리다. 신전동작을 따라 했더니 더 아프더라!"

아마도 주의 사항을 제대로 읽지 않았나 보다. 그런데 그다음 댓글이 인상적이다.

"이 책도 엉터리인가 보네. 진짜로 허리 아파 본 의사가 제대로 쓴 허리 책은 없나?"

잠시 생각에 잠긴다. 엄정한 과학적 사실에 근거한

정보만으로는 충분치 않다는 것인가? 저자의 주관적 질병 경험이 더 중요하다는 뜻인가? 아마도 독자들이 그동안 접했던 전문가들의 주장이 실제 상황과는 크게 달랐기 때문이 아닐까 하는 생각이 들었다. 다행스럽게도(?) 필자는 누구보다 심한 허리 통증을 앓았고 그 내용을, 내키지 않는 마음으로, 책의 서문과 공중파 방송에서 널리 알렸던 터다. 바로 다음 댓글이 이를 증명했다.

"이 책 쓴 아저씨도 허리 많이 아팠다는 것 같던데?"

나의 목 디스크 탈출기의 서두를 이렇게 장황하게 시작하는 이유는 필자의 디스크 탈출증 경험이 모든 목 디스크 환자에게 동일하게 적용될 것이라는 오해를 막기 위함이다. 사람은 누구나 각자의 유전적 특성이 다르다. 척추 디스크가 유전적인 요인에 크게 의존한다는 것은 앞에서도 언급했다46쪽 '쌍둥이의 척추에서 찾은 비밀' 참조.

디스크 퇴행과 손상의 40퍼센트는 유전적으로 결정된다. 노화로 인한 영향이 10퍼센트인 것에 비하면 엄청나다. 30대 청년의 디스크보다 80대 노인의 디스크가 더 싱싱할 수 있다는 것이다. 생활 습관, 평소의 자세 등도 제각기 나르기 때문에 필자의 경험을 일반화하지 말고 '아, 이런 사람도 있구나.' 하는 정도로 받아들이시라는 뜻이다.

필자는 마흔이 넘어서까지 과도한 무게로 스쿼트 운동을 지속하면서 좌골신경통과 극심한 디스크성 요통을 겪었다. 4~5년 동안 허리를 고치기 위해 여러 가지 스트레칭과 근력 강화 운동을 하면서 통증은 점점 더 깊어졌다. 하루도 아프지 않은 날이 없이 살다가 2010년 이후 이 모든 것이 잘못된 허리 운동때문이라는 것을 깨닫고 완전히 중단했다.

2011년은 요추전만과 자연복대를 유지하면서 서서히 허리 통증이 줄어들고 있을 때였다. 요즘 직장인들 누구나 그러하듯이 작은 노트북 하나 들고 시간만 나면 어디서라도 쭈그리고 앉아서 온갖 잡일을 처리하는 것이 일상이었다. 연구 계획서 마감이나 강의를 앞둔 날이면 13인치 노트북 컴퓨터 화면에 코를 박고 밤을 꼬박 새우면서 지냈다.

그러던 어느 날, 아침에 일어나니 오른쪽 견갑골 부위와 견갑골과 척추 뼈 사이의 공간(능형근 부위)이 심각하게 아프기 시작했다. 피부 쪽이 아니라 근육 속 깊은 부위가 쿡쿡 쑤시면서 마치 근육이 곪아서 썩는 것 같은 느낌이었다. 목부터 시작하여 오른쪽 뒤통수도 땅겼다. 기침을 해도 아프고, 숨만 크게 들이마셔도 입이 딱 벌어지는 통증이 몰려왔다. 진통 소염제를 먹고, 베개를 바꾸고, 목에 좋다는 신전동작을 했다. 괴로움이 조금 경감되는 느낌이 들었다. 아무래도 안 되겠다 싶어 엑스선 사진을 찍어 봤다. 심한 일자목에 5-6번 경추 사이 공간이 확 줄었다 **E1.1 왼쪽**. 5-6번 목 디스크가 심하게 찌그러진 것이 분명했다. 며칠 후 MRI를 찍어 봤다. 3개의 목 디스크 탈출이 관찰되고 5-6번 목 디스크는 오른쪽으로 크게 튀어나와 척수를 누르고 있었다 **E1.1 오른쪽**. 내가 진료실에서 본 목 디스크 탈출증 중에서도 손꼽을 정도로 컸다. 아뿔싸! 예상은 했지만 이렇게 클 줄은 몰랐다. 팔, 다리 힘이 빠지지 않은 것만도 다행이었다. 소염제를 복용하고 신전동작을 꾸준히 하면서 서서히 통증이 사라졌다. 가까스로 한고비 넘겼던 것이다.

MRI 촬영 한 달 후 광주에서 열리는 전국 규모 학회에서 강의가 예정되어 있었다. 늘 그러하듯이 강의 준비는 당일치기다. 발등에 불이 떨어져야 혈중 아드레날린 수치가 최고조에 이르면서 짧은 시간에 최고의 효율로 강의 슬라이드를 만들 수 있기 때문이다. 남들의 방해를 받지 않

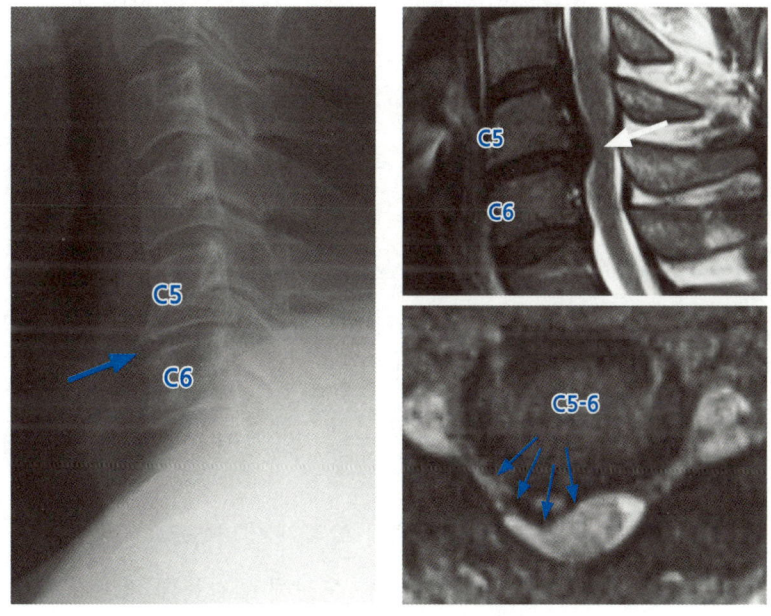

E1.1 왼쪽은 2011년 10월 말에 서서 찍은 엑스선 사진이다. 경추전만이 없어진 일자목이다. 5-6번 목 디스크가 있는 공간(화살표 표시)이 매우 좁아져 있다. 오른쪽은 2011년 1월에 찍은 MRI이다. 5-6번 목 디스크가 크게 탈출된 상태(화살표)다.

는 야밤을 이용하는 것은 기본이다. 광주행 KTX에서 잠을 보충할 요량으로 날밤을 새우면서 슬라이드를 만들었다. 그런데 좀 이상했다. 과거와 달리 새벽 2시가 되니 어깻죽지가 무거워지면서 더 이상 작업을 할 수가 없는 것이었다. 일어서서 좀 걷다가 다시 앉아 작업하기를 수차례 반복하면서 대충 마무리했다. 당연히 몇 가지는 주제는 포기하고 강의 완성도를 낮출 수밖에 없었다.

2012년 초반 미국 재활의학회로부터 근골격계 재활의 향후 발전 방향에 대한 종설을 써 달라는 요청을 받았다. 영광스러운 일이었다. 오랜 시간 컴퓨터 앞에 앉아 이 생각 저 생각하면서 글을 썼다. 작년 광주 학회 이후로 노트북에 대형 모니터를 연결하여 목 부담은 줄었지만 미래를 전망하는 것도 어려운데 익숙지 않은 남의 나라 말로 글을 쓰려니 스트레스가 장난이 아니었다. 깐깐한 편집장의 주문에 글을 고쳐서 다시 보내고 받기를 수차례 반복하여 완성하고 나니 오른쪽 앞이마에 띵한 통증이 가시지를 않았다. '스트레스 받으면서 글을 쓰고 나니 편두통까지 오네.' 하면서 며칠간 약을 먹었던 기억이 난다. 그 후 큰 불편 없이 지냈다.

2012년 11월 말 부산에서 학회가 열렸다. 부산에서 여러 곳을 가 볼 요량으로 차를 운전해서 갔는데 정체가 워낙 심해 아침 7시 출발하여 오후 5시에 도착했다. 다음 날 아침 지난 1월에 겪었던 오른쪽 편두통이 다시 심해졌다. 감기 기운도 전혀 없이 고개를 움직일 때마다 심해지는 편두통을 가라앉히기 위해 며칠 동안 소염제를 복용했다. 이때까지만 해도 목 디스크 때문에 두통이 온다는 생각은 하지 못했다. 왜냐하면 목 디스크 탈출로 인한 방사통이나 연관통이 머리 쪽으로 가서 두통을 일으키려면 상당히 높은 레벨, 즉 2-3번 목 디스크나 3-4번 목 디스크 혹은 후관절에 문제가 있어야 한다고 알고 있었기 때문이다. 그런데 진료실에서 자세히 살펴보니 디스크 탈출이 가장 흔히 생기는 경추 5-6번 목 디스크나 6-7번 목 디스크에 문제가 있는 환자들 중에 편두통을 호소하거나 눈이 침하거나 턱관절 쪽 통증을 호소하는 사람이 드물지 않았다.

문헌을 다시 뒤져 보기 시작했다. 신경뿌리에서 유래되는 방사통이나 후관절의 연관통에 대한 연구에서는 5-6번 목 디스크, 6-7번 목 디스크에서 두통이 온다는 보고는 없었다. 그러나 디스크 자체의 손상에서 유발되는 연관통, 즉 '디스크성 통증'의 경우 5-6번 목 디스크나 6-7번 목 디스크에서도 두통이 생길 수 있음이 두 편의 논문에 보고되어 있었다202쪽 '머리가 아픈데 목 디스크 때문이라고? 경추성 두통 – 특수 부위 연관통!' 참조. MRI 사진을 자세히 보니 6번 목뼈의 위 쪽 종판이 손상된 것이 보인다E1.2 참조. 경추성 두통을 일으키는 디스크성 통증의 원인으로 강력히 의심하고 있다.

필자가 2011년 말부터 2012년 말까지 겪었던 일련의 증상을 정리하면 다음과 같다. 2011년 10월경 5-6번 목 디스크 탈출로 인해 신경뿌리의 염증으로 심한 방사통을 앓았다가 서서히 염증이 호전되었다. 신경뿌리 염증은 좋아져서 방사통은 없어졌지만 찢어진 디스크는 다 아물지 않

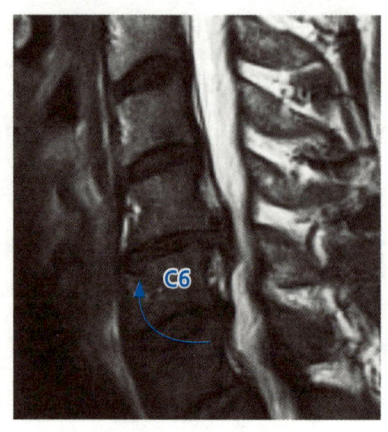

E1.2 필자가 겪은 경추성 두통의 원인으로 의심되는 6번 목뼈의 위쪽 종판 손상.

았다. 2012년 장시간의 컴퓨터 작업과 운전으로 디스크 찢어진 부분에 스트레스가 가해져 디스크성 목 통증의 연관통을 머리에서 느꼈다. 이러한 일련의 목 디스크 손상의 시초는 의과 대학 4학년 때 겪었던 능형근의 통증이었음을 다시 깨닫는다 261쪽 '능형근 통증의 추억 3' 참조.

요즘은 필자의 생활이 곧 척추위생이다. 2011년 이후 2회 더 찍은 목 MRI를 보면 다행스럽게도 탈출된 디스크가 서서히 줄어들고 있는 것을 볼 수 있다 E1.3 참조. 철저한 척추위생의 결과라 생각된다.

심한 허리와 목 디스크를 겪으면서, 또 수많은 허리와 목 디스크 환자들을 만나고 치료하면서 필자가 바라는 한 가지 소원이 있다. 지금까지는 외국인들이 처음 한국에 와서 관광을 하고 나면 "한국 싸람들 참 친절해요!"라고 하는데 앞으로는 "한국 사람들은 참 건방져 보여요! 허리는

2011년 11월 8일　　**2013년 7월 17일**　　**2014년 10월 8일**

E1.3 나의 목 디스크 변천사. 시간이 지날수록 5-6번 목 디스크 탈출이 줄어드는 것을 볼 수 있다.

꼬장꼬장하고 가슴은 넓은데 늘 턱을 치켜들고 다니네요."라는 말을 들으면 좋겠다. 전 국민이 도도해지는 그날을 기대하며…….

속(續)-나의 목 디스크 탈출기

백년목 개정증보판 뒷이야기

『백년목』 초판은 2016년 8월부터 시사주간지 『시사인』에 10회에 걸쳐 연재하였던 건강 칼럼이 뼈대가 되었던 책이라 앞서 나오는 『백년목』 초판의 뒷이야기도 그 연재물의 마지막 회 '나의 목 디스크 탈출기'를 토대로 구성되었다. 2017년 1월 『시사인』에 실렸던 '나의 목 디스크 탈출기'는 다음과 같이 호기롭게 끝을 맺었다.

"…… **10년 후 더 흥미진진하고 드라마틱한 탈출기를 쓸 일이 절대 없기를 바라면서** 독자 여러분께 작별을 고한다. 그 동안의 관심 감사합니다."

이제 척추위생을 제대로만 지킨다면 심한 목 디스크로 고생할 일은 없을 것으로 확신하는 맺음말이었다.

말이 씨가 된 것일까? 그로부터 꼭 7년이 지난 지금, 당시보다 **훨씬 더 흥미진진하고 드라마틱한 탈출기**를 쓰게 되었다. 필자 개인적으로는 매우 고통스럽고 힘든 과정이었지만 그 덕분에 목 디스크 손상의 기전에 대한 한 단계 깊은 이해를 할 수 있었고, 무엇보다도 독자들께 **전편보다 더 강력해진 액션, 아니 증상과 증후**를 보여드릴 수 있게 된 것을 위안으로 삼는다.

40대 초반부터 50이 넘을 때까지 필자가 겪었던 심한 허리 통증은 세상 어디 내놓아도 꿀리지 않을 정도로 심한 통증이었다. 이에 비해 목 디스크 증상은 그리 심하지 않았다. 40대 후반부터 능형근 통증과 경추성 두통으로 몇 번 고생한 것이 전부였다. 극심한 방사통으로 오만상을 찌푸리며 진료실을 찾는 환자들을 보면서 필자가 겪은 목 디스크 증상은 명함을 내밀기도 힘들다는 사실에 매우 안도하였다. "허리는 남들보다 심하게 앓았지만 나이가 들어도 목은 그렇게 심각한 지경까지 가지 않네! 참 다행이다!"라는 생각을 하면서.

그러나, 누가 그랬던가? 끝날 때까지 끝난 것이 아니라고. 필자는 코로나19 확산이 시작되던 2020년 초에 한 번, 그리고 그 다음 해에 또 한 번 심각한 목 디스크 탈출증을 겪었다. 두 번 모두 극심한 방사통과 더불어 왼팔에 근육 마비를 초래할 정도의 심각한 증세였다. 첫 번째인 2020년식 목 디스크 탈출보다 두 번째로 찾아온 2021년식 탈출의 증세가 훨씬 더 심하였다. 목 디스크는 허리 디스크보다 속을 덜 썩인다고 안도했던 나 자신의 근시안적인 판단이 한심하였다. "10년 후 더 흥미진진하고 드라마틱한 탈출기를 쓸 일이 절대 없기를 바란다"라고 호기롭게 글을 맺었던 경솔함이 창피스럽다. 두 번의 심각한 목 디스크 탈출증의 전말은 아래와 같다.

때는 2020년 1월, 평생 겪어보지 못했던 코로나 팬데믹이 시작되었을 때 매번 북새통을 이루던 외래진료실이 갑자기 한산해졌다. 척추나 관절이 아파 병원을 찾았다가 언제라도 급사할 수 있는 전염병을 얻고 싶은 사람이 어디 있겠는가? 나라에서도 병원 방문, 아니 외부 활동을 최대한 자제하라는 명령을 내린 상황이었으니 외래진료 대기

실이 텅텅 비는 것은 당연한 일이었다. 당시 유튜브 채널 "정선근 TV"를 막 시작한 필자로서는 동영상 제작에 더 많은 시간을 할애하게 되어 컴퓨터 모니터 앞에 앉아 있는 시간이 더 길어지게 되었다. 하루에 최소 10시간은 컴퓨터 작업을 하였다.

그 와중에 3월 초 미국 올랜도에서 열리는 국제재활의학회(ISPRM: International Society of Physical and Rehabilitation Medicine)에 '힘줄 손상에 대한 줄기세포 치료'라는 제목으로 초청 강연을 하기로 예정되어 있었는데 코로나 팬데믹의 긴장이 급상승하던 와중이라 강력한 해외여행 제한조치로 출국을 하지 못했다. 그 대신 강의 동영상을 만들어 보내기로 했는데 서투른 영어로 강의 동영상을 만들다 보니 녹화, 수정, 재녹화를 수십 번 반복하였고 하루 10시간 이상 모니터 앞에 앉아 있기를 며칠 하였더니 어느 날 밤 왼쪽 어깻죽지와 팔이 심하게 아파왔다. **꿈결에 "이 팔 좀 잘라버리면 안 되나?"라고 원할 정도로 심한 통증이었다.** 침대 매트리스를 바꾸고, 베개도 바꾸면서 가만히 보니 연구실에서 사용하던 의자의 헤드레스트가 심상치 않다. 요추전만을 충분히 유지하면서 고개를 들면 의자의 헤드레스트가 뒤통수를 꾹 밀고 있는 형국이었다. 당장 헤드레스트를 뽑아버리고 며칠 지냈더니 극심한 통증은 좋아졌다. 돌이켜 생각하면 사무용 의자의 튀어나온 헤드레스트로 인한 구부리는 은근힘도 문제였지만 모니터를 오랫동안 쳐다보면서 생긴 응시독 은근힘도 디스크 탈출에 큰 역할을 했을 것이다.

방사통이 많이 사라져서 안도의 한숨을 내쉬던 중 체육관에서 운동을 하는데 왼팔 힘이 약해진 것을 발견하였다. 왼쪽 상체에 7번 경수신경이 지배하는 근육들, 즉 대흉근, 삼두근, 활배근 등의 근력이 확연하게 약해졌다. 평소 60킬로그램으로 시작해 90~100킬로그램으로 올리던 벤치프레스였는데, 20킬로그램 봉만 들고도 팔이 후들거렸다. 운동 후 샤워를 하면서 샤워 수건을 양손으로 잡고 등을 문지르려는데 왼팔로 수건을 당기기가 어려웠다. 왼손으로는 무거운 문을 밀어 열기 힘들 정도로 힘이 약해졌다. **근력 약화를 초래하는 심한 목 디스크 탈출증을 겪은 것이다.**

근력 약화가 생겼으니 수술적 치료까지 염두에 두고 MRI를 다시 찍어보았다 E2 참조. 오른쪽으로 크게 탈출되었던 5-6번 목 디스크는 2011년과 비슷하였다. 2014년도까지 조금씩 줄어들던 5-6번 목 디스크 탈출이 줄어들기 전 상태로 다시 돌아간 것이었다. 그러나 이번 증상은 왼팔의 방사통과 왼쪽 7번 경수신경의 지배를 받는 근육의 약화라 **왼쪽 7번 경수신경을 건드릴 만한 6-7번 목 디스크의 왼쪽 부분을 자세히 보니 2011년에 비해 탈출이 약산 심해져 있으나 결코 신경을 강하게 압박할 정도의 큰 탈출은 아니었다.** "이 정도로 근력 약화가 올 수 있나?"라는 의문이 들 정도로 흔히 볼 수 있는 가벼운 돌출 정도였다.

왼팔 힘이 약해졌으나 왼쪽으로 탈출된 디스크 덩어리가 크지 않아 기계적인 압박보다는 염증으로 인한 신경 손상의 가능성이 큰 상황이다. 수술이 도움이 될지 고민하

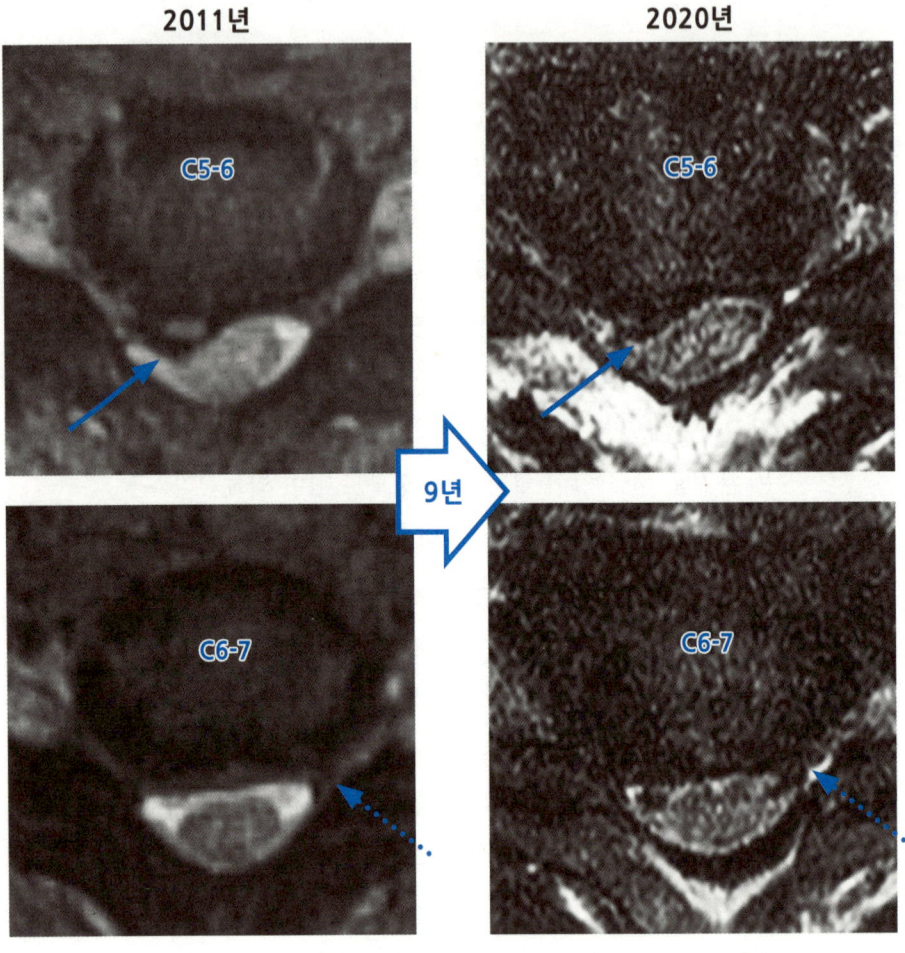

E2 오른쪽 어깻죽지에 약간의 근육통만 있었던 2011년에 비해 심한 왼팔 방사통과 근력 약화를 겪었던 2020년의 경추 MRI 비교. 2020년 MRI의 5-6번 목 디스크 탈출은 2011년과 거의 비슷한 정도로 오른쪽 탈출(실선 화살표)을 보인다. 그런데 왼팔의 방사통과 근력 약화를 초래한 원인으로 보이는 6-7번 목 디스크의 왼쪽 탈출은 2011년에 비해 2020년도에 약간 더 심해지기는 하였으나 신경뿌리를 압박하여 근력 약화를 초래할 정도로 큰 것은 아니었다.

던 중 통증은 거의 없어졌고 근력도 조금씩 호전되기 시작하였다. 일단 경과를 지켜보면서 기다려 보기로 했다. 다행스럽게도 근육 힘이 심하게 약해진 것에 비해 근육의 부피가 줄어드는 근위축은 거의 없었다. 대신 근육 경련이 심하여 가만히 앉아만 있어도 왼쪽 대흉근이 시도때도 없이 펄떡펄떡 뛰는 것이었다. 소위 말하는 속상수축(束狀收縮, fasciulation) 현상이다. 얇은 시술복을 입고 있으면 연구실 문을 열고 들어오는 후배 교수가 바로 알아볼 정도로 심한 근육 경련이었다.

3월 초 약화된 대흉근, 삼두근, 활배근의 근력이 첫 두 달 동안은 느리게 호전되었다. 당시 유튜브 채널 정선근TV에서 근력운동 시리즈를 발표하고 있었는데 턱걸이 운동(2020년 4월 4일 공개)과 팔굽혀펴기 운동(2020년 5월 2일 공개)을 촬영할 때 왼팔 힘이 약해 고생했던 기억이 난다. 턱걸이를 하나도 할 수 없는 상태였기 때문에 매달렸다가 천천히 내려오는 시범만 보였고 실제 턱걸이하는 영상은 수년 전 모 방송 프로그램에 나왔던 영상으로 대체하는 가슴 아픈 상황이었다. **다행스럽게도 3개월이 지나면서 근력이 돌아오기 시작하였고 2020년 하반기에는 거의 정상화되었다.**

근력 약화를 동반하는 심한 목 디스크 탈출증을 겪은 후 책상, 의자, 컴퓨터 모니터 등등에 대한 대대적인 정비 작업을 시작하였고 침대 매트리스와 베개도 바꾸고 철저한 척추위생을 지키며 코로나 시국을 견뎌냈다. 사회활동이 줄어 운동할 시간은 늘었고 코로나 바이러스를 요리조리 피해 가며 체육관도 꾸준히 다녔던 2020년 연말을 지내면서 몸은 완전히 정상화되었다. **경추의 디스크성 통증이나 방사통도 전혀 없고 근력은 동계 강화훈련을 통해 평소보다 더 강해졌다.** 2021년 1~2월 근력운동을 제대로 하면서 지난 10년간 비슷하게 유지했던 벤치프레스의 무게를 좀 더 올릴 정도였다.

2021년 설연휴를 전후로 『백년허리』 개정판 작업이 본격적으로 시작되었다. 2015년 말에 발간된 초판의 원고가 사실은 2013년에 완성되었던 것이라 8년 동안 쌓인 새로운 지식, 증례, 통찰 등이 적지 않았다. 8년 전에 쓰인 원고의 각 부분을 고치고, 추가하는 과정은 결코 쉬운 일이 아니었다. 새 건물을 짓기보다, 지어진 건물을 리노베이션하는 것이 더 어려운 것처럼 개정판 작업이 초판을 쓸 때보다 훨씬 더 힘들었다.

개정판 작업을 하는 동안 가끔씩 왼팔이 저리기 시작했다. 특히 **걸어서 출근할 때 초반 20분 정도는 얼굴이 찡그려질 정도로 팔이 저리다가 계속 걷다 보면 통증이 사라지는 날들이 자주 반복되었다.** 목 디스크 손상이 심해지고 탈출이 생기고 있다는 명확한 조짐임에도 불구하고 개정판 작업을 중지할 수도 없고, **스스로 열심히 지키는 척추 위생을 단단히 믿고 있던 터라 중단 없는 전진을 계속하였다.**

그러던 **어느 날 밤 또다시 왼팔을 잘라버리고 싶은 심한 통증을 느끼면서 잠을 몇 번 깨는 경험을 하였다.** 어쩔 수 없이 개정판 작업을 좀 늦추면서 며칠 지나는 동안 극심한 통증은 사그라들었다. 이때 겪은 방사통이 얼마나 괴로웠는지 3년이 지난 요즘도 방사통 조건반사를 겪는다.

방사통 조건반사… 필자는 글을 쓸 때 정적이 흐르는 것보다는 가사가 없는 연주곡을 들을 때 집중이 더 잘 된다. 『백년허리』 개정판 작업 때는 '아르페지오네 소나타'를 포함한 슈베르트의 연주곡을 모아 둔 플레이리스트를 반복해서 들으면서 글을 썼었는데 그 와중에 왼팔을 잘라버리고 싶은 방사통을 겪은 터라 **요즘도 '아르페지오네 소나타'를 들으면 왼쪽 뒷목부터 시작하여 어깻죽지와 팔에서 쓰라리고 뻐근한 방사통을 느껴 얼굴을 찡그리게 된다. 파플로프의 개가 종소리를 들으면 침을 질질 흘리는 것과 같은 방사통 조건반사가 형성된 것이다.**

작년과 마찬가지로 극심한 방사통이 잦아들던 시점에 7번 경수신경 지배근육들의 근력 약화가 다시 찾아왔다. 샤워할 때 등 문지르는 수건을 당기기 힘들어지고 무거운 문을 밀기 힘든 상황도 그대로 재연되었다. **꼭 1년 만에 근력 약화를 동반한 심한 목 디스크 탈출증이 재발한 것이다.**

왜 척추위생을 잘 지켰는 데도 재발했을까? 침대, 베개, 의자, 의자 등받이, 자동차 시트, 허리 쿠션, 모니터 높이 등등, 그 어느 하나 척추위생에 나쁜 요소가 없었는데… 도무지 종잡을 수 없었다. 그토록 오래 앉아 작업을 하였음에도 허리 통증은 전혀 재발하지 않았던 것을 보면 척추위생이 철저하게 지켜진 것은 확실한데…. 그때 문득 떠오른 생각이 '어쩌면 아무리 척추에 좋은 자세로 앉아 있어도 눈으로 무엇인가를 응시하면서 오랜 시간을 지내면 목 디스크가 손상되지 않을까?'하는 생각이 들었다.

눈으로 모니터를 응시하면서 글을 읽고, 쓰고, 고치고, 또다시 읽기를 반복하는 동안 시야의 초점을 모니터에 맞추기 위해 머리를 일정한 위치에 고정하고 오랜 시간을 보내는 것 자체가 목 디스크에 해로운 영향을 준 것이 분명하다. **비록 척추위생을 잘 지켜 머리의 무게가 목 디스크를 누르는 압박을 최대한 줄였지만 그 압박을 0으로 줄일 수는 없는 노릇이므로 작은 압박도 워낙 오랫동안 디스크에 가해지니 목 디스크가 찢어질 수밖에⋯ 장시간의 응시로 목 디스크 탈출이 온 증례가 보고 된 적이 있는지 문헌을 뒤져보았으나 아직은 찾지 못하였다.** 이른바 **응시독(凝視毒) 은근힘**, 아직은 가설 수준이라 기회가 된다면 이를 증명할 방법을 찾아봐야겠다. 가설에 대한 확실한 증명은 미루더라도 응시독 은근힘 때문에 목 디스크를 찢고 있는 많은 분들께 미리 알려드리는 것이 도리라 생각하여 **응시독 은근힘을 네 가지 은근힘에 포함하였다**110쪽 '네 가지 은근힘이 이끄는 목 디스크 파괴자들' 참조.

극심한 방사통과 더불어 근력 약화가 생겼기에 다시 MRI를 찍고 수술적 치료를 고려하려다가 작년에 겪은 증상과 워낙 비슷하고 작업의 강도를 줄이면서 통증은 많이 줄어들고 근력 약화가 진행하지는 않는 양상이었기 때문에 좀 더 지켜보기로 하였다. 컴퓨터 앞에 붙어 앉아 있는 시간을 가능하면 짧게 하고 자주자주 일어서서 창 밖도 쳐다보고, 연구실을 왔다 갔다 하기도 하였더니 방사통은 가끔씩 느끼는 정도로 줄었다.

통증은 줄었지만 **힘 빠짐은 작년에 비해 훨씬 더 심하였고 특히 근위축이 아주 심각하였다.** 대흉근과 삼두근의 근력은 오른쪽에 비해 10퍼센트 이하로 줄었고, 남부럽지 않던 왼쪽 대흉근이 종잇장처럼 얇아지고 삼두근이 줄어들면서 왼팔이 오른팔에 비해 확연하게 가늘어졌다. 이때는 만나는 사람마다 "몸이 많이 줄었네요!"라는 인사를 건네는 것이 다반사였다. 특히 필자를 왼쪽에서 보는 경우는 더 그랬다. 2021년 5월 이후부터 2022년 말까지 발표된 정선근TV의 동영상을 자세히 보면 왼쪽 앞가슴, 활배근 혹은 팔의 두께가 오른쪽에 비해 확연히 줄어든 것을 확인할 수 있을 것이다. 근 경련의 부위가 더 넓어졌다. 대흉근뿐만 아니라 삼두근까지 시도때도 없이 실룩거리는 상황이었다. **작년보다 방사통의 강도가 더 심했으므로 신경 손상의 정도도 더 컸을 것이고, 한 번 신경 손상을 받았다가 1년 만에 다시 재손상을 받았기 때문에 근력 약화와 근위축이 훨씬 더 심하게 온 것으로 보인다.** 기억하는 분들 계실지 모르겠지만 당시 유튜브 동영상에서 "『백년허리 개정판』을 집필하면서 내 몸을 좀 갈아 넣었다"라고 언급한 것이 바로 이 상황을 뜻하는 것이었다.

2020년의 근력 약화는 3개월 정도 만에 거의 정상적으로 회복되었는데 2021년에 재발한 근력 약화는 6~7개월이 지나도 큰 변화가 없었다. 더 약화되지는 않고 미미하게 호전되는 양상이었으나 2021년 연말이 되어도 오른쪽의 20~30퍼센트 정도의 근력밖에는 돌아오지 않았다. 단백질 보충제도 먹고 혹시나 신경재생이나 근력 강화에 악영향을 줄 수 있는 대사질환 약도 일시적으로 중지하였다.

체육관을 꾸준히 다니면서 근력운동을 열심히 하는 동안 아주 서서히 근력이 좋아지다가 2022년 말 근력이 확연히 호전되고 근육의 크기가 커지기 시작하였다. **신경 손상이 재발하여 근력 약화와 근 위축이 온 지 1년 반 만에 눈에 띄는 신경 회복이 보인 것이다.** 이 글을 썼던 2023년 2월 중순에는 반대쪽의 90퍼센트 정도로 회복된 상태였다. 글을 퇴고하는 2024년 4월 현재는 왼팔 힘이 오른쪽에 비해 95퍼센트 정도로 좋아졌다. 형편없이 얇아졌던 대흉근, 활배근, 삼두근의 크기도 오른쪽과 비슷해졌다. 그러나 젊을 때부터 왼팔 힘이 오른쪽보다 좀 더 강했다. 오른쪽의 110퍼센트 정도였다. 따라서 아직도 왼팔 힘이 완전 회복된 것은 아니다. 앞으로 완전 회복이 될지는 최대한 노력하면서 기다려보는 수밖에 없을 것이다.

근육을 키우는 노력도 필요하지만 또다시 목 디스크 손상을 받지 않는 노력이 더 중요해 보인다. 첫 번째 목 디스크 탈출에 비해 두 번째 탈출이 훨씬 더 강력한 통증과 근력 약화를 초래했던 것만큼 세 번째 재발은 두렵기 짝이 없다. 절대로 모니터 앞에 오래 앉아 있지 않으리라! 아무리 자세가 좋아도 모니터를 노려보는 시간을 가능하면 줄여 응시(凝視)가 목 디스크에 가하는 은근한 힘이 너무 오래 작용하지 않도록 조심 또 조심하리라! 다짐하고 또 다짐한다. 『백년목』 개정판이 1년 넘게 늦어진 이유이다.

필자의 목 디스크 탈출기를 발표하면서 독자들께 꼭 당부하고 싶은 점은 근력 약화를 동반하는 디스크 탈출증은 반드시 경험 많은 전문의의 진찰을 받아야 한다는 것이다. 필자는 스스로 증상의 변화를 확인하고 영상을 검토하여 적절한 결정을 하였지만 이 글을 읽는 **독자들은 절대로 혼자 판단하면 안 된다. 반드시 디스크 질환, 신경 손상, 그리고 신경 재생에 대한 많은 임상 경험과 깊은 통찰을 가진 전문가의 진찰을 받고 정밀검사를 받아야 한다. 그 소견에 따라 수술을 할지, 보존적 치료를 유지할지, 수술을 한다면 언제 할지를 결정하는 현명함이 필요하다.** 척추 수술의 결정은 결코 쉽지 않기 때문이다.

백년목 초판에 "나의 목 디스크 탈출기"를 실었으니 개정판에서는 "그 후 오래오래 행복하게 잘 살았다"라는 해피엔딩이 나왔어야 하는데 그렇지 못해 독자들께 죄송하다. 주인공이 위기에 처했지만 잘 헤쳐 나와서 그나마 다행이다. 주인공의 고난과 역경이 독자들께 조금이나마 도움이 된다면 그 또한 큰 의미가 있을 것이라 생각한다.

다음 번 **탈출기**에는 **확실한** 해피엔딩을 보여드리기 위해 절대 건강에 대해 자만하지 않을 것을 다짐한다.

참고문헌

1. Maigne, J.Y. and L. Deligne, Computed tomographic follow-up study of 21 cases of nonoperatively treated cervical intervertebral soft disc herniation. Spine (Phila Pa 1976), 1994. 19(2): p. 189-91.
2. Saal, J.S., J.A. Saal, and E.F. Yurth, Nonoperative management of herniated cervical intervertebral disc with radiculopathy. Spine (Phila Pa 1976), 1996. 21(16): p. 1877-83.
3. Bush, K., et al., The pathomorphologic changes that accompany the resolution of cervical radiculopathy. A prospective study with repeat magnetic resonance imaging. Spine (Phila Pa 1976), 1997. 22(2): p. 183-6; discussion 187.
4. Wong, J.J., et al., The course and prognostic factors of symptomatic cervical disc herniation with radiculopathy: a systematic review of the literature. Spine J, 2014. 14(8): p. 1781-9.
5. Bahadir, C., et al., Relationship between clinical and needle electromyography findings in patients with myotomal muscle weakness caused by cervical disk herniation: A long-term follow-up study. Trakya Universitesi Tip Fakultesi Dergisi, 2008. 25(3): p. 214-220.
6. Carette, S. and M.G. Fehlings, Clinical practice. Cervical radiculopathy. N Engl J Med, 2005. 353(4): p. 392-9.
7. Karadimas, S.K., et al., Pathophysiology and natural history of cervical spondylotic myelopathy. Spine (Phila Pa 1976), 2013. 38(22 Suppl 1): p. S21-36.
8. Matsumoto, M., et al., Relationships between outcomes of conservative treatment and magnetic resonance imaging findings in patients with mild cervical myelopathy caused by soft disc herniations. Spine (Phila Pa 1976), 2001. 26(14): p. 1592-8.
9. Levine, J.D., et al., Analgesic responses to morphine and placebo in individuals with postoperative pain. Pain, 1981. 10(3): p. 379-89.
10. Ariely, D. Costly placebo works better than cheap one. 2008.
11. de Herder, W.W., Heroes in endocrinology: Nobel Prizes. Endocr Connect, 2014. 3(3): p. R94-R104.
12. van Tilburg, C.W., et al., Randomised sham-controlled double-blind multicentre clinical trial to ascertain the effect of percutaneous radiofrequency treatment for lumbar facet joint pain. Bone Joint J, 2016. 98-B(11): p. 1526-1533.
13. Freeman, B.J., et al., Does intradiscal electrothermal therapy denervate and repair experimentally induced posterolateral annular tears in an animal model? Spine, 2003. 28(23): p. 2602-8.

14. Pauza, K.J., et al., A randomized, placebo-controlled trial of intradiscal electrothermal therapy for the treatment of discogenic low back pain. Spine J, 2004. 4(1): p. 27-35.
15. Freeman, B.J., et al., A randomized, double-blind, controlled trial: intradiscal electrothermal therapy versus placebo for the treatment of chronic discogenic low back pain. Spine (Phila Pa 1976), 2005. 30(21): p. 2369-77; discussion 2378.
16. Manchikanti, L., et al., An update of comprehensive evidence-based guidelines for interventional techniques in chronic spinal pain. Part II: guidance and recommendations. Pain Physician, 2013. 16(2 Suppl): p. S49-283.
17. Matsumoto, M., et al., MRI of cervical intervertebral discs in asymptomatic subjects. J Bone Joint Surg Br, 1998. 80(1): p. 19-24.
18. Kim, Y.H., et al., Effects of Cervical Extension on Deformation of Intervertebral Disk and Migration of Nucleus Pulposus. PM R, 2017. 9(4): p. 329-338.
19. Gunning, J.L., J.P. Callaghan, and S.M. McGill, Spinal posture and prior loading history modulate compressive strength and type of failure in the spine: a biomechanical study using a porcine cervical spine model. Clin Biomech (Bristol, Avon), 2001. 16(6): p. 471-80.
20. McKenzie, R., The cervical and thoracic spine : mechanical diagnosis and therapy. 1990: Spinal Publications (N.Z.).
21. Callaghan, J.P. and S.M. McGill, Intervertebral disc herniation: studies on a porcine model exposed to highly repetitive flexion/extension motion with compressive force. Clin Biomech (Bristol, Avon), 2001. 16(1): p. 28-37.
22. Ailon, T., et al., Progressive Spinal Kyphosis in the Aging Population. Neurosurgery, 2015. 77 Suppl 4: p. S164-72.
23. Fon, G.T., M.J. Pitt, and A.C. Thies, Jr., Thoracic kyphosis: range in normal subjects. AJR Am J Roentgenol, 1980. 134(5): p. 979-83.
24. Sasaki, N., et al., Physical exercise affects cell proliferation in lumbar intervertebral disc regions in rats. Spine (Phila Pa 1976), 2012. 37(17): p. 1440-7.
25. Ourieff, J., B. Scheckel, and A. Agarwal, Anatomy, Back, Trapezius, in StatPearls. 2023: Treasure Island (FL).
26. Brisby, H., et al., The effect of running exercise on intervertebral disc extracellular matrix production in a rat model. Spine (Phila Pa 1976), 2010. 35(15): p. 1429-36.
27. Belavy, D.L., et al., Running exercise strengthens the intervertebral disc. Sci Rep, 2017. 7: p. 45975.

백년목

2권 치료편: 내 목 사용설명서

발행일
2024년 7월 18일 개정증보판 1쇄

발행인: 김영미
저자: 정선근
편집: 김영미
북디자인: 김영미
그래픽 아트: 정수은(Sue Eun Chung)
자세 모델: 정기량(Ghyryang Chung)
그래픽 프로세싱: Alex San
교정/교열: 박재역

ISBN 979-11-974373-8-0 03510
가격 22,000원

언탱글링
출판등록 2021년 4월 1일 (제2021-000040호)
출판번호 974373
03185 서울시 종로구 새문안로2길 10
디팰리스 828
전화 (02) 723-2355
팩스 (02) 3210-2840
이메일 artisan@artisanseoul.com
홈페이지 www.artisanseoul.com

이 책은 저작권법에 따라 보호를 받는 저작물이므로
무단전제와 무단복제를 금합니다.

잘못된 책은 구입하신 서점에서 바꾸어 드립니다.

관련 유튜브: 정선근 TV

언탱글링(Untangling)은 도서출판 아티잔(Artisan)의 건강 및 생명과학 분야의 임프린트입니다. 언탱글링의 사전적인 의미는 '(엉킨 것을) 풀다' 혹은 '난제(難題)를 해결하다'는 뜻입니다. 언탱글링은 전문가들도 혼란에 빠지기 쉬운 복잡하고 어려운 건강 및 생명과학의 문제를 대중에게 쉽게 풀어 설명하는 출판과 미디어의 역할을 하고자 합니다.